Hans Peter Köllner, Daniela Nitschinger, Theresa Amon

Schulgesundheitspflege

Professionelle Gesundheits- und Krankenpflege
im Setting von Schule und Kindergarten

Hans Peter Köllner, Daniela Nitschinger, Theresa Amon

Schulgesundheitspflege

Professionelle Gesundheits- und Krankenpflege
im Setting von Schule und Kindergarten

facultas

Die Autor*innen

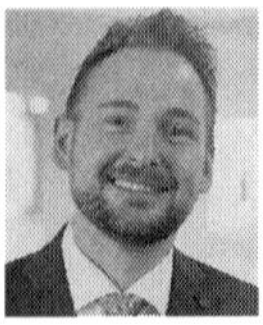

FH-Prof. Hans Peter Köllner, BSc MSc BA MSc
DGKP, akad. Experte in der Kinder- und Jugendlichenpflege, Studienbereichsleiter Gesundheits- und Krankenpflege (Bachelor), Lehre und Forschung u. a. an der Hochschule Campus Wien

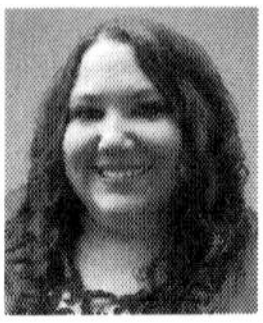

Daniela Nitschinger, MSc
DGKP, Leiterin Zertifikatsprogramm Schulgesundheitspflege, stellvertretende Studienbereichsleiterin Gesundheits- und Krankenpflege (Bachelor), Lehre und Forschung u. a. an der Hochschule Campus Wien

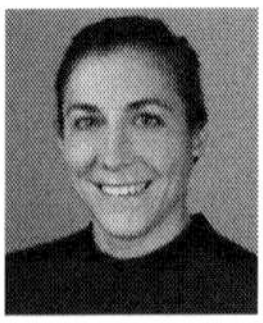

Theresa Amon, BSc MSc
DGKP, stellvertretende Studienprogrammleiterin Masterprogramme im Department Angewandte Pflegewissenschaft sowie Lehre und Forschung u. a. an der Hochschule Campus Wien

Eine geschlechtergerechte Schreibweise wird in diesem Buch vorwiegend durch die Verwendung der Schreibung mit Stern * realisiert. Ist eine korrekte, alle Endungen berücksichtigende Schreibung auf diese Weise nicht möglich oder erfordert sie Ergänzungen, die den Lesefluss hemmen, so werden – stellvertretend für alle Geschlechter – die weibliche und männliche Form abgewechselt.

Bibliografische Information der Deutschen Nationalbibliothek
Die Deutsche Nationalbibliothek verzeichnet diese Publikation in der Deutschen Nationalbibliografie; detaillierte bibliografische Daten sind im Internet über http://dnb.dnb.de abrufbar.

facultas Verlag, 1050 Wien, Österreich
www.facultas.at, office@facultas.at
Umschlagfoto: © Fatcamera, istockphoto.com
Lektorat: Katharina Schindl
Grafik und Satz: Florian Spielauer
Druck: Facultas Verlags- und Buchhandels AG
Printed in Austria
ISBN 978-3-7089-2635-3
E-ISBN 978-3-99180-027-9

Vorwort

Gesundheit und Gesundheitskompetenz sind zentrale Determinanten für ein selbstbestimmtes Leben. Diese bestärkenden Faktoren für ein glückliches Leben sollten bereits im Setting von Schule und Kindergarten adressiert werden, um ein gesundes Auf- und Heranwachsen möglich zu machen. Das Ziel muss es sein, eine gesundheitsförderliche Lebenswelt zu schaffen.

Für eine flächendeckende, niederschwellige und zielgesteuerte Umsetzung dieses gesellschaftlichen Auftrags nehmen Schulgesundheitspflegepersonen – School Health Nurses – eine bedeutende Rolle ein. Sie setzen Maßnahmen zur Krankheitsprävention, fördern gezielt die Gesundheit und steigern durch beraterische und edukative Maßnahmen die Gesundheitskompetenz. Damit tragen sie zur Gesundheitsgerechtigkeit, Inklusion und Versorgungssicherheit bei.

Dieses Fachbuch bietet einen umfassenden Einblick in die Schlüsselthemen, Kernbereiche und Herausforderungen, mit denen Schulgesundheitspflegepersonen konfrontiert sind, und zeigt praxisnahe Ansätze auf, um eine hochwertige wie auch bedarfs- und bedürfnisgerechte Gesundheitsversorgung im schulischen Kontext für alle sicherzustellen.

Wien, März 2026

Hans Peter Köllner
Daniela Nitschinger
Theresa Amon

Inhaltsverzeichnis

1 Einleitung 11

1.1 Kurzvorstellung dieses Fachbuches 11

1.2 Schulgesundheitspflege als neu zu ergründendes Tätigkeitsfeld 12

1.3 Herausforderungen bei der Einführung von Schulgesundheitspflege 14

1.4 Förderliche Maßnahmen zur Etablierung von Schulgesundheitspflege 16

2 Gesetzlicher Rahmen, Tätigkeitsprofil, Professionalisierung und Berufsfeldentwicklung 19

2.1 Gesetzlicher Rahmen und das potenzielle Tätigkeitsfeld 19

2.1.1 Berufsgesetzliche Einbettung 20

2.1.2 Berufliches Tätigkeitsfeld 23

2.2 Professionsgrad der Schulgesundheitspflege in Österreich 29

2.2.1 Professionalisierungslücken und Handlungsbedarfe 30

2.2.2 Entwicklung einer professionellen Identität 31

2.3 Tätigkeits- und Berufsfeldentwicklung 34

2.3.1 Historische Berufsfeldentwicklung in den Vereinigten Staaten von Amerika 35

2.3.2 Zukünftige Berufsfeldentwicklung in Österreich und Tätigkeitsprofil 43

3 Entwicklungspsychologische Grundlagen 47

3.1 Psychosoziale Entwicklung nach Erikson 48

3.2 Kognitive Entwicklung nach Piaget 53

3.3 Soziales Lernen und Sprachentwicklung nach Wygotski 58

4 Schulgesundheitspflege aus einer familienzentrierten Perspektive 67

4.1 Ökologisches Systemmodell nach Bronfenbrenner 68

4.2 Familienzentrierte Gesundheits- und Krankenpflege 70

4.3 Instrumente einer familienzentrierten Gesundheits- und Krankenpflege 71

4.3.1 Das Calgary-Familien-Assessment-Modell (CFAM) ... 72
4.3.2 Das Calgary-Familien-Interventions-Modell (CFIM) ... 73
4.3.3 15-Minuten-Familiengespräch ... 74

5 Schulgesundheitspflege als Schnittstelle zwischen Gesundheits-, Sozial- und Bildungssystem ... 78

5.1 Systemische Rahmenbedingungen in Österreich ... 79
5.1.1 Das Sozialsystem – ein Überblick ... 79
5.1.2 Das Gesundheitssystem – ein Überblick ... 81
5.1.3 Das Bildungssystem – ein Überblick ... 85
5.2 Akteur*innen in der Schulgesundheit ... 87
5.3 Schnittstellenmanagement ... 89
5.3.1 Interdisziplinäre Zusammenarbeit in der Schulgesundheit ... 91
5.4 Die Schulgesundheitspflege als „Brücke" ... 93
5.4.1 Warum Schulgesundheitspflege? ... 95
5.5 Chancen und Herausforderungen ... 97
5.6 Perspektiven für die Zukunft ... 100

6 Informationsvermittlung, Edukation und Beratung in der Schulgesundheitspflege ... 105

6.1 Der Begriff Beratung ... 106
6.1.1 Setting der Beratung ... 106
6.1.2 Beratung von Kindern und Jugendlichen ... 107
6.2 Ansätze und Konzepte in der Beratung ... 110
6.2.1 Die systemische Beratung ... 111
6.2.2 Die lösungsorientierte Beratung ... 112
6.2.3 Die ressourcenorientierte Beratung ... 114
6.2.4 Die Beratung bei Verhaltensänderung ... 115
6.2.5 Personzentrierte Gesprächsführung ... 117
6.3 Beratung im Setting der Schulgesundheitspflege ... 117
6.4 Edukation durch die School Nurse am Beispiel des Krankheitsbildes Asthma bronchiale ... 119

6.5 Edukation durch die School Nurse am Beispiel des Krankheitsbildes Diabetes mellitus Typ 1 ... 121
6.6 Beratung zur mentalen Gesundheit und Mobbingprävention durch die School Nurse ... 124

7 Gesundheitsförderung und Prävention im Rahmen der Schulgesundheitspflege ... 131

7.1 Allgemeine Einführung ... 131
7.2 Bildungseinrichtungen als Orte der Gesundheitsförderung ... 132
7.3 Bildung und Gesundheit ... 135
7.4 Life Course Approach to Health ... 140
7.5 Setting-Ansatz in der Gesundheitsförderung ... 142
7.6 Schulgesundheitspflege in der gesundheitsförderlichen Settingentwicklung ... 144
7.7 Präventionskonzepte in der Schule ... 146
7.8 Partizipation von Kindern und Jugendlichen ... 147
7.9 Herausforderungen und Potenziale der Schulgesundheitspflege ... 151

8 Schulgesundheitspflege bei vulnerablen Zielgruppen ... 157

8.1 Gewalt, Prävention und Kindeswohlgefährdung ... 158
8.1.1 Gewaltanwendung an Kindern und Jugendlichen ... 158
8.1.2 Sexuelle Gewalt ... 160
8.1.3 Folgen von Missbrauchserfahrungen ... 163
8.1.4 Die Rolle der School Nurse ... 164
8.2 Kinder und Jugendliche mit chronischen Erkrankungen ... 168
8.2.1 Die Rolle der School Nurse ... 169
8.2.2 Einbettung in die Theorie des systemischen Gleichgewichts ... 170
8.3 Kinder und Jugendliche mit psychischen Erkrankungen ... 172
8.3.1 Förderung der psychischen Gesundheit durch die School Nurse ... 173
8.3.2 Sucht und Suchtprävention ... 177

8.3.3 Selbstverletzendes Verhalten und Suizidalität 178

9 Abbildungsverzeichnis 185

10 Tabellenverzeichnis 186

1 Einleitung

Das folgende Kapitel wird eine erste Einführung in das neue pflegerische Tätigkeitsfeld der Schulgesundheitspflege geben. Neben der Vorstellung des Fachbuches gilt es, eine differenzierte Darstellung über das mögliche (zukünftige) Profil von Schulgesundheitspflegepersonen darzubieten. Dabei werden sowohl Herausforderungen angeführt wie auch gegenregulierende Strategien aufgezeigt, um die flächendeckende Etablierung von Schulgesundheitspflege in Österreich zu fördern. Folgende Lernergebnisse können nach Durcharbeiten dieses Kapitels erwartet werden:

Lernergebnisse nach Durcharbeiten dieses Kapitels:

- Die Leser*innen erhalten einen Überblick über die abgehandelten Inhalte in diesem Buch.
- Die Leser*innen können das Tätigkeitsfeld von Schulgesundheitspflegepersonen unter Rückgriff auf unterschiedliche Definitionen skizzieren.
- Die Leser*innen kennen Herausforderungen im Zuge der flächendeckenden Etablierung von Schulgesundheitspflege in Österreich und benennen mögliche Maßnahmen zur Gegenregulation.
- Die Leser*innen haben ein differenziertes Verständnis über Schulgesundheitspflege und diskutieren tätigkeitsbezogene Vor- und Nachteile dieser pflegerischen Spezialaufgabe aus unterschiedlichen Positionen heraus.

1.1 Kurzvorstellung dieses Fachbuches

Im Zuge dieses Fachbuches gilt es zunächst, innerhalb dieses in Abhandlung befindlichen Kapitels eine Kurzvorstellung über die Schulgesundheitspflege zu geben. Dabei werden Herausforderungen aufgezeigt, die im Zuge der Etablierung dieses neuen pflegerischen Tätigkeitsfeldes entstehen, wie auch mögliche gegenregulierende Maßnahmen, um gegen Spannungs- und Problembereiche vorausschauend anzukommen. Das zweite Kapitel dieses Fachbuches widmet sich dem gesetzlichen Rahmen, dem Tätigkeitsprofil, der Professionalisierung und der Berufsfeldentwicklung, um einen Rahmen für die berufsprofessionelle Positionierung und die weitere Entwicklung der Schulgesundheitspflege in Österreich darzubieten. Das dritte Kapitel bildet die entwicklungspsychologischen Grundlagen ab, damit Schulgesundheitspflegepersonen ein Verständnis für das gesunde Wachsen und Gedeihen von Kindern und Jugendlichen erhalten. Hierfür wird exemplarisch zuerst auf die psychosoziale Entwicklungstheorie nach Erikson (1973) und auf die kognitive Entwicklungstheorie nach Piaget (2010) zurückgegriffen. Außerdem findet in diesem Kapitel die soziokulturelle Entwicklungstheorie nach Wygotski (1964) Abbildung. Das vierte Kapitel wird die Schulgesundheitspflege aus einer familienzentrierten Perspektive heraus präsentieren. Danach wird im fünften Kapitel das Schnittstellenmanagement durch Schulgesundheitspflegepersonen zwischen Gesundheits-, Sozial- und Bildungssystemen erörtert, um vor allem die gesundheitsbezogene Versorgung von vulnerablen Gruppen, wie zum Beispiel Menschen mit chronischen Krankheiten oder Menschen mit Behinderungen, sicherzustellen. Das sechste Kapitel stellt Strategien zur Informationsvermittlung, Edukation und Beratung in der Schulgesundheitspflege vor. Das siebte Kapitel wird sich dem Thema von Gesundheitsförderung und Prävention im Rahmen der Schulgesundheitspflege widmen, um zur Förderung von Gesundheitskompetenz beizutragen. Abschließend gilt es im achten und letzten Kapitel abzubilden, welche Maßnahmen die Schulgesundheitspflege bei vulnerablen Bevölkerungsgruppen setzt, um deren Versorgungssicherheit im Setting von Schule und Kindergarten zu verbessern.

1.2 Schulgesundheitspflege als neu zu ergründendes Tätigkeitsfeld

Die US-amerikanische National Association of School Nurses (2022, S. 24) definiert School Nursing als:

> A specialized practice of nursing, protects and promotes student health, facilitates optimal development, and advances academic success. School nurses, grounded in ethical and evidence-based practice, are the leaders who bridge health care and education, provide care coordination, advocate for quality student-centred care, and collaborate to design systems that allow individuals and communities to develop their full potential.

Aus dieser Definition lassen sich die zentralen Aufgaben von School Nurses wie folgt festlegen:

- Förderung von Gesundheit,
- Steigerung der physischen wie auch der psychoemotionalen Entwicklung und
- Sicherstellung des schulischen Erfolgs.

Es lässt sich ableiten, dass sich die Tätigkeiten von School Nurses am Befähigen und Bestärken orientieren und an der Gesundheit bzw. am Wohlbefinden ausrichten.

Aufgrund dieses Umstandes finden in diesem Fachbuch ausschließlich die Begriffe Schulgesundheitspflege bzw. School Health Nursing Anwendung, um auf diese zentrale Bedeutung von Gesundheit zu referenzieren.

Des Weiteren lässt sich im Zusammenhang mit dieser eingangs präsentierten Definition feststellen, dass die Schulgesundheitspflege ein spezielles Tätigkeitsfeld für Professionist*innen in der Gesundheits- und Krankenpflege ist, das seine Umsetzung in der Lebenswelt von Bildungseinrichtungen findet. Diese Lebenswelten können in klassischen Schulen und Ausbildungseinrichtungen verortet sein. Aber auch Kindergärten oder Einrichtungen der tertiären Bildung, wie zum Beispiel Universitäten, zählen dazu. Schulgesundheitspflegepersonen fördern dort das Wohlbefinden und den bildungsbezogenen Erfolg von Kindern, Jugendlichen und Erwachsenen. Außerdem tragen sie auf nachhaltige Art und Weise dazu bei, dass diese Personengruppen ein Leben lang von den gesetzten Pflegeinterventionen profitieren können. Des Weiteren bilden Schuldgesundheitspflegepersonen eine Schnittstelle zwischen Bildungseinrichtung, Familien, Gemeinschaft wie auch der Gesellschaft. Außerdem repräsentieren sie einen Dreh- und Angelpunkt zwischen der Lebenswelt der Bildungseinrichtung und den unterschiedlichen Stakeholdern des Gesundheits- und Sozialwesens. Damit verbessern sie die Versorgungs- und Betreuungskontinuität – vor allem für vulnerable Bevölkerungsgruppen wie zum Beispiel chronisch kranke Kinder und Jugendliche – und tragen zur optimierten und gelingenden Abstimmung von Versorgungsangeboten des Bildungs-, Gesundheits- und Sozialsystems bei (National Association of School Nurses, 2022; Stanley & Dandridge, 2020).

Die Etablierung von Schulgesundheitspfleger*innen oder School Health Nurses hat über die letzten Jahre weltweit zugenommen. Sie gelten als niederschwellige und gleichzeitig sehr nachhaltige Versorgungsinstanz, um die Gesundheitsversorgung in Bildungseinrichtungen zu optimieren, die Gesundheitskompetenz von Kindern und Jugendlichen wie auch von deren An- und Zugehörigen zu steigern. Außerdem leisten Schulgesundheitspfleger*innen einen entscheidenden Beitrag zur verbesserten Bildungspartizipation. Hier vor allem für Kinder und Jugendliche mit chronischen Erkrankungen oder körperlichen und/oder intellektuellen Beeinträchtigungen und Behinderungen. Ihr Versorgungsrepertoire richtet sich vor allem auf Maßnahmen der Gesundheitsförderung und Prävention. Aber auch das Setzen von Pflegemaßnahmen, beispielsweise bei chronisch kranken Kindern und Jugendlichen, im Zuge der pflegerischen Kernkompetenzen oder der Kompetenzen bei medizinischer Diagnostik und Therapie – nach vorangegangener Delegation – kann zum Aufgabeprofil von Schulgesundheitspfleger*innen zählen (Loschiavo, 2019).

Eine flächendeckende Verankerung von Schulgesundheitspflegepersonen wird ein wichtiger Schritt sein, um die gesundheits- und bildungsbezogene Chancengleichheit aller Kinder und Jugendlichen zu verbessern bzw. im optimalen Fall sicherzustellen. School Nurses tragen entscheidend dazu bei, dass die in der Ottawa-Charta geforderten gesundheitsförderlichen Lebenswelten auch im Setting von Schule oder Kindergarten hergestellt werden können (Köllner, 2023; National Association of School Nurses, 2022).

Dass hier von einem drängenden Problem gesprochen werden kann, zeigen die stetig steigenden gesundheitlichen Bedarfe und Bedürfnisse von Kindern und Jugendlichen in Österreich. Zum einen sind hier chronische körperliche Erkrankungen wie zum Beispiel Asthma bronchiale, Diabetes mellitus oder Adipositas anzuführen. Zum anderen zählen auch die häufiger werdenden psychischen und mentalen Gesundheitsprobleme dazu. Neben Depressionen, Angst- und Panikstörungen sind das auch suizidales und nicht suizidales selbstverletzendes Verhalten. Außerdem müssen auch sozial determinierte Themenbereiche Erwähnung finden, wie beispielsweise sexuelle Gesundheit, Sucht und Drogenkonsum oder ungewollte Schwangerschaft (Antosik et al., 2021; Culen, Schaupp, & Hierzer, 2020; Schlack et al., 2023).

Durch den Einsatz von Schulgesundheitspflegepersonen kann die gezielte Entlastung des Gesundheits- und Sozialsystems und seiner Einrichtungen herbeigeführt werden, da gesundheitliche Probleme frühzeitig erkannt werden, entsprechende Weitervermittlung erfolgt und außerdem die kontinuierliche Adressierung von Therapiebedarfen und -anforderungen in der Lebenswelt von Schule oder Kindergarten sichergestellt werden kann. Des Weiteren ist in diesem Zusammenhang auch die Steigerung von Gesundheitskompetenz durch ein Befähigen und Bestärken von Kindern und Jugendlichen zu erwähnen. Das wirkt sich primär nicht nur auf ihre Gesundheit vorteilhaft aus, sondern hat sekundär auch auf ihre An- und Zugehörigennetzwerke positive Auswirkungen. Außerdem kann von einer zukunftsorientierten Investition gesprochen werden, da eine gesundheitskompetente Gesellschaft von morgen die zukünftigen Herausforderungen und Anforderungen adressieren wird können.

1.3 Herausforderungen bei der Einführung von Schulgesundheitspflege

Wie im Vorkapitel dargelegt, lässt sich feststellen, dass der Einsatz von Schulgesundheitspflegepersonen einen vielversprechenden Ansatz darstellt, um den gesundheitlichen Bedürfnissen und Bedarfen von Kindern und Jugendlichen ganzheitlich nachzukommen. Eine flächendeckende Umsetzung bzw. Etablierung im bestehenden Gesundheits-, Sozial- und Bildungssystem geht mit Herausforderungen einher und kann für die (Re-)Aktivierung von unterschiedlichsten Spannungs- und Problembereichen auf verschiedensten Ebenen sorgen, die es vorab zu identifizieren und zu überdenken gilt.

Zunächst wäre hier die **fehlende gesetzliche Grundlage** anzuführen. Zwar findet die Schulgesundheitspflege in § 12 (5) des Gesundheits- und Krankenpflegegesetzes unter dem Berufsbild Abbildung. Jedoch fehlt eine entsprechende Verankerung im Schulunterrichtsgesetz, wie es beispielsweise für die schulärztliche Betreuung unter § 66 (1) des Schulunterrichtsgesetzes der Fall ist (Köllner, 2023).

Ein weiterer hinderlicher Faktor ist die **Finanzierung** im Zuge der flächendeckenden Einführung von Schulgesundheitspflege. Hier müssten doch erhebliche finanzielle Mittel aufgewandt werden. Unklar bleibt aber, wer die damit in Verbindung stehenden Kosten tragen wird. Dieser Aspekt wird zusätzlich dadurch verschärft, dass die verschiedenen Bildungseinrichtungen durch unterschiedliche finanzielle Fördergeber erhalten werden. So können für das finanzielle Auskommen beispielsweise die Gemeinden für Kindergärten, Länder für Pflichtschulen und der Bund für Bundesschulen aufkommen. Diese unterschiedlichen Körperschaften könnten dann unter Umständen eine Mischfinanzierung notwendig machen, um die flächendeckende Versorgung aller Kinder und Jugendlichen sicherstellen zu können, was mit erheblichen Herausforderungen einhergehen könnte.

Der sogenannte **Fachkräftemangel** ist eine weitere erhebliche Hürde in Österreich. Demografische Veränderungen und die damit einhergehenden Gesundheits- und Pflegebedarfe, anstehende Pensionierungen und geburtenschwache Jahrgänge könnten nachteilig wirken, wenn es darum geht, ein neues und in einem anderen Setting befindliches Tätigkeitsfeld zu etablieren. Zusätzlich adressieren die derzeit grundständigen Bachelorprogramme dieses neue berufliche Betätigungsfeld für den gehobenen Dienst für Gesundheits- und Krankenpflege nicht, womit **spezialisierte postgraduelle Aus- und Weiterbildungsprogramme** notwendig werden.

Zudem ist anzuführen, dass im Zuge der Etablierung von Schulgesundheitspflegepersonen **Schwierigkeiten in Bezug auf die Aufbau- und Ablauforganisation** entstehen könnten. Zunächst muss hier auf die räumliche Ausstattung Bezug genommen werden. Schulgesundheitspflege braucht Orte und Örtlichkeiten, um ihrer Tätigkeit nachzukommen. Viele Bildungseinrichtungen haben bereits mit knappen Platzressourcen zu kämpfen, wodurch in diesem Zusammenhang Spannungsfelder entstehen können. Zukünftige (Neu-)Planungen von Schulen sollten hier vorausschauend Bezug nehmen. Ein weiterer wichtiger Aspekt bezieht sich auf die Frage der Fach- und Dienstaufsicht. Die pädagogischen Leitenden in Bildungseinrichtungen können nur eine Dienstaufsicht übernehmen. Die Fachaufsicht muss anderwärtig gewährleistet werden, sofern die Schulgesundheitspflegeperson ihrer Tätigkeit nicht auf freiberuflicher Ebene nachgeht (Köllner, 2023).

Ein weiteres Problem kann die **Akzeptanz** dieser neuen Versorgungsinstanz im österreichischen Bildungssystem sein. Zwar zeigt der Endbericht des Pilotprojektes „School Nurses" in Wien, dass eine breite Zustimmung vorherrscht (Hutter & Weitensfelder, 2024). Trotzdem gibt es hier auch ablehnende Haltungen durch andere Berufsgruppen, was vor allem das mögliche Tätigkeitsfeld von Schulgesundheitspflegepersonen angeht. Hier ist es wichtig, dass keine alternativen, sondern komplementäre Versorgungsstrukturen aufgebaut werden. Hierfür braucht es aussagekräftige Bedarfserhebungen und die Ableitung von passgenauen Aufgabenprofilen für Schulgesundheitspflegepersonen.

1.4 Förderliche Maßnahmen zur Etablierung von Schulgesundheitspflege

Hier ist zunächst eine **gesetzliche Verankerung** von besonderer Wichtigkeit. Damit soll nicht nur Rechtssicherheit hergestellt werden, sondern auch ein Beitrag zur Qualitätssicherung geleistet werden. Hierfür bedarf es einer Einbeziehung der verschiedenen Körperschaften wie Bund, Länder oder Gemeinden wie auch unterschiedlicher Interessengruppen wie Berufsverbänden, Lehrendenverbänden oder Elternvereinigungen, um möglichst pluralistische Perspektiven zu adressieren (Köllner, 2023).

Als eine weitere Maßnahme wäre die **Sicherstellung der Finanzierung** anzuführen. Hierfür sollten zunächst Kosten-Nutzen-Analysen durchgeführt werden, die untersuchen, wie und durch welche Berufsgruppen Maßnahmen zur Gesundheitsförderung und Prävention im Setting von Schule und Ausbildung umgesetzt werden können. Danach müssen Versorgungskonzepte erarbeitet werden, um Finanzierungsstrategien festzulegen. Eine Mischfinanzierung sollte aufgrund ihrer Komplexität vermieden werden. Eine einheitliche Bundesfinanzierung wäre anzustreben.

Die **nachhaltige Integration** in bestehende Aufbau- und Ablauforganisationen im österreichischen Bildungssystem zählt hier als eine wichtige förderliche Maßnahme, damit Schulgesundheitspflege eine komplementäre Strategie sein kann, um die Gesundheit von Kindern und Jugendlichen zu fördern, ihre Gesundheitskompetenz zu steigern und Krankheiten vorzubeugen. Stellen- und Funktionsbeschreibungen für unterschiedliche Bildungseinrichtungen bzw. unterschiedliche Alters- und Zielgruppen werden hier notwendig werden.

Vorauszusetzen für das pflegerische Tätigkeitsfeld in Kindergarten und Schule sind eine **spezialisierte Ausbildung und ein entsprechendes Qualifikationsprofil**. Eine Masterqualifikation oder ein postgraduelles Weiterbildungsprogramm ist hier von Wichtigkeit, um die angehenden Schuldgesundheitspfleger*innen für ihr Tätigkeitsfeld zu befähigen und zu bestärken.

Abschließend sind noch **Öffentlichkeitsarbeit und Bewusstseinsbildung** für das neue Tätigkeitsfeld zu erwähnen. Dabei geht es nicht nur darum, den Professionsgrad der Gesundheits- und Krankenpfleger*innen zu steigern, sondern auch das Vertrauen dieser Versorgungsinstanz zu fördern.

1.5 Zusammenfassung

Die Schulgesundheitspflege umfasst die Förderung, Erhaltung wie auch Wiederherstellung der Gesundheit von allen in der Lebenswelt von Schule und Kindergarten beteiligten Personen. Das schließt neben den Kindern und Jugendlichen und ihren An- und Zugehörigen ebenso das Lehr- wie auch Administrationspersonal mit ein. Dabei agieren diese spezialisierten Pflegepersonen als ein Dreh- und Angelpunkt zwischen Gesundheits-, Sozial- und Bildungssystem, bauen Barrieren und Hindernisse ab und ermöglichen somit eine umfassende gelingende Bildungspartizipation. Neben der pflegerischen Expertise, die ihre Kernkompetenz darstellt, setzen Schulgesundheitspflegepersonen Maßnahmen im Zuge der Gesundheitsförderung und Prävention. Damit wird primär die Gesundheitskompetenz von Kindern und Jugendlichen, aber sekundär auch die ihrer An- und Zugehörigen bestärkt. Zudem wird durch Schulgesundheitspflege sichergestellt, dass Menschen mit akuten wie auch chronischen Erkrankungen, Menschen mit Behinderungen und Menschen in sozial herausfordernden Lebenssituationen am Unterricht teilnehmen können, was einen wesentlichen Beitrag zur gesellschaftsbezogenen Chancengleichheit darstellt. Mit der flächendeckenden Etablierung von Schulgesundheitspfleger*innen in Österreich wird also ein entscheidender Beitrag zur Herstellung von gesundheitsförderlichen Lebenswelten im Setting von Schule und Kindergarten geleistet. Damit einhergehend wird auch einer zentralen Forderung der Ottawa-Charta aus dem Jahr 1986 nachgekommen, was für die flächendeckende Etablierung dieses speziellen pflegerischen Tätigkeitsfeldes spricht. Trotzdem gilt es hier, in den kritischen Diskurs zu gehen und Vor- und Nachteile sorgfältig zu beleuchten, um für eine nachhaltige und sinnstiftende Umsetzung dieses in Entstehung befindlichen neuen Tätigkeitsfeldes zu sorgen. Neben der gesetzlichen Verankerung, um für berufliche Rechtssicherheit zu sorgen, bedarf es der Sicherstellung der Finanzierung, Öffentlichkeitsarbeit und Bewusstseinsbildung sowie einer qualitätsgesicherten postgraduellen Aus- bzw. Weiterbildung. Damit soll das tätigkeitsbezogene Profil von Schulgesundheitspflegepersonen rahmend unterstützt werden. Durch dieses Vorgehen kann auch den gesetzlichen Definitionskriterien einer pflegerischen Spezialaufgabe entsprochen werden, was die professionsbezogene Weiterentwicklung dieses Tätigkeitsfeldes unterstützt.

1.6 Literaturverzeichnis

Antosik, J., Winkler, P., Kern, D., & Gugglberger, L. (2021). *Themenfeld 4 der Kinder und Jugendgesundheitsstrategie: „Gesundheitliche Chancengleichheit"*. Bundesministerium für Soziales, Gesundheit, Pflege und Konsumentenschutz (BMSGPK).

Culen, C., Schaupp, G., & Hierzer, J. (2020). *Bericht zur Lage der Kinder- und Jugendgesundheit in Österreich 2020*. Österreichische Liga für Kinder- und Jugendgesundheit.

Erikson, E. H. (1973). *Identität und Lebenszyklus: drei Aufsätze*. Suhrkamp.

Hutter, H.-P., & Weitensfelder, L. (2024). *Pilotprojekt „School Nurses" in Wien – Endbericht*. Medizinische Universität Wien.

Köllner, H. P. (2023). Schulgesundheitspflege – School Health Nursing: Der Professionsgrad eines neuen in Entstehung befindlichen Betätigungsfeldes. *Österreichische Pflegezeitschrift, 76*(3), 12–15.

Loschiavo, J. (2019). *Fast Facts for the School Nurse: What You Need to Know*. Springer.

National Association of School Nurses. (2022). *School Nursing: Scope and Standards of Practice* (4. Auflage). National Association of School Nurses (NASN).

Piaget, J. (2010). *Das Weltbild des Kindes* (9. Auflage). Dtv.

Schlack, R., Neuperd, L., Junker, S., Eicher, S., Hölling, H., Thom, J., Ravens-Sieberer, U., & Beyer, A.-K. (2023). Veränderungen der psychischen Gesundheit in der Kinder-und Jugendbevölkerung in Deutschland während der COVID-19-Pandemie – Ergebnisse eines Rapid Reviews. *Journal of Health Monitoring, 8*(S1), 1–74. https://doi.org/DOI 10.25646/10760

Stanley, M. J., & Dandridge, B. A. (2020). Public Settings. In C. Rector & M. J. Stanley (Hrsg.), *Community and public health nursing* (S. 797–828). Lippincott Williams & Wilkins.

Wygotski, L. S. (1964). *Denken und Sprechen*. Fischer.

2 Gesetzlicher Rahmen, Tätigkeitsprofil, Professionalisierung und Berufsfeldentwicklung

Das folgende Kapitel zeigt die wichtigsten gesetzlichen Rahmenbedingungen auf, in welche das Tätigkeitsfeld der Schulgesundheitspflege eingebettet ist. Außerdem gilt es, das *School Nursing Practice Framework™* der *National Association of School Nurses* beschreibend abzubilden, um zur weiteren tätigkeitsbezogenen Ausdifferenzierung in Österreich beizutragen. Darauf aufbauend sollen die professionsbezogenen Aspekte aufgearbeitet werden, um österreichische Schulgesundheitspflegepersonen mit einer bestärkenden professionellen Identität auszustatten. Für die weitere Berufsfeldentwicklung in Österreich wird beispielhaft auf den historischen Entwicklungsprozess in den Vereinigten Staaten von Amerika analysierend zurückgegriffen und mögliche Implikationen werden abgeleitet.

Lernergebnisse nach Durcharbeiten dieses Kapitels:

- Die Leser*innen kennen und verstehen den gesetzlichen Rahmen, in den die Schulgesundheitspflege innerhalb von Österreich eingebettet ist.
- Die Leser*innen reflektieren ihre professionelle Identität im Tätigkeitsfeld der Schulgesundheitspflege.
- Die Leser*innen verstehen die berufsbezogenen und historischen Entwicklungsprozesse von US-amerikanischen School Nurses und leiten daraus Implikationen für ihre eigene Tätigkeit in Österreich ab.
- Die Leser*innen sind befähigt, sich differenziert an Diskussionen zur Schärfung des Tätigkeitsfeldes von Schulgesundheitspflegepersonen in Österreich zu beteiligen.

2.1 Gesetzlicher Rahmen und das potenzielle Tätigkeitsfeld

Zunächst gilt es, in den folgenden zwei Kapiteln die berufsgesetzliche Einbettung abzubilden und daraus ein potenzielles Tätigkeitsfeld der Schulgesundheitspflege abzuleiten. Hierfür wird auf das *School Nursing Practice Framework™* der *National Association of School Nurses* referenziert, wie bei Tanner et al. (2024) beschrieben.

2.1.1 Berufsgesetzliche Einbettung

Für die Tätigkeit der Berufsangehörigen im Setting Schule oder Kindergarten sind zunächst drei Gesetze grundlegend:

- Gesundheits- und Krankenpflegegesetz (GuKG), Bundesgesetz,
- Schulunterrichtsgesetz (SchUG), Bundesgesetz,
- diverse länderspezifische gesetzliche Regelungen wie zum Beispiel das Wiener Schulgesetz, Landesgesetz.

In § 12 Abs. 5 des Gesundheits- und Krankenpflegegesetzes in der gültigen Fassung ist die Schulgesundheitspflege wie folgt abgebildet:

> Der gehobene Dienst für Gesundheits- und Krankenpflege entwickelt, organisiert und implementiert pflegerische Strategien, Konzepte und Programme zur Stärkung der Gesundheitskompetenz, insbesondere bei chronischen Erkrankungen, im Rahmen der Familiengesundheitspflege, der Schulgesundheitspflege sowie der gemeinde- und bevölkerungsorientierten Pflege.

Eine weitere differenzierte Darlegung findet im Berufsgesetz noch keine Abbildung. Im Gesundheits- und Krankenpflegegesetz sind jedoch die Aufgaben im Zusammenhang mit der Stärkung der Gesundheitskompetenz, der Gesundheitsförderung und -prävention, insbesondere bei chronischen Krankheiten, klar definiert, die im Setting von Schule und Kindergarten umgesetzt werden können, entsprechend der in § 12 Abs. 5 definierten Schulgesundheitspflege.

Klenk (2025) führt außerdem an, dass die medizinische Betreuung im Schulwesen gesetzlich so geregelt ist, dass diese durch den schulärztlichen Dienst umgesetzt wird, wie am Beispiel des Landes Wien ersichtlich. Dieser führt beispielsweise schulärztliche Untersuchungen durch oder berät Lehrer*innen oder Eltern. Die Schulgesundheitspflege findet noch keine dezidierte Abbildung im österreichischen Schulrecht, was ebenso einschränkend auf ihr berufliches Wirken im Setting von Schule und Kindergarten wirkt. In § 66 des Schulunterrichtsgesetzes in der gültigen Fassung findet nur die schulärztliche Betreuung durch eine Schulärztin bzw. einen Schularzt Erwähnung:

> (1) Schulärztinnen und Schulärzte haben die Aufgabe, Lehrpersonen in gesundheitlichen Fragen der Schülerinnen und Schüler, soweit sie den Unterricht und den Schulbesuch betreffen, zu beraten und die hiefür erforderlichen Untersuchungen der Schülerinnen und Schüler durchzuführen.
>
> (2) Die Schülerinnen und Schüler sind verpflichtet, sich – abgesehen von einer allfälligen Aufnahmsuntersuchung – einmal im Schuljahr einer schulärztli-

chen Untersuchung zu unterziehen. Bei festgestellten gesundheitlichen Beeinträchtigungen ist die Schülerin oder der Schüler hievon vom Schularzt oder von der Schulärztin in Kenntnis zu setzen.

(3) Insoweit bei Lehrerkonferenzen oder Sitzungen des Klassen- oder Schulforums, des Schulgemeinschaftsausschusses oder Schulclusterbeirats Angelegenheiten des Gesundheitszustandes von Schülerinnen und Schülern oder Fragen der Gesundheitserziehung behandelt werden, sind die Schulärztinnen und Schulärzte zur Teilnahme an den genannten Konferenzen bzw. Sitzungen mit beratender Stimme einzuladen.

Weiteres ist unter § 66a des Schulunterrichtsgesetzes in der gültigen Fassung im Rahmen der *Gesundheitsvorsorge für die schulbesuchende Jugend* ausgeführt:

(1) Die Schulärztinnen und Schulärzte haben neben den in § 66 und den sonstigen schulrechtlichen Bestimmungen genannten Aufgaben nach Maßgabe einer Verordnung der Bundesministerin oder des Bundesministers für Arbeit, Soziales, Gesundheit und Konsumentenschutz auch Aufgaben der Gesundheitsvorsorge für die schulbesuchende Jugend wahrzunehmen. Als solche gelten unter anderem:

1. Die Durchführung von Schutzimpfungen und deren elektrischen Dokumentation inklusive Kontrolle des Impfstatus und Impfberatung,
2. Mitwirken bei der Bekämpfung von Infektionskrankheiten,
3. Die Durchführung von periodischen, stichprobenartigen Untersuchungen der Schülerinnen und Schüler zur Erhebung und elektronischen Dokumentation von epidemiologisch relevanten Gesundheitsdaten wie Körpergewicht und Körpergröße, wobei die Schülerin oder der Schüler über festgestellt gesundheitliche Mängel in Kenntnis zu setzen ist und
4. die Mitwirkung an gesundheitsbezogenen Projekten (Gesundheitsförderung und Gesundheitserziehung)

Trotz des Umstandes, dass die Schulgesundheitspflege keine Abbildung im Schulunterrichtsgesetz findet, kann für die Tätigkeit der folgende Umstand legitimierend abgeleitet werden:

- Liegt eine Einwilligung durch die Obersorgeberechtigten vor, so kann die Schulgesundheitspflegeperson Maßnahmen umsetzen, was vor allem für Kinder und Jugendliche mit chronischen Erkrankungen relevant ist.
- Im Notfall ist keine Einwilligung einzuholen und muss entsprechende Erstversorgung geleistet werden.

- Außerdem sieht § 49 Abs. 3 des Ärztegesetzes vor, dass ärztliche Tätigkeiten im Einzelfall an Angehörige anderer Gesundheitsberufe übertragen werden können, sofern diese vom Tätigkeitsbereich des entsprechenden Gesundheitsberufs umfasst sind (Klenk, 2022).

Trotzdem konnte für die Stadt Wien ein Leistungsportfolio für Tätigkeiten von Schulgesundheitspflegepersonen entwickelt werden, die auf einer Bedarfsanalyse basieren und die Grundlage für die flächendeckende Etablierung von School Nurses als strukturelle Gesundheitsmaßnahme an Wiener Schulen seit dem Schuljahr 2025/26 darstellen:

- Notfallmanagement und Erstversorgung im Zuge von Erster Hilfe, Vitalparameterkontrolle, Unterstützung bei Schmerzen, Meldung beim Verdacht von Missbrauch, standardisierte Unfalldokumentation und die Verwaltung bzw. Verabreichung von Medikamenten im definierten Anlassfall, Pflege und Betreuung von Kindern und Jugendlichen, die an chronischen Krankheiten leiden, mit besonderem Fokus auf die Verabreichung von Medikamenten
- Durchführung von standardisierten Gesundheitsassessments, Gesundheitserziehung, Verhältnisprävention und Impfmanagement im Zuge von Prävention und Gesundheitsvorsorge, Gesundheitsberatung und Informationsbereitstellung zu gesundheitsbezogenen Themen. Professionelle Beratung im Rahmen der Pflege von Kindern und Jugendlichen, ihren An- und Zugehörigen, anderen Berufsgruppen im Setting von Schule oder Kindergarten und gegebenenfalls die Weitervermittlung an Spezialist*innen. Schnittstellenmanagement durch Vernetzung und Zusammenarbeit mit externen gesundheitsbezogenen Kontakten, regelmäßiger interner Austausch mit anderen Berufsgruppen im Setting von Schule oder Kindergarten sowie auch mit anderen School Nurses. Nachkommen der gesetzlichen Dokumentationspflicht im Rahmen der Administration und Organisation, Leistungserhebung, arbeitsplatzbezogene Organisation und das Einholen von Einwilligungserklärungen der Erziehungsberechtigten und gegebenenfalls von ärztlichen Anordnungen, entsprechend den berufsrechtlichen Bestimmungen (Klenk, 2025).

Im folgenden Kapitel gilt es, basierend auf dem angeführten Tätigkeitsprofil von School Nurses in Wien das von der US-amerikanischen *National Association of School Nurses* definierte Tätigkeitsfeld für Schulgesundheitspflegepersonen abzubilden, um noch weitere und auch mögliche zukünftige Einsatzbereiche für Österreich aufzuzeigen.

2.1.2 Berufliches Tätigkeitsfeld

Im Jahr 2016 veröffentlichte die US-amerikanische National Association of School Nurses (NASN) ihr *Framework for 21st Century School Nursing Practice*™ zur Schulgesundheitspflege. Dieses Framework setzte sich rasch international als praktisches Instrument in der schulgesundheitsbezogenen Pflegepraxis durch. Im Framework werden Aufgaben, Kompetenzen und Verantwortlichkeiten von Schulgesundheitspflegepersonen zusammenfassend abgebildet. Damit kann der Leitfaden als strukturierender Leitfaden für die schulgesundheitspflegerische Praxis verstanden werden. Gleichzeitig erlaubt er die wissenschaftsbasierte Weiterentwicklung der Schulgesundheitspflege. Trotz der jahrzehntelangen Tradition von Schulgesundheitspflegepersonen im US-amerikanischen Bildungssystem kam die Entwicklung des Frameworks im Vergleich zu anderen pflegerischen Spezialisierungen spät (Tanner et al., 2024).

Nicht nur die Anforderungen durch gesellschaftliche Veränderungen oder erhöhte Gesundheitsbedarfe machten die Entwicklung eines Frameworks notwendig, auch der Umstand, dass Schulgesundheitspflege innerhalb der Gesundheits- und Krankenpflege ein einzigartiges Tätigkeitsfeld darstellt. So sind Aspekte und Anforderungen der pädiatrischen und psychiatrischen Gesundheits- und Krankenpflege, der Notfallpflege oder des Public Health Nursing ebenso mit einem bildungs- bzw. gesundheitserzieherischen Auftrag zu kombinieren. Das ergibt ein einzigartiges Aufgabenprofil in der Gesundheits- und Krankenpflege, das in diesem Framework beschreibende Abbildung findet. Zu erwähnen ist auch, dass das Framework bereits im Jahr 2024 durch Fokusgruppenbefragungen von praktizierenden Schulgesundheitspflegepersonen überarbeitet und adaptiert wurde. Daraus entstand das *School Nursing Practice Framework*™ (Tanner et al., 2024).

Mit diesem praxisorientierten Rahmenmodell wird es Schulgesundheitspflegepersonen möglich, ihr Aufgabenprofil im schulischen Umfeld zu strukturieren. Es wurde entwickelt, damit die komplexen Anforderungen im Setting von Schule oder Kindergarten durch School Nurses adressiert werden können. Außerdem können hiermit die Voraussetzungen geschaffen werden, damit im Setting von Schule und Kindergarten die Rahmenbedingungen für eine gesundheitsförderliche Lebenswelt sichergestellt werden können. Die Leitmotive des Frameworks sind die Förderung von Gesundheit, Sicherheit und die Schaffung einer Umgebung, die Lernen und Wachsen ermöglicht. In weiterer Folge wird das Wohlbefinden aller Beteiligten gefördert und das Leben, Lernen und die persönliche Entwicklung von Kindern und Jugendlichen verbessert sich. Es werden präventive, gesundheitsförderliche und pflegerische Maßnahmen kombiniert, um die ganzheitliche Betreuung möglich zu machen. Das Framework betont die Bedeutung von evidenzbasierter Pflegepraxis, die mit kultureller Sensibilität und interdisziplinärer Zusammenarbeit umgesetzt wird (Tanner et al., 2024).

Ziel ist es, dass School Nurses Orientierung finden, um individuelle Bedürfnisse festzustellen und entsprechend zu adressieren. Außerdem wird ein Beitrag zur gesundheitlichen Chancengleichheit ganzer Bevölkerungsgruppen geleistet. In einer zunehmend komplexen Bildungs- und Gesundheitslandschaft dient das *School Nursing Practice Framework™* als ein unverzichtbarer Leitfaden, um Schüler*innen in ihrer persönlichen und schulischen Entwicklung bestmöglich zu fördern und zu unterstützen.

Das Framework stellt die Schüler*innen als zentrale Ansatzebene der School Nurses in den Mittelpunkt. Die nächste Ansatzebene stellt die Familie und Schulgemeinschaft dar, wo alle Beteiligten im Setting von Schule und Kindergarten mitberücksichtigt sind. In ihren Tätigkeiten richtet sich die Schulgesundheitspflegeperson innerhalb von vier Dimensionen aus.

Das sind die Dimension **(1) Community/Public Health**, wo Maßnahmen im Zuge der Gesundheitsförderung und Prävention individualisiert, familien- und bevölkerungsbezogen umgesetzt werden. Als nächste Dimension ist das **(2) Leadership** anzuführen, wo es vor allem um Interessenvertretung für die Schüler*innen und ihre An- und Zugehörigen geht. Gleichzeitig werden in dieser Dimension auch Aspekte von Edukation oder Bildungsinklusion bzw. -partizipation adressiert. Die dritte Dimension bezieht sich auf die **(3) Identifikation von qualitätsbezogenen Verbesserungspotenzialen (Quality Improvement)**, wo gezielt Daten erhoben und an zuständige Gesundheitsbehörden übermittelt werden oder die eigene Tätigkeit qualitätssichernd evaluiert wird. Die vierte Dimension bezieht sich auf das **(4) Schnittstellenmanagement (Care Coordination)** von School Nurses, um ein Schnittstellenmanagement zwischen Bildungs-, Gesundheits- und Sozialversorgungseinrichtungen sicherzustellen, damit die gesundheitsbezogene Versorgung von Kindern und Jugendlichen optimiert werden kann. Alle vier Dimensionen lassen sich in eine allumfassende Dimension von abgeleiteten **pflegepraktischen Standards** einfassen, um eine evidenzbasierte Versorgungspraxis von School Nurses sicherzustellen. Diese Dimension betont, dass School Nurses ihre berufliche Tätigkeit evidenzbasiert, professionell und ethisch reflektiert ausrichten und gleichzeitig alle gesetzlichen Vorgaben und Regulative zu adressieren haben (Tanner et al., 2024).

Die folgende Abbildung 1 soll das *School Nursing Practice Framework™* zusammenfassend veranschaulichen:

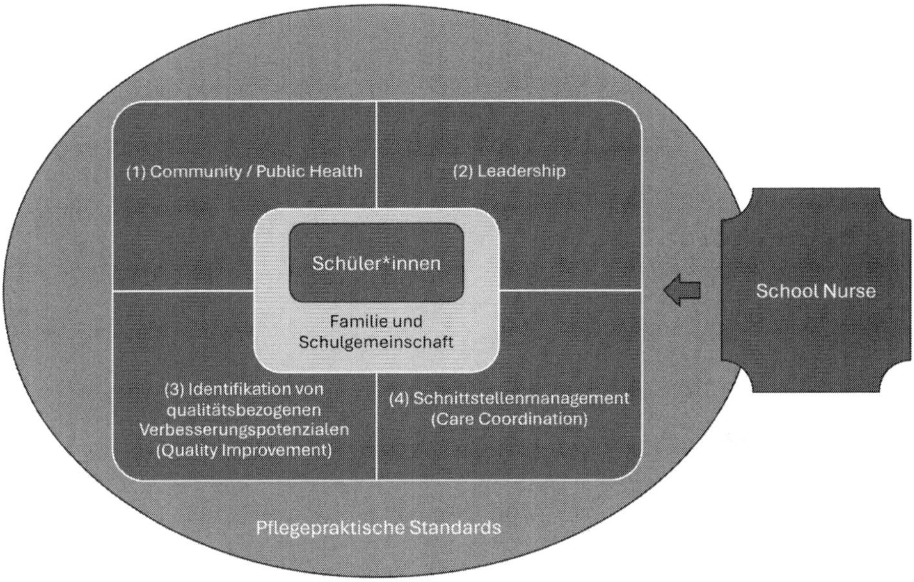

Abbildung 1: School Nursing Practice Framework™ der National Association of School Nurses (2022), adaptierte Darstellung (2025)

Zu den priorisierten Kernbereichen, der eine School Nurse im Setting von Schule und Kindergarten nachkommen muss, zählen:

1. Gesundheitsförderung,
2. Krankheits- und Verletzungsprävention,
3. Betreuung von chronisch Erkrankten,
4. psychosoziale Unterstützung,
5. Unfall- und Notfallmanagement.

Vor allem spielt die interdisziplinäre Zusammenarbeit eine wichtige Rolle, um ein reibungsloses Schnittstellenmanagement sicherzustellen. School Nurses stellen sicher, dass die Versorgungspotenziale auch im Setting von Schule und Kindergarten vor Ort gebündelt werden, um ein Wachsen und Gedeihen optimal zu fördern und Bildungspartizipation zu ermöglichen (Tanner et al., 2024).

Im folgenden Teil gilt es, das Tätigkeitsprofil von School Nurses entsprechend der vier angeführten Dimensionen näher darzulegen.

(1) Dimension Community/Public Health

Die Schulgesundheitspflegeperson kommt hier einem zentralen gesellschaftlichen Auftrag nach, indem sie auf bevölkerungsorientierte Art und Weise dazu beiträgt, dass Kinder und Jugendliche eine günstige gesundheitsbezogene Ausgangslage für ein sicheres und selbstbestimmtes Leben erhalten. Hier werden Maßnahmen der Gesundheitsförderung und Prävention umgesetzt, mit dem Ziel der Förderung von Gesundheitskompetenz von allen an der Lebenswelt von Schule und Kindergarten teilnehmenden Personen.

Mögliche Maßnahmen können sein:

- Maßnahmen im Rahmen der Gesundheitsförderung für alle Bevölkerungsgruppen, die einen gesunden Lebensstil fördern, wie Bewegungsprogramme, Maßnahmen im Zusammenhang der sexuellen Gesundheit oder Maßnahmen zur bewussten, achtsamen und gesunden Ernährung
- Maßnahmen im Rahmen der Prävention auf primärer, sekundärer und tertiärer Präventionsstufe, wie zum Beispiel die gezielte Beteiligung an der Umsetzung von Empfehlungen des österreichischen Impfplans oder Sicherstellung des Therapiemanagements von chronisch erkrankten Kindern und Jugendlichen
- Gezielte Maßnahmen zur Steigerung von Gesundheitskompetenz
- Krisenmanagement bei (Groß-)Schadensereignissen wie zum Beispiel Naturkatastrophen, Nuklearunfällen oder möglichen Gewaltvorfällen an Schulen
- Sicherstellung einer kulturell sensiblen, inklusiven und ganzheitlichen Betreuung, die sich unterschiedlichen kulturellen Hintergründen und individuellen Bedürfnissen der Schüler*innen anpasst
- Durchführung von Gesundheitsscreenings und Monitoring, Aufklärungsarbeit mit der Erhebung des Impfstatus von Schüler*innen, Umsetzung von standardisierten Impfempfehlungen, Durchführung standardisierter körperlicher Untersuchungen
- Zusammenarbeit mit lokalen Gesundheitsdiensten, Einrichtungen der lokalen Sozialversorgung
- Fachliche Gesundheitsberatung in unterschiedlichen Gremien und Netzwerken
- Monitoring über soziale und umweltbezogene Gesundheitsdeterminanten im Setting von Schule und Kindergarten (National Association of School Nurses, 2022)

(2) Dimension Leadership

Die Schulgesundheitspflegeperson nimmt hier eine befähigte und bestärkende Rolle für Kinder und Jugendliche wie auch ihre An- und Zugehörigen ein. Das kann auf individueller Ebene geschehen, wenn vereinzelt besonderer Förder- und Unterstützungsbedarf ausgemacht wird, aber auch für die Schulgemeinschaft im Gesamten auf politischer Ebene, wenn es zum Beispiel darum geht, bevölkerungsorientiert Gesundheit zu fördern oder Krankheiten vorzubeugen.

Mögliche Maßnahmen können sein:

- Förderung von schüler*innenbezogener Advocacy durch Empowerment, indem zum Beispiel unterschiedliche Gesundheitsprogramme umgesetzt werden
- Beteiligung in der Erstellung von Schulrichtlinien durch Einbringung ihrer Expertise
- Aufklärung, Beratung und begleitende Weitervermittlung von Kindern und Jugendlichen mit unterschiedlichsten Gesundheitsbedarfen
- Organisation und Leitung von Gesundheitsprogrammen in Schulen, im Schulbezirk und auf regionaler Ebene
- Gesundheitsedukation mit der Vermittlung von gesundheitsrelevantem Wissen und Kompetenzen an Schüler*innen, Familien und pädagogisches Personal
- Interessensvertretung in Bezug auf gesundheitspolitische Maßnahmen
- Mitwirkung bei Entscheidungsprozessen im Bildungs-, Sozial- und Gesundheitssystem, über Belange, die die Lebenswelt von Schule und Kindergarten betreffen
- Entwicklung und Umsetzung von Notfall- und Katastrophenplänen, um in Krisensituationen rasche Reaktionsfähigkeit sicherzustellen
- Förderung und Sicherstellung von gesundheits- und bildungsbezogener Chancengleichheit
- Einschulung und Unterstützung neuer Kolleg*innen bzw. Praxisanleitung für in Ausbildung befindliche School Nurses
- Selbstfürsorge praktizieren und vorleben, um eine Vorbildfunktion für Schüler*innen und pädagogisches Personal zu haben (National Association of School Nurses, 2022)

(3) Dimension zur Identifikation von qualitätsbezogenen Verbesserungspotenzialen

Schulgesundheitspflegepersonen stellen die gesundheitsbezogene Versorgung im Setting von Schule und Kindergarten sicher und tragen zur kontinuierlichen Qualitätsverbesserung bei. Sie greifen dabei unter anderem auf Mittel des Qualitätsmanagements zurück, wie die gezielte Erhebung von Gesundheitsdaten der Kinder und Jugendlichen.

Mögliche Maßnahmen können sein:

- Systematische Erfassung gesundheitsbezogener Daten, Datenanalyse und Ausrichtung von Maßnahmen, um zu einer bedarfsgerechten Versorgung im Setting von Schule und Kindergarten beizutragen
- Mitwirkung an der Erhebung von gesundheitsbezogenen Daten für schulinterne, regionale oder nationale Zwecke im Zuge von standardisierten Gesundheitsprogrammen oder Gesundheitsinitiativen

- Evaluierung von unterschiedlichen Gesundheits- und Präventionsprogrammen (zum Beispiel durch die gezielte Erhebung, ob sich der Impfstatus verändert)
- Maßnahmen im Zuge des Fehler- bzw. Fehlervermeidungsmanagements. Hier ist vor allem die Prävention von Unfällen, zum Beispiel während des Turnunterrichts, durch die gezielte Unterweisung von Lehrpersonal im Aufgabenprofil der Schulgesundheitspflegeperson zu erwähnen.
- Nutzung von modernen Technologien, um ein standardisiertes Dokumentationsverfahren sicherzustellen
- Analyse und Identifikation der erhobenen Gesundheitsdaten in Bezug auf mögliche Förderbedarfe oder notwendige Maßnahmen zur Gegenregulation, um auf bevölkerungsbezogener Ebene die Gesundheit zu fördern, Krankheiten vorzubeugen und Schulleistungen sicherzustellen
- Sicherstellen, dass die eigene Tätigkeit zielgerichtet umgesetzt wird, eigene Arbeitspläne entwickeln und evaluieren, um die Qualität sicherzustellen und die persönliche berufliche Entwicklung voranzutreiben
- Systematische Erhebung und Analyse über Bedarfe in der Praxis, die durch evidenzbasierte Forschungsprozesse gelöst werden können (National Association of School Nurses, 2022)

(4) Dimension der koordinierenden Tätigkeit

Die Schulgesundheitspflegeperson ist hier zunächst eine koordinierende Schnittstelle zwischen den Kindern und Jugendlichen selbst, ihren An- und Zugehörigen oder auch den anderen Professionen im Setting von Schule und Kindergarten. Hierzu zählen unter anderem das Lehrpersonal, administratives Personal oder andere Gesundheitsprofessionist*innen wie Schulärzt*innen, Schulpsycholog*innen oder die Schulsozialarbeit. Im weiteren Verständnis nimmt die Schulgesundheitspflegeperson eine zentrale Rolle im koordinierenden Schnittstellenmanagement zwischen den Stakeholdern im Gesundheits-, Sozial- und Bildungssystem ein, um für Inklusion zum Beispiel von Kindern und Jugendlichen mit chronischen Erkrankungen oder Behinderungen zu sorgen.

Mögliche Maßnahmen können sein:

- Enge Abstimmung mit allen Professionist*innen im Setting Schule und Kindergarten, um eine ganzheitliche Betreuung für Schüler*innen und gegebenenfalls deren An- und Zugehörige sicherzustellen. Zu den Professionist*innen zählen beispielsweise das pädagogische Team, schulärztlicher Dienst, Schulpsychologie oder Schulsozialarbeit.
- Geleitete Fallbesprechungen zur Sicherstellung von Therapiekontinuität bzw. zur Verbesserung von therapeutischen Maßnahmen

- Unterstützung und Begleitung während Transitionen: zum Beispiel von einer Schule in die nächste Schule oder zur Vorbeugung von Kontinuitätsabbrüchen beim Übertritt in Versorgungsangebote des Erwachsenenbereichs vor allem für chronisch erkrankte Jugendliche, wenn sie volljährig werden
- Sicherstellung, Rücksprache und Kommunikation im Therapiemanagement von chronisch kranken Kindern und Jugendlichen im Setting von Schule oder Kindergarten mit anderen Gesundheitsdienstleister*innen
- Sicherstellung der pflegerischen Versorgung bei akuten, episodischen und chronischen psychischen und physischen Gesundheitsbedürfnissen von Schüler*innen
- Systematische Identifikation von Gesundheitsbedarfen und Vermittlung von Unterstützungsangeboten für Schüler*innen und ihre An- und Zugehörigen
- Erstellung von ergebnisorientierten und individuellen Betreuungs- und Gesundheitsplänen für Kinder und Jugendliche mit chronischen Erkrankungen in Abstimmung mit dem interdisziplinären Team
- Unterstützung und Förderung von alters- und entwicklungsgerechter Selbstständigkeit von Kindern und Jugendlichen in Bezug auf Schulleistungen, Gesundheitsbelange und Lebensführung
- Evidenzbasierte Gesundheitsberatung und -aufklärung anbieten
- Sicherstellung von Betreuungskontinuitäten und Vorbeugung von Betreuungsabbrüchen bei längeren Abwesenheiten oder transitionsbezogenen Übergängen, wie dem Übertritt in Erwachsenenversorgungsstrukturen (National Association of School Nurses, 2022)

2.2 Professionsgrad der Schulgesundheitspflege in Österreich

Die Schulgesundheitspflege stellt seit 2016 eine neue tätigkeitsbezogene Ausdifferenzierung der Gesundheits- und Krankenpflege in Österreich dar. School Health Nurses nehmen eine zentrale Schnittstellenfunktion zwischen Bildungs-, Gesundheits- und Sozialsystem ein und fokussieren sich dabei insbesondere auf vulnerable Bevölkerungsgruppen wie Kinder und Jugendliche mit Behinderungen oder chronischen Erkrankungen. Außerdem hat die Schulgesundheitspflege das Potenzial, einen wesentlichen Beitrag zur Gesundheitsförderung und Prävention im Setting von Schule und Kindergarten zu leisten (Köllner, 2023).

Zunächst wäre aber einmal zu definieren, was mit einer Professionalität einhergeht. So definiert Arnold (1983), dass Professionen mit den folgenden Merkmalen einhergehen:

(1) Berufsverband und Zugangsvoraussetzungen mit einer Interessenvertretung, die auch eine Kontrollinstanz einnimmt und gegebenenfalls auch mit Disziplinierungsgewalt ausgestattet ist

(2) Sozialprestige mit hohem gesellschaftlichem Ansehen, entsprechender monetärer Vergütung und Aufstiegsmöglichkeiten
(3) Autonomes Handeln mit hoher Entscheidungsbefugnis
(4) Expert*innenschaft mit Spezialisierung und Verwissenschaftlichung von beruflich-professionellem Wissen
(5) Berufsethos mit der Definition von richtungsweisenden Werten und Normen

Voraussetzend dafür sind aber identitätsstiftende Professionalisierungsmaßnahmen, um diesem neuen beruflichen Tätigkeitsfeld des gehobenen Dienstes für Gesundheits- und Krankenpflege die notwendige gesellschaftliche Anerkennung und berufliche Autonomie zu verschaffen. Die nächsten beiden Unterkapitel sollen diese Aspekte adressieren.

2.2.1 Professionalisierungslücken und Handlungsbedarfe

Zunächst sind hier ein fehlendes **Handlungsmonopol und eingeschränkte berufliche Autonomie** anzuführen, was sich nachteilig auf Professionalisierungsbestrebungen von Schulgesundheitspflegepersonen auswirken kann. Dieser Umstand ist einerseits darin begründet, dass die Schulgesundheitspflege zwar im Gesundheits- und Krankenpflegegesetz unter § 12 Abs. 5 Erwähnung findet, jedoch ohne dezidiert ausgewiesene Kompetenzverankerung in ihrer Tätigkeit. Erschwerend ist dabei auch, dass die Schulgesundheitspflege momentan keine Erwähnung im Schulunterrichtsgesetz findet. Das bringt auch Schwierigkeiten in Bezug auf die Fach- und Dienstaufsicht innerhalb von Bildungsinstitutionen mit sich. Um einem möglichen zweckentfremdenden Einsatz zuvorzukommen, sollte die Schulgesundheitspflege keiner pädagogischen Schulleitung unterstellt sein (Köllner, 2023).

Als weitere Professionalisierungslücke wäre die Notwendigkeit einer Erweiterung und Abgrenzung einer definierten **Handlungskompetenz** im multiprofessionellen Team von Schule und Kindergarten anzuführen. Eine Herausforderung besteht hier vor allem in der emanzipierenden Lösung vom (schul-)ärztlichen Dienst und der Herausbildung eines eigenständigen Kompetenzprofils. Wichtig in diesem Zusammenhang ist aber, dass es zur Herausbildung eines komplementären Tätigkeitsprofils und keines alternativen Tätigkeitsprofils zu derzeitigen Versorgungsangeboten kommt. Eine vorausschauende Absprache mit den bereits etablierten Professionist*innen wird hierfür notwendig sein, um bestehende Ressourcen zu optimieren und durch die Tätigkeiten einer Schulgesundheitspflegeperson zu bereichern. Der Fokus muss aber auf Tätigkeiten gelenkt werden, die primär im Rahmen der Gesundheitsförderung und Prävention geleistet werden (Köllner, 2023).

Außerdem ist im Zusammenhang der Professionalisierungslücken die fehlende einheitliche, gesetzlich verankerte und qualitätsgesicherte **Aus- bzw. Weiterbildung** zu erwähnen. Im internationalen Vergleich müssen Schulgesundheitspfleger*innen neben der Berufsberechtigung in der Gesundheits- und Krankenpflege bestimmte Voraussetzungen, wie beispielsweise das US-amerikanische *National School Nurse Certificate*, erfüllen, um als School Nurse tätig zu sein. Zudem wird von der US-amerikanischen *National Association of School Nurses* empfohlen, dass Pflegepersonen vor der Tätigkeit als School Nurse über eine mindestens 3-jährige einschlägige Berufserfahrung verfügen und nach Möglichkeit neben dem *National School Nurse Certificate* auch ein Masterstudium abgeschlossen haben sollten (Loschiavo, 2019). In Österreich gibt es derzeit keine vergleichbaren Regelungen und es stehen nur vereinzelt spezialisierte Aus- und Weiterbildungsangebote zur Verfügung, die auch das spezifische Anforderungsprofil für die Tätigkeit in der Schulgesundheitspflege adressieren (Köllner, 2023).

2.2.2 Entwicklung einer professionellen Identität

Gerlach (2013) beschäftigt sich mit der Entwicklung einer professionellen Identität in der Gesundheits- und Krankenpflege. Professionelle Identität umfasst dabei Dimensionen des beruflichen Selbstverständnisses, der Rollendefinition, der Kompetenzabgrenzung und der gesellschaftlichen Anerkennung. Zusammen mit den eingangs im Kapitel angeführten Professionsmerkmalen nach Arnold (1983) gilt es, die professionelle Identität von Schulgesundheitspfleger*innen analysierend abzuleiten und diskutierend darzustellen. Die vier Dimensionen sollen zunächst in der folgenden Abbildung 2 zusammengefasst dargestellt werden:

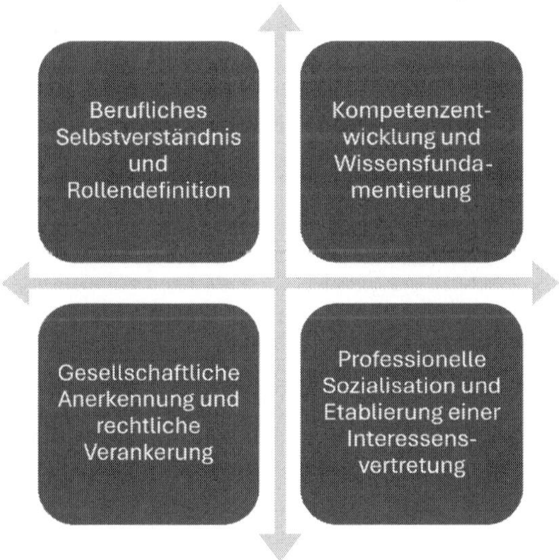

Abbildung 2: Professionsmerkmale von Schulgesundheitspflegepersonen

Für dieses Vorgehen werden zunächst diese Dimensionen hinterfragt, wobei einleitend immer eine definierende Perspektive dargelegt und dann ihre Bedeutung für die Schulgesundheitspflege analysiert wird.

(1) Berufliches Selbstverständnis und Rollendefinition

Definierende Perspektive:

- Professionelle Identität erfordert ein klares berufliches Selbstverständnis, das sich von anderen Professionen abgrenzt und eigenständige Werte, Normen und Ziele definiert.

Herausforderung für die Schulgesundheitspflege:

- Die Schulgesundheitspflege steht vor der Herausforderung, ein eigenständiges berufliches Selbstverständnis zu entwickeln, das sich vom traditionellen „Assistenzberuf" und der Unterordnung unter die medizinische Profession löst und emanzipiert.
- Diese Lösung soll nicht durch die Einordnung in andere bestehende Strukturen ersetzt werden (Problem der Fach- und Dienstaufsicht in Bezug auf pädagogische Leitung von Schulen und Kindergärten).

Maßnahmen zur Gegenregulation:

- Konkrete und geschützte Anrede
- Konkrete Stellenbeschreibungen
- Integration in die Ablauforganisationen der bestehenden schulischen Gesundheitsversorgung
- Tätigkeitsabgrenzung zu anderen Gesundheitsberufen und zum pädagogischen Personal
- Gesetzlich geregelte Möglichkeit und Schutz zur Autonomieentwicklung
- Entwicklung einer kohärenten (Berufs-)Geschichte
- Betonung des einzigartigen Beitrags zur Gesundheits- und Bildungsgerechtigkeit
- Hervorhebung der Schnittstellenfunktion zwischen Bildungs-, Gesundheits- und Sozialsystem

(2) Kompetenzentwicklung und Wissensfundamentierung

Definierende Perspektive:

- Professionelle Identität basiert auf spezialisiertem, wissenschaftlich fundiertem Wissen und evidenzbasierten Kompetenzen, die eine eigenverantwortliche und autonome Berufsausübung ermöglichen.

Herausforderung für die Schulgesundheitspflege:

- Fehlendes ausdifferenziertes und gesetzlich verankertes Kompetenzprofil
- Fehlende einheitliche Aus- und Weiterbildung
- Nicht definiertes kompetenzbezogenes Voraussetzungsprofil (eine Spezialisierung in der Kinder- und Jugendlichenpflege wäre wünschenswerte Voraussetzung)

Maßnahmen zur Gegenregulation:

- Eigene Professur für Kinder- und Jugendlichenpflege und facheinschlägige Forschung, Entwicklung und Innovation in der Schulgesundheitspflege
- Definition eines vereinheitlichten Kompetenzprofils
- Einheitliche und qualitätsgesicherte Aus- und Weiterbildungen (definierte Weiterbildung unter § 64 des Gesundheits- und Krankenpflegegesetztes wäre wünschenswert)
- Dokumentationsstandards und Verwendung von internationalen Klassifikationen wie NIC und NOC

(3) Gesellschaftliche Anerkennung und rechtliche Verankerung

Definierende Perspektive:

- Professionelle Identität manifestiert sich in gesellschaftlicher Anerkennung, die sich in rechtlichen Rahmen, Handlungsmonopolen und beruflicher Autonomie widerspiegelt.

Herausforderung für die Schulgesundheitspflege:

- Undifferenzierte und unspezifische Gesetzeslage: Schulgesundheitspflege findet zwar unter § 12 Abs. 5 im Gesundheits- und Krankenpflegegesetz Erwähnung, die Abbildung im Schulunterrichtsgesetz fehlt jedoch noch zur Gänze. Das schwächt die institutionelle Verankerung.
- Ungeklärte und undifferenzierte Handlungsmonopole: Fehlende Definition des eigenverantwortlichen Kompetenzbereichs bzw. des Alleinstellungsmerkmals einer Schulgesundheitspflege

Maßnahmen zur Gegenregulation:

- Gesetzliche Verankerung, im Besonderen im Schulunterrichtsgesetz
- Gesetzliche Verankerung der Weiterbildung Schulgesundheitspflege in § 64 des Gesundheits- und Krankenpflegegesetzes mit gleichzeitigem Schutz der berufsprofessionellen Zusatzbezeichnung „Schulgesundheitspflege"
- Standesgemäße Anredekonventionen

(4) Professionelle Sozialisation und Etablierung einer Interessensvertretung
Definierende Perspektive:

- Professionelle Identität entwickelt sich durch Sozialisation in einer Berufsgemeinschaft, die gemeinsame Werte, Standards und Praktiken teilt.

Herausforderung für ihre Schulgesundheitspflege:

- Die österreichische Schulgesundheitspflege steht vor der Herausforderung, in bestehenden Vertretungsstrukturen eine eigenständige Vertretungsinstanz zu etablieren, die ihre Interessen vertritt und schützt.

Maßnahmen zur Gegenregulation:

- Vereinheitlichung und qualitätsgesicherte Umsetzung von Ausbildungen
- Fachliche Vernetzung
- Bildung von Interessensgruppen und deren Aufrechterhaltung in bestehenden Berufsverbänden
- Gemeinsame Entwicklung von Qualitätsstandards
- Standesgemäße Anredekonventionen
- Professionelle Kleidung, räumliche Verankerung durch ein definiertes Büro und Definition von (Wieder-)Erkennungszeichnen

Um diesen professionellen Identitätsentwicklungsprozess voranzutreiben, gilt es zunächst, das berufliche Profil und den Tätigkeitsbereich von etablierten Professionen wie dem schulärztlichen Dienst oder den Pädagog*innen abzugrenzen und das Alleinstellungsmerkmal der Schulgesundheitspflege zu definieren. Danach gilt es, eine Art von Kompetenzkonsolidierung umzusetzen, indem Kompetenzstandards auf wissenschaftlicher Basis entwickelt werden und spezialisierte Aus- und Weiterbildung gesetzlich gerahmt, entwickelt und umgesetzt wird. Außerdem gilt es, die gesellschaftliche Wahrnehmung und die bildungsbezogene Integration zu fördern, indem es zu einer rechtlichen Abbildung im Schulunterrichtsgesetz kommt, eine institutionelle Verankerung stattfindet und die gesellschaftliche Anerkennung als eigenständige Profession stattfindet.

2.3 Tätigkeits- und Berufsfeldentwicklung

Die Idee der Schulgesundheitspflege ist nicht neu. In vielen Ländern, insbesondere in den USA und in Skandinavien, gibt es School Health Nurses seit Beginn des 20. Jahrhunderts. Ihr ursprünglicher Tätigkeitsfokus lag in der Bekämpfung von Infektionskrankheiten und der Förderung von Hygiene. Mit der Zeit hat sich das Tätigkeitsfeld jedoch erweitert, um auch komplexere gesundheitliche und soziale Bedürfnisse der Gesellschaft zu adressieren (Apple, 2017).

In Österreich hingegen konnte die Schulgesundheitspflege keine vergleichbare Entwicklung verzeichnen. Erst in den letzten Jahren konnte das Bewusstsein für die Notwendigkeit dieses pflegerischen Betätigungsfeldes geschärft werden, insbesondere im Zuge von Diskussionen über Public Health, Inklusion und Chancengleichheit (Köllner, 2023).

Ähnlich wie in den Vereinigten Staaten von Amerika führten Public-Health-Bedarfe, gesellschaftliche Veränderungen und Fortschritte in der medizinischen Versorgung zur flächendeckenden Etablierung von Pflegepersonen vor Ort innerhalb der Bildungsinstitutionen (Houlahan & Deveneau, 2021).

2.3.1 Historische Berufsfeldentwicklung in den Vereinigten Staaten von Amerika

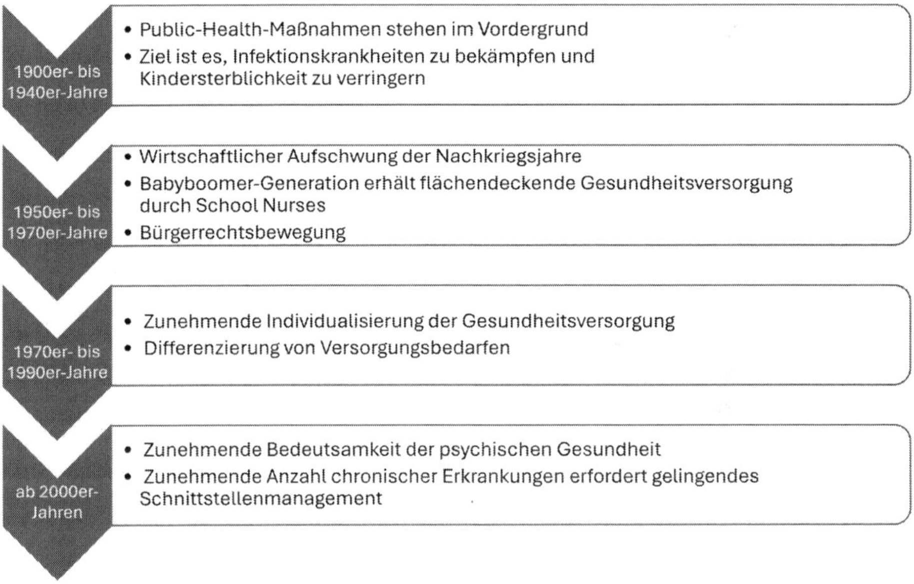

Abbildung 3: Geschichtliche Entwicklung von US-amerikanischen School Nurses

Der Entwicklungsprozess lässt sich grob in vier Etappen unterteilen. Die erste Etappe ist von frühem Beginn und Etablierung gekennzeichnet, mit einem klaren Public-Health- und Hygiene-Fokus. Zeitlich lässt das von 1902 bis in die 1940er-Jahre festlegen. Anschließend lässt sich von den 1950er- bis in die frühen 1970er-Jahre eine Etappe ausmachen, die durch Nachkriegsexpansion und zunehmende gesellschaftliche Herausforderungen geprägt war. Die nächste Etappe beginnt in den späten 1970er-Jahren und reicht bis in die 1990er-Jahre und ist durch eine

Ausdifferenzierung von Versorgungsbedarfen und -angeboten charakterisiert, die eine Adaptierung des Tätigkeitsfeldes von Schulgesundheitspflegepersonen notwendig gemacht haben. Ab den 2000er-Jahren bis heute hat sich das moderne Tätigkeitsfeld mit seinen Spezialisierungen entwickelt. Abbildung 3 auf S. 35 soll diesen Prozess zusammenfassend veranschaulichen, bevor dieser im späteren Teil des Kapitels näher ausformuliert wird.

Im folgenden Teil gilt es, diesen Entwicklungsprozess in den Vereinigten Staaten von Amerika näher zu beleuchten, um aktuelle Parallelen und mögliche Implikationen für Österreich und Europa diskutierend abzuleiten.

Etappe des frühen Beginns und Etablierung ab 1900er- bis in die 1940er-Jahre: Zwischen den 1900er- und den 1940er-Jahren entwickelte sich das Tätigkeitsfeld der School Nurses in den USA. Diese Zeitetappe war zunächst von einer progressiven Ära (Golden Twenties) und sozialen Reformen geprägt, wie die Etablierung des Tätigkeitsfeldes von School Nurses verdeutlicht. Gleichzeitig fanden gravierende historische Ereignisse statt, die zu ganzen gesellschaftlichen Verwerfungen führten. Zunächst wären hier die Folgen der zunehmenden Industrialisierung zu nennen, die zu bitterer Armut und gesundheitlicher Ausbeutung von Menschen führte. Außerdem fallen in diese Zeitetappe zwei Weltkriege und die Weltwirtschaftskrise. Ebenso ist hier die Spanische Grippe anzuführen, die in mehreren Infektionswellen auch unter Kindern und Jugendlichen viele Todesopfer forderte. Außerdem führten Migration und Kriminalität zu gesellschaftlichen Spannungen (Adams, 2008).

Der Stummfilm *Modern Times* von Charlie Chaplin wurde 1936 veröffentlicht und ist eine satirische, aber tiefgründige Auseinandersetzung mit den sozialen und wirtschaftlichen Auswirkungen von Industrialisierung und der Weltwirtschaftskrise, vor allem auf die Arbeiterklasse. Zentrale Themen sind die Kritik an der Industrialisierung, Arbeitslosigkeit und Armut, Entfremdung und psychische Belastung, aber auch Hoffnung und Resilienz. Für Kinder und Jugendliche hatten diese Themen Folgen in Form von Armut und Unterernährung, Hoffnungs- und Perspektivlosigkeit, unzureichender Gesundheitsversorgung und tiefgreifenden psychischen Belastungen mit der Angst vor sozialem Abstieg, aber auch die Angst um Familienmitglieder (Väter oder ältere Brüder), die unter Umständen zum Kriegsdienst eingezogen werden konnten (Faulstich, 2005).

School Nurses nehmen hier eine entscheidende Rolle ein und sorgen für Hoffnung und Resilienz, indem sie durch Impfkampagnen oder Gesundheitsaufklärung bevölkerungsorientiert zur Gegenregulation von Infektionskrankheiten wie zum Beispiel Tuberkulose, Pocken oder Masern beitragen (Apple, 2017). Lina Rogers gilt als erste School Nurse, die im Zuge eines Pilotprojektes in New York City im Jahre 1902 verpflichtet wurde. Ihr primäres Tätigkeitsfeld bestand in der Erhebung und

Einschätzung des Gesundheitszustandes aller Kinder. Zudem führte sie edukative Maßnahmen vor allem im Zusammenhang mit Hygienemaßnahmen durch, sowohl bei den Kindern, den Lehrer*innen als auch bei den Familien. In kurzer Zeit konnten Infektionskrankheiten durch den Einsatz von Schulgesundheitspfleger*innen eingedämmt werden. Damit setzte sich deren flächendeckende Etablierung als effektive Public-Health-Maßnahme rasch durch (Pollitt, 1994). Die ersten School Nurses fokussierten sich in ihren Tätigkeiten – wie aus den Bedarfen im Film *Modern Times* erkennbar ist – auf Krankheitsprävention, trugen zur Verbesserung von Hygieneverhältnissen im Setting Schule bei und setzten Maßnahmen zur Gesundheitsedukation.

Etappe der Nachkriegsexpansion und ihre gesellschaftlichen Herausforderungen ab den 1950er- bis in die frühen 1970er-Jahre:
Die Zeitspanne ab den 1950er-Jahren war geprägt von tiefgreifenden gesellschaftlichen, kulturellen und politischen Veränderungen, die das Tätigkeitsfeld und den Auftrag der School Nurses maßgeblich beeinflussten. Die Nachkriegszeit, die Entstehung einer ersten Form von Jugend- und Protestkultur, Bürgerrechtsbewegungen wie auch medizinsicher und technologischer Fortschritt beeinflussten das Tätigkeitsfeld von School Nurses (Cutler & Miller, 2005; Houlahan & Deveneau, 2021).

Als besonders fordernd in dieser Zeit ist zunächst die sogenannte Babyboomer-Generation (Geburtsjahrgänge 1946–1964) anzuführen, die einen massiven Anstieg von Schüler*innenzahlen zur Folge hatte. Durch die erfolgreiche Bekämpfung von Infektionskrankheiten treten chronische Erkrankungen wie Diabetes mellitus oder Asthma bronchiale immer weiter in den Vordergrund. Ebenso erfährt die psychische Gesundheit immer mehr an Bedeutsamkeit. Auslöser hierbei sind vor allem der Vietnamkrieg und seine sekundäre traumatisierende Wirkung auf Kinder und Jugendliche durch heimkehrende Veteranen. Soziale Ungleichheiten, ethnische Spannung, studentische Unruhen der 1968er-Generation, entstehender Feminismus und das Hinterfragen von traditionellen Autoritäten führen zur Etablierung einer nie gekannten Jugend- und Protestkultur (Bergen et al., 2024; Cutler & Miller, 2005).

Elvis Presley veröffentlichte im Jahr 1969 die Single *In the Ghetto*, wo die Geschichte eines Jungen erzählt wird, der in den sozialen Brennpunkt der Gesellschaft hineingeboren wird und beim Heranwachsen Armut, Gewalt und Hoffnungslosigkeit erleben muss. Elvis thematisiert in diesem Lied eine fehlende soziale Fairness in den Vereinigten Staaten von Amerika dieser Zeit, die Kinder und Jugendliche daran hinderte, ihr tatsächliches Potenzial zu entfalten. Das Lied spiegelt auf eindringliche Art und Weise die unterschiedlichen aufkommenden Bürgerrechtsbewegungen wider und fordert die Gesellschaft auf, sich mit ihnen auseinanderzusetzen und aus diesem nachteiligen Kreislauf auszubrechen (Duffett, 2018).

School Nurses tragen durch ihre Tätigkeit maßgeblich dazu bei, dass alle Kinder und Jugendlichen zumindest die Chance erhalten, ihr volles Potenzial zu nutzen. Zunächst wären hier die flächendeckenden Impfkampagnen anzuführen. School Nurses werden für das US-amerikanische Impfwesen, vor allem für den massiven Anstieg von Schüler*innen der Babyboomer-Generation, eine tragende Säule. Als typische Impfungen wurden Polio-, MMR- (Mumps-Masern-Röteln) und DTP-Impfungen (Diphterie-Tetanus-Pertussis) durch School Nurses durchgeführt. Auch die Tuberkulose stellt eine ernstzunehmende Bedrohung dar. Hier wurde aber von der Schutzimpfung abgesehen und zu einem flächendeckenden Screening übergegangen, das von School Nurses durchgeführt wurde. Neben der Planung und Durchführung der Impfprogramme arbeiten School Nurses eng mit den Gesundheitsämtern zusammen und sind ihnen zur Berichterstattung verpflichtet. Außerdem wird im Zuge der standardisierten Impfprogramme auch der Gesundheitszustand standardisiert erhoben und den zuständigen Gesundheitsämtern übermittelt. Das Kompetenz- und Befugnisprofil von School Nurses innerhalb dieser Tätigkeiten variierte aber aufgrund von Unterschieden zwischen den einzelnen US-amerikanischen Bundesstaaten teilweise stark (Cutler & Miller, 2005; Houlahan & Deveneau, 2021).

Daneben tragen School Nurses maßgeblich zur Enttabuisierung von Themen wie reproduktiver Gesundheit, Sexualaufklärung und Menstruationsgesundheit bei, indem sie systematisch Gesundheitsaufklärung durchführen. Damit haben sie ein gesellschaftlich höchst relevantes Tätigkeitsfeld und bildeten somit einen Unterpfad für den wirtschaftlichen und ideologischen Erfolg der Vereinigten Staaten von Amerika im 20. Jahrhundert. School Nurses nehmen neben Lehrer*innen und Sozialarbeiter*innen auch als Garant*innen in der Kinder- und Jugendwohlfahrt vor Ort in den Bildungseinrichtungen eine wichtige Rolle ein (Bergen et al., 2024; Houlahan & Deveneau, 2021).

Unterstützt werden sie hier durch gesetzliche Rahmenbedingungen wie den *Education for All Handicapped Children Act* aus dem Jahr 1975. Eine Weiterentwicklung dieses Gesetzes erfolgte später mit dem *Individuals with Disabilities Education Act*. School Nurses erhielten somit eine dezidierte gesetzliche Verankerung mit dem Ziel, zur Inklusion von marginalisierten Bevölkerungsgruppen beizutragen (Houlahan & Deveneau, 2021).

Etappe der späten 1970er- bis in die 1990er-Jahre mit einer zunehmenden Differenzierung von Versorgungsbedarfen und -angeboten:
Diese Epoche setzt wie in der Vorepoche mit bedeutenden gesellschaftlichen, politischen und gesundheitlichen Veränderungen fort, die bis heute prägend wirken. In den 1980er-Jahren verschärfte sich die soziale Ungleichheit durch wirtschaftlichen Neoliberalismus während der Präsidentschaft von Ronald Reagan. Zudem

gefährdeten die zunehmende Verbreitung und der Konsum von Drogen sowie die aufkommende HIV/AIDS-Pandemie die Gesellschaft. Das aufkommende Internet, reizüberflutende Medien, Schulgewalt und Mobbing rücken als ernstzunehmende Gefährdung der psychischen Gesundheit immer weiter in den Vordergrund. Vor allem der Amoklauf an der Columbine High School im Jahr 1999 verstärkte das Bewusstsein für die Sicherheit an Schulen und die psychischen Probleme der Schüler*innen (Adams, 2008).

Der Film *The Breakfast Club* aus dem Jahr 1985 stellt einen repräsentativen Kultklassiker dieser Zeit dar. Der Film zeigt die Herausforderungen von Jugendlichen in dieser Zeit auf. Neben Gruppenzwang, Vorurteilen und familiären Problemen wird auch die Suche nach Identität thematisiert. Vor allem die zunehmende Individualisierung und die Wichtigkeit der gelungenen Selbstinszenierung sind leitend in der Reagan-Ära und wirken bis heute stark nach (Nelson, 2019).

Im Film müssen fünf Schüler*innen nachsitzen. Alle Schüler*innen repräsentieren dabei unterschiedliche und sehr heterogene Typen, was gleichzeitig auch die soziale Hierarchie der Schule abbildet. Es gibt ein beliebtes und wohlhabendes Mädchen (Claire Standish), einen erfolgreichen Sportler (Andrew Clark), der unter Druck steht, Erwartungen zu erfüllen. Einen Nerd (Brain Johnson), der akademisch gesehen sehr begabt ist, aber ein schwaches soziales Netzwerk aufweist. Außerdem wird eine Außenseiterin (Allison Reynolds) durch Introvertiertheit, künstlerische Begabung und Exzentrik skizziert. Zudem wird ein aufsässiger Schüler (John Bender) porträtiert, der aus zerrütteten Familienverhältnissen stammt. Der Film kritisiert das US-amerikanische Bildungssystem subtil, aber sehr deutlich. Das durch den stellvertretenden Direktor Richard Vernon ausgesprochene Nachsitzen als Kollektivstrafe versinnbildlicht die autoritäre, repressive und gleichgültige Haltung des Bildungssystems dieser Zeit, womit es verabsäumt wird, die Bedürfnisse der Schüler*innen individuell zu adressieren. Neben den sozialen Themen zeigt der Film erfolgreich auf, mit welchen psychischen Problemen und emotionalen Belastungen die Schüler*innen dieser Zeit zu kämpfen hatten. So setzt sich der Nerd Brain Johnson unter enormen Leistungsdruck und verbalisiert lebensüberdrüssige bis suizidale Gedanken. Die männlichen und weiblichen Rollenideale der Zeit werden durch die „Prinzessin" Claire Standish und den Athleten Andrew Clark repräsentiert. Sie werden durch Vorurteile auf diese Rollenideale reduziert und stehen gleichzeitig unter enormem Druck durch die hohen sozialen Erwartungen, um ihrer Rolle zu genügen. Die Exzentrikerin Allison Reynolds läuft Gefahr, aufgrund ihrer Andersartigkeit ausgeschlossen oder gar durch Mobbing entwertet zu werden. Der Protagonist John Bender macht im häuslichen Umfeld Misshandlungs- und Vernachlässigungserfahrungen, ohne dass die Schule gegenregulierend eingreift, sie bestraft nur sein nicht angepasstes Verhalten (Nelson, 2019).

Diese im Film behandelten Themen- und Problembereiche sind eng mit dem Aufgaben- und Tätigkeitsfeld von School Nurses verknüpft. School Nurses tragen maßgeblich zur Erhaltung oder Wiederherstellung von körperlicher, emotionaler wie auch sozialer Gesundheit bei. Im Zusammenhang mit der im Film kritisierten psychischen Gesundheit oder den emotionalen Belastungen haben School Nurses eine Schlüsselrolle in der Früherkennung und Prävention. Zudem weisen sie eine Gatekeeper-Funktion auf, was das Erkennen und die Weitervermittlung bei potenziell manifesten psychiatrischen Erkrankungen angeht. Die im Film thematisierte soziale Ausgrenzung und das potenzielle Mobbing können durch School Nurses mit Maßnahmen zur Aufklärung und Sensibilisierung reguliert werden. Die Jugendlichen unterstützen sich dabei durch die Gespräche gegenseitig als Peers, was School Nurses als Resilienzfaktor ebenso fördern können. Als weitere wichtige Maßnahme ist die Schaffung eines sicheren Raums anzuführen, damit Schüler*innen abseits der repräsentierten Autorität der Schule ihre Probleme wertfrei ansprechen können. Gerade die familiären Probleme des Schülers Bender werden durch das autoritäre Schulsystem potenzierend verstärkt, was erklärend für sein delinquentes und asoziales Verhalten ist. Eine School Nurse kann hier als neutrale Vermittlungs- und Entlastungsinstanz wirken und damit einen frühzeitigen Schulabbruch verhindern.

Im übertragenen Sinn finden im Film *The Breakfast Club* auch die großen gesellschaftlichen Herausforderungen der 1980er-Jahre in Form von HIV/AIDS-Krise und der Drogenproblematik Abbildung. Die daraus erwachsenen gesellschaftlichen Folgen, mit denen auch Schüler*innen konfrontiert waren, sind soziale Isolation, Stigmatisierung und die Notwendigkeit von Unterstützung. Durch Aufklärung und systematische Präventionsstrategien, psychoemotionale Unterstützung und die Förderung von Solidarität und Empathie haben School Nurses einen grundlegenden Beitrag dazu geleistet, dass mit diesen Herausforderungen besser umgegangen werden konnte.

Etappe des modernen Tätigkeitsprofils von School Nurses ab den 2000er-Jahren: Als prägende politische und gesellschaftliche Ereignisse zählen die Terroranschläge vom 11. September 2001, die Naturkatastrophe des Hurrikan Katrina im Jahr 2005 oder die Wahl von Barack Obama zum ersten afroamerikanischen Präsidenten der Vereinigten Staaten von Amerika und die Einführung des *Affordable Care Act* (umgangssprachlich *Obamacare*). Weitere wichtige Bewegungen sind die *Black-Lives-Matter*-Bewegung ab 2013, die auf systematischen Rassismus und ethnische Ausgrenzung hinwies, wie auch die *#MeToo*-Bewegung ab 2017, die sensibilisierend auf Themen wie sexuelle Belästigung, sexuelle Gewalt, Machtmissbrauch und Nötigung, vor allem von Frauen, fokussierte. Weitere gesundheitsrelevante Ereignisse werden durch die Covid-19-Pandemie und ihre Folgen repräsentiert, wie auch die Opioid-Krise, die zu Hunderttausenden Todesfällen durch Überdosierungen führte und für ganze Gesellschaftsschichten nach wie vor eine existenzielle Bedrohung darstellt. Zudem zeichnet sich ein Aufstieg der Big-Tech-Unternehmen wie Google, Apple, Facebook (Meta), Amazon oder Microsoft ab, mit einer weitreichenden Transformation von Kommunikation, Handel und Unterhaltung (Gamerith & Gerhard, 2017; Paulus, 2019).

In diesem digitalen Zeitalter transformiert sich das Internet durch die Big-Tech-Unternehmen vom bloßen technologischen Werkzeug zu einem kulturellen und sozialen Gut, das das Leben aller nachhaltig prägt. Damit einher gehen reizüberflutende (soziale) Medien, Desinformation, Schulgewalt und (Cyber-)Mobbing, was zur Folge hat, dass die psychische Gesundheit immer weiter ernst gefährdet wird. Vor allem der Amoklauf an der Columbine High School im Jahr 1999 verstärkte das Bewusstsein für die Sicherheit an Schulen und die psychischen Probleme der Schüler*innen (Paulus, 2019). Die Netflix-Serie *13 Reasons Why* thematisiert basierend auf dem gleichnamigen Roman von Jay Asher viele psychische Tabu-Themen, mit denen Jugendliche heutzutage zu kämpfen haben. Die Serie erzählt die Geschichte von Hannah Baker, einer Schülerin, die Suizid begeht und die Gründe dafür auf 13 Audiokassetten dokumentiert. Jede Kassette ist einer Person oder einem Ereignis gewidmet, die oder das zu ihrer Entscheidung beigetragen hat. Damit tyrannisiert sie posthum ihre Mitschüler*innen. Die Serie löste eine breite gesellschaftliche Debatte darüber aus, wie Schulen, Familien und die Gesellschaft mit psychischen Gesundheitsproblemen und sozialen Herausforderungen von Jugendlichen umgehen sollen. Die behandelten Themen sind:

- psychische Gesundheit (wie zum Beispiel durch die Depression und Suizidgedanken in der Serie repräsentiert),
- Mobbing und soziale Isolation,
- Cybermobbing,
- sexuelle Gewalt, sexueller Missbrauch und seine Folgen,
- Substanzmittelmissbrauch,
- familiäre Probleme und Deprivation (Quinn & Ford, 2018; Scalvini, 2020).

Diese dargestellten Themenbereiche spiegeln auf eindrucksvolle Art und Weise die realen Probleme von US-amerikanischen Jugendlichen und wirken wie ein Brennglas auf die wachsenden Spannungsbereiche. Die Serie verdeutlicht die Notwendigkeit, dass Schulen nicht nur ein Ort des Lernens sein müssen, sondern auch ein sicherer Raum für die emotionale und psychische Gesundheit von Heranwachsenden. School Nurses haben hier eine wichtige Aufgabe. Unter Rückbezug auf die Serie *13 Reasons Why* lässt sich der erweiterte Tätigkeitsbereich von US-amerikanischen School Nurses ableiten:

Zunächst wären hier (1) die Aufklärungsarbeit und Prävention anzuführen, um die psychische Gesundheit zu fördern. Durch Workshops mit Themen wie Stressbewältigung, Resilienzförderung, Selbstachtung und Selbstfürsorge kann hier gezielt gefördert werden. Für Suizidgedanken und psychische Erkrankungen kann durch durchdachte Aufklärungskampagnen sensibilisiert werden, was zur Enttabuisierung beiträgt. Weitere Aufklärungsarbeit bezieht sich auf Aspekte von Mobbing, Cybermobbing und die gegenseitige soziale Verantwortung, die auch Jugendliche haben. Der achtsame Umgang mit sozialen Medien und digitaler Kommunikation sollte gemeinsam und auf systematische Art und Weise mit dem Lehrkörper gefördert werden. Zu einem weiteren Aufklärungsbereich zählt für School Nurses die Sexualaufklärung bzw. Sexualerziehung. Neben den klassischen Themenbereichen wie sexuelle Gesundheit, Safer Sex und Vermeidung von ungewollter Schwangerschaft sind Themenbereiche wie gegenseitiger Respekt und Einvernehmlichkeit anzuführen. Als weiterer Tätigkeitsbereich wäre (2) die Früherkennung und Intervention anzuführen. Hier sind School Nurses dazu angehalten, Warnsignale früh zu erkennen und durch gezielte Beobachtungen die möglichen Verhaltensänderungen wie sozialer Rückzug, plötzliche Leistungsabfälle, Schlafprobleme oder körperliche Symptome durch Somatisierungen zu erkennen. Das setzt aber die nahtlose Zusammenarbeit mit anderen Berufsgruppen wie Lehrer*innen, Schulärzt*innen, Schulsozialarbeit oder Schulpsychologie wie auch eine stabile Beziehungsarbeit und regelmäßige Screenings voraus. Aus dieser Früherkennung können gegenregulierende Interventionen im Rahmen einer Krisenintervention abgeleitet werden bzw. eine gezielte Weitervermittlung an andere Professionist*innen, wenn notwendig. Der nächste Tätigkeitsbereich (3) bezieht sich auf die interprofessionelle Zusammenarbeit und Vernetzung. Gerade die wachsende Herausforderung durch das vermehrte Auftreten von chronischen Erkrankungen und deren zunehmende Komplexität erfordert ein gelingendes Schnittstellenmanagement. Hier zählt die schulinterne Zusammenarbeit mit pädagogischen wie auch gesundheitsbezogenen Professionist*innen. Aber auch externe Versorgungsangebote müssen durch die School Nurses für eine umfassende Gesundheitsversorgung im Sinne der Kinder und Jugendlichen optimiert werden. Das soll einerseits die Versorgungsqualität sicherstellen und andererseits Ressourcen in der Gesundheitsversorgung schonen. Abschließend gilt es für School Nurses, eine (4) inklusive Lebenswelt Schule zu fördern. Hier werden Empathie und Gemeinschaftssinn gestärkt. Auch der Peer-Support kann durch School Nurses gezielt gefördert werden, um Jugendliche auch für ihre soziale Verantwortung zu sensibilisieren und sie auf ein Leben in einer achtsamen und nachhaltigen Gesellschaft vorzubereiten.

2.3.2 Zukünftige Berufsfeldentwicklung in Österreich und Tätigkeitsprofil

Die Entwicklung des Berufsfeldes in den Vereinigten Staaten von Amerika über die letzten 125 Jahre bietet wertvolle und wichtige Einblicke für die zukünftige Gestaltung dieses Tätigkeitsfeldes in Österreich. Während sich das Berufsfeld in den US-amerikanischen Bundesstaaten im Laufe der Jahrzehnte kontinuierlich weiterentwickelt hat, spiegelt es auch die gesellschaftlichen, gesundheitlichen und sozialen Herausforderungen wider, die auch für Österreich relevant werden. Eine gesetzlich verankerte Integration der Schulgesundheitspflege im österreichischen Schul- und Bildungssystem könnte daher langfristig nicht nur die Gesundheit von Schüler*innen fördern, sondern auch soziale Ungleichheiten abbauen, zur Inklusion beitragen und das Bildungssystem und damit auch die Gesellschaft selbst stärken.

Ähnlich wie in New York etablierte sich die Schulgesundheitspflege in Österreich im Zuge eines Pilotprojektes. Das Projekt School Nurse der Stadt Wien wurde in den Regelbetrieb überführt, mit 40 weiteren School Nurses an 27 Schulstandorten der Stadt Wien (Presse-Service der Stadt Wien, 2025).

Zu Beginn des 20. Jahrhunderts wurde der Fokus vor allem auf die Prävention und Behandlung von Infektionskrankheiten wie Tuberkulose und die Verbesserung der allgemeinen Hygiene an Schulen gelegt. Hier zeigen sich erstaunliche Parallelen zu heutigen Versorgungsbedarfen. Durch fehlende Impfbereitschaft treten Infektionskrankheiten heute wieder verstärkt auf. Aufgrund dessen haben Schulgesundheitspflegepersonen besondere Bedeutung in der Prävention von Infektionskrankheiten und stellen die kontrollierte Umsetzung von Hygienemaßnahmen sicher. Eine dahingehende Notwendigkeit hat hier vor allem die Covid-19-Pandemie aufgedeckt. Aber auch die rückläufige Impfbereitschaft der Bevölkerung macht es notwendig, dass Schulgesundheitspflegepersonen Hygienekonzepte zusammen mit Public-Health-Instanzen entwickeln und vor Ort an den Schulen umsetzen. Aber auch im Zuge der österreichischen Impfstrategie und der dahingehenden Aufklärung könnten Schulgesundheitspflegepersonen eine entscheidende und tragende Rolle spielen.

Ab den 1950er-Jahren bis heute verlagerte sich der Betreuungsfokus von US-amerikanischen School Nurses vor allem auf die Pflege von Kindern und Jugendlichen mit chronischen Krankheiten mit komplexen Betreuungsbedarfen sowie auf die Förderung der psychischen Gesundheit. Mit der steigenden Anzahl von Kindern, die an Erkrankungen wie Asthma bronchiale, Diabetes mellitus oder Allergien leiden, wurden School Nurses zu einer unverzichtbaren Stütze der US-amerikanischen Gesundheitsversorgung und fördern die individuelle Gesundheitsversorgung auf flächendeckende Art und Weise, was besonders für sozial benachteiligte Bevölkerungsgruppen von Bedeutung ist. Auch in Österreich nehmen chronische Erkrankungen bei Kindern und Jugendlichen zu, was eine personzentrierte Betreuung durch speziell geschulte Fachpersonen vor Ort notwendig macht. Schulgesundheitspflegepersonen könnten hier individuelle Gesundheitspläne entwickeln und auf individualisierter wie auch bevölkerungsorientierter Ansatzebene Bedürfnis- und Bedarfsbereiche von Kindern und Jugendlichen erheben und adressieren.

Ein weiterer Wendepunkt in den Vereinigten Staaten von Amerika war das verstärkte Auftreten psychischer Erkrankungen unter Kindern und Jugendlichen ab den 2000er-Jahren. Zu diesen zählten neben Depressionen und Angststörungen auch Suizidgedanken. School Nurses entwickelten sich zu einer wichtigen ersten Anlaufstelle für Kinder und Jugendliche und trugen somit auch zur Entstigmatisierung dieser Erkrankungen bei. Auch in Österreich gibt es ähnliche, wenn nicht identische Entwicklungen, womit die Förderung psychischer Gesundheit und die Prävention psychiatrischer Erkrankungen entscheidende Bedeutung erlangt haben. Die Schulgesundheitspflege könnte präventive Programme und Sensibilisierungskampagnen zu den Themen Selbstfürsorge, Achtsamkeit und psychische Gesundheit umsetzen. Besonders wichtig ist hier aber das gelingende Schnittstellenmanagement zu Lehrer*innen, Familien und anderen Gesundheitsprofessionist*innen, um bedarfsgerechte Versorgungsangebote umzusetzen.

Im Zusammenhang mit der psychischen Gesundheit gilt es sowohl für die Vereinigten Staaten von Amerika wie auch für Österreich anzuführen, dass durch technologische Entwicklungen, omnipräsentes Internet und soziale Medien besondere Herausforderungen entstanden sind, die durch die Schulgesundheitspflege gelingend und niederschwellig gegenreguliert werden könnten. Zu den Themenbereichen zählen hierbei Cybermobbing, soziale Isolation und die Auswirkungen von andauernder digitaler Reizüberflutung. Als Maßnahmen sind dabei Aufklärungs- und Sensibilisierungskampagnen anzuführen, um digitale Resilienz und Medienkompetenz unter Kindern und Jugendlichen wie auch deren An- und Zugehörigen zu fördern. Vor allem sind hier auch Anwendungen der künstlichen Intelligenz anzuführen, die besonderer Berücksichtigung bedürfen. Im Besonderen auch, wie diese zur Förderung der Gesundheitskompetenz eingesetzt werden kann.

2.4 Zusammenfassung

Das Gesundheits- und Krankenpflegegesetz weist die Schulgesundheitspflege in § 12 Abs. 5 als dezidiertes Tätigkeitsfeld aus. Eine entsprechende Verankerung im Schulunterrichtsgesetz fehlt jedoch noch. Das *Nursing Practice Framework™* der *National Association of School Nurses* (2022) könnte als Rahmenmodell genutzt werden, um das tätigkeitsbezogene Aufgabenfeld für Schulgesundheitspflegepersonen in Österreich weiter auszudifferenzieren.

Neben den rechtlichen Rahmenbedingungen gilt es auch, das Tätigkeitsfeld mit einem professionsbezogenen Profil auszustatten, um die dort tätigen Pflegepersonen mit einer spezifischen professionellen Identität auszustatten. Das ist jedoch ein längerer Entwicklungs- und Reifungsprozess.

Für diesen Prozess kann auf die Erfahrungen von US-amerikanischen School Nurses zurückgegriffen werden, da die dort tätigen Pflegepersonen eine Schlüsselrolle in der US-amerikanischen Gesundheitsversorgung einnehmen. Sie können als Vorbildfunktion dienen, um durch Schulgesundheitspflegepersonen die gesundheitliche Chancengleichheit und Bildungspartizipation für österreichische Kinder und Jugendliche zu fördern.

2.5 Literaturverzeichnis

Adams, W. P. (2008). *Die USA im 20. Jahrhundert* (2. Auflage). Oldenbourg.

Apple, R. D. (2017). School health is community health: School nursing in the early twentieth century in the USA. *History of education review, 46*(2), 136–149.

Arnold, R. (1983). *Pädagogische Professionalisierung betrieblicher Bildungsarbeit: explorative Studie zur Ermittlung weiterbildungsrelevanter Deutungsmuster des betrieblichen Bildungspersonals*. Peter Lang.

Bergen, S., Maughan, E. D., Johnson, K. E., Cogan, R., Secor, M., & Sommer, M. (2024). The History of US Menstrual Health, School Nurses, and the Future of Menstrual Health Equity. *American Journal of Public Health, 114*(9), 903–908. https://doi.org/10.2105/AJPH.2024.307705

Cutler, D., & Miller, G. (2005). The Role of Public Health Improvements in Health Advances: The Twentieth-Century United States. *Demography, 42*(1), 1–22. https://doi.org/10.1353/dem.2005.0002

Duffett, M. (2018). *Counting down Elvis: His 100 finest songs*. Rowman & Littlefield.

Faulstich, W. (2005). *Filmgeschichte*. UTB.

Gamerith, W., & Gerhard, U. (2017). *Kulturgeographie der USA: Eine Nation begreifen*. Springer.

Gerlach, A. (2013). *Professionelle Identität in der Pflege: Akademisch Qualifizierte zwischen Tradition und Innovation*. Mabuse.

Houlahan, B., & Deveneau, L. (2021). The Promotion of Early School Nurses in Virginia: Learning From Our History (1900 to Present) to Build a New Future. *The Journal of School Nursing, 37*(3), 166–175. https://doi.org/10.1177/1059840519850877

Klenk, K. (2022). Gesetzlicher Rahmen Schulgesundheit Stadt Wien – Gesundheitsdienst.

Klenk, K. (2025). School Nurses: Wo steht Österreich? *Die Schwester | Der Pfleger, 57*(8), 26–28.

Köllner, H. P. (2023). Schulgesundheitspflege – School Health Nursing: Der Professionsgrad eines neuen in Entstehung befindlichen Betätigungsfeldes. *Österreichische Pflegezeitschrfit, 76*(3), 12–15.

Loschiavo, J. (2019). *Fast Facts for the School Nurse: What You Need to Know*. Springer.

National Association of School Nurses. (2022). *School Nursing: Scope and Standards of Practice* (4. Auflage). National Association of School Nurses (NASN).

Nelson, E. H. (2019). *The Breakfast Club: John Hughes, Hollywood, and the golden age of the teen film*. Routledge.

Paulus, C. (2019). *Gewalt, Amok und Medien: erkennen – vorbeugen – handeln*. W. Kohlhammer.

Pollitt, P. (1994). Lina Rogers Struthers: The First School Nurse. *Journal of School Nursing, 10*(1), 34–36.

Presse-Service der Stadt Wien. (2025). *Stadt Wien weitet das Projekt School Nurses bis zum Schulstart 2025/26 aus*. https://presse.wien.gv.at/presse/2025/02/24/stadt-wien-weitet-das-projekt-school-nurses-bis-zum-schulstart-2025-26-aus

Quinn, S. M., & Ford, C. A. (2018). Why We Should Worry About "13 Reasons Why". *Journal of Adolescent Health, 63*(6), 663–664. https://doi.org/10.1016/j.jadohealth.2018.09.009

Scalvini, M. (2020). 13 Reasons Why: can a TV show about suicide be 'dangerous'? What are the moral obligations of a producer? *Media, culture & society, 42*(7-8), 1564–1574. https://doi.org/10.1177/0163443720932502

Tanner, A., Griffin, R., Stanislo, K. J., Hinkley, T., Walsh, C. A., Clark, E., Graf, K., La Point, R., & D'Souza-Vazirani, D. (2024, May). A Contemporary Framework Update for Today's School Nursing Landscape: Introducing the School Nursing Practice Framework™. *NASN School Nurse, 39*(3), 140–147.

3 Entwicklungspsychologische Grundlagen

Grundlegend für den Pflegeberuf sind Beobachtung und darauf aufbauende Einschätzung. Im Setting von Schule und Kindergarten ist hier im Besonderen auf das gezielte Beobachten auf Verhalten und Verhaltenspotenziale hinzuweisen. Schulgesundheitspflegepersonen haben hier den Auftrag, mögliches dysfunktionales Verhalten frühzeitig zu erkennen, um die Kinder und Jugendlichen im Sinne einer Gatekeeper-Funktion frühzeitig an entsprechende Expert*innen zu verweisen. Zudem müssen Schulgesundheitspflegepersonen einer Beratungs- und Informationsfunktion für Eltern oder das pädagogische Team nachkommen.

Das folgende Kapitel soll diesen Umstand adressieren, indem wichtige entwicklungspsychologische Hintergründe aufgezeigt werden, um das Einschätzen von kindlichem bzw. jugendlichem Verhalten möglich zu machen. Das ist notwendig, damit die Schulgesundheitspflegepersonen einer Gatekeeper-Funktion nachkommen können und die gezielte Weitervermittlung von potenziell auffälligem Verhalten an Expert*innen möglich gemacht wird.

Für diese Zwecke wird auf die theoretischen Vorstellungen zur psychosozialen Entwicklung des Menschen in Anlehnung an Erik Erikson (1973) zurückgegriffen. Um den kindlichen Denkprozess besser zu verstehen und eine alters- und entwicklungsadäquate Gesundheitsaufklärung durch Schulgesundheitspflegepersonen möglich zu machen, gilt es anschließend die theoretischen Vorstellungen nach Jean Piaget (2010) abzubilden und Implikationen für das Tätigkeitsfeld im Setting von Schule und Kindergarten abzuleiten.

Damit Schulgesundheitspflegepersonen ihrer gesundheitsedukativen Tätigkeit nachkommen können, gilt es, den kindlichen Kompetenzerwerb nach den Vorstellungen von Lev Wygotski (1964) zu skizzieren, um dahingehende Maßnahmen durch die Schulgesundheitspflegepersonen besser plan-, umsetz- und evaluierbar zu machen.

Lernergebnisse nach Durcharbeiten dieses Kapitels:

- Die Leser*innen kennen verschiedene entwicklungspsychologische Theorien, die kindliche Entwicklungsprozesse und Verhaltenspotenziale erklärend abbilden.
- Die Leser*innen nutzen entwicklungspsychologische Theorien in der Einschätzung von kindlichen Verhaltenspotenzialen und werden dadurch befähigt, funktionales von dysfunktionalem Verhaltenspotenzial zu unterscheiden.

- Die Leser*innen verstehen kindliche Entwicklungsprozesse und passen darauf basierend ihre beraterischen und gesundheitsedukativen Maßnahmen dem Alters- und Entwicklungsstand von Kindern und Jugendlichen im Setting von Schule und Kindergarten an.

3.1 Psychosoziale Entwicklung nach Erikson

Die psychosoziale Entwicklungstheorie nach Erikson (1973) trägt zum besseren Verständnis der menschlichen Entwicklung über die gesamte Lebensspanne hinweg bei. Im Mittelpunkt steht die Annahme, dass Menschen in verschiedenen Lebensphasen jeweils bestimmte psychosoziale Krisen und Herausforderungen bewältigen müssen, die das soziale Verhalten und die Persönlichkeitsentwicklung maßgeblich beeinflussen.

Erikson (1973) unterteilt die Entwicklung in acht aufeinanderfolgende Stufen, von der frühen Kindheit bis ins hohe Alter. Jede dieser Stufen ist durch eine zentrale Konfliktsituation gekennzeichnet, zu deren erfolgreicher Bewältigung der Mensch aufgerufen ist. Der Konflikt entsteht durch ein Spannungsfeld zwischen den Bedürfnissen und den Wünschen des Kindes und seiner personalen (und gegenständlichen) Umwelt. Zwar ist diese Bewältigung für den Aufstieg in die nächste Stufe nicht zwingend notwendig, aber sehr hilfreich für die weitere Entwicklung. Eine ausreichende Bearbeitung ist aber notwendig, um die Konflikte und Herausforderungen der nächsthöheren Stufe zu bewältigen. Manche Konflikte können auch ein Leben lang bestehen bleiben. Besondere Bedeutung haben in der Theorie die soziale Umwelt wie Eltern, Gleichaltrige, Lehrpersonen und weitere Bezugspersonen wie eben die Schulgesundheitspflege. Diese Protagonist*innen zeigen den Kindern und Jugendlichen auf, wie auf Krisen und Herausforderungen des Lebens reagiert werden kann. Sie tragen somit zum lebenslangen Lernen bei.

Die folgende Abbildung 4 soll diese Entwicklungsstufen zum besseren Verständnis veranschaulichen, bevor im weiteren Verlauf alle einzelnen Stufen vorgestellt werden.

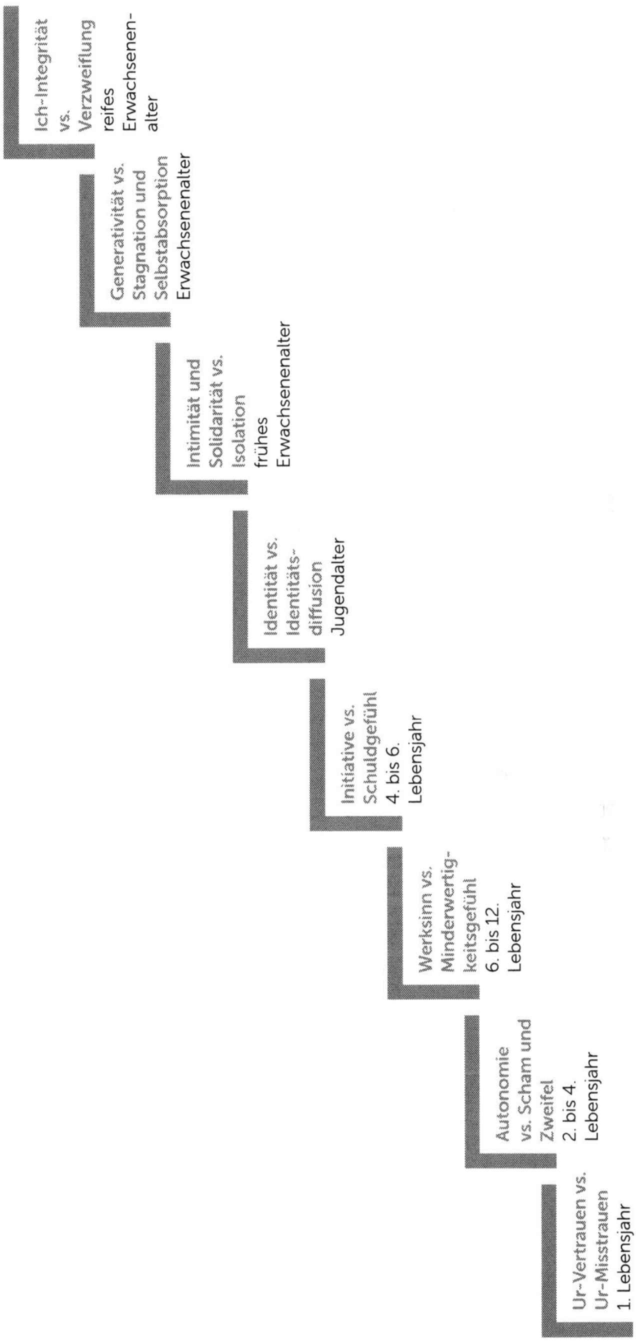

Abbildung 4: Psychosoziale Entwicklung nach Erikson (1973), eigene Darstellung

Stufe 1: Ur-Vertrauen versus Ur-Misstrauen (im 1. Lebensjahr)

Erikson (1973, S. 62) bezeichnet es als ein „Gefühl des Sich-Verlassen-Dürfens". Eine verlässliche Bezugsperson ist hierfür zwingend notwendig. Bindung an diese Bezugsperson wird ausgebildet. Es entsteht ein Gefühl des Sich-verlassen-Könnens, dass Grundbedürfnisse wie beispielsweise Nahrungsaufnahme oder körperliche Nähe adressiert werden.

Stufe 2: Autonomie versus Scham und Zweifel (etwa 2. bis 4. Lebensjahr)

Für Erikson wird in dieser Lebensphase das Verhältnis eines Menschen zwischen Liebe und Hass, Bereitwilligkeit und Trotz sowie der Selbstäußerung und Gedrücktheit festgelegt. Eine zunehmende Autonomieentwicklung des Kindes soll auch zu einer Form des positiven Selbstkonzeptes führen und den Identitätsbildungsprozess vorantreiben.

Stufe 3: Initiative versus Schuldgefühl (etwa 4. bis 6. Lebensjahr)

Die symbiotische Beziehung zur Hauptbezugsperson öffnet sich auch zu anderen Personen. Kinder entwickeln eine Form von Eigeninitiative, indem sie beginnen eigene Ziele zu verfolgen, Neues auszuprobieren und Verantwortung zu übernehmen. Gelingt das, so entwickelt sich eine erste Form von Selbstvertrauen und die Überzeugung von der eigenen Tatkraft. Werden ihre Handlungen aber stark kritisiert oder unverhältnismäßig bestraft, können Gefühle der Schuld oder Unsicherheit entwickelt werden, die in weiterer Folge die Fähigkeit zur Eigenmotivation beeinträchtigen.

Stufe 4: Werksinn versus Minderwertigkeitsgefühl (6. Lebensjahr bis in die frühe Pubertät)

In dieser Lebensphase liegt der priorisierte Fokus auf Leistung und Kompetenz. Kinder wollen ihre Fähigkeiten weiterentwickeln, Aufgaben meistern und Anerkennung für ihre Leistungen erhalten. Gelingt das, so entwickeln sie Gefühle des Kompetentseins oder Produktivseins. Werden Kinder jedoch wiederholt mit Misserfolg und Kritik konfrontiert, kann sich ein Gefühl des Ungenügendseins bzw. der Minderwertigkeit ausprägen, das ihr Selbstwertgefühl beeinträchtigt.

Stufe 5: Identität versus Identitätsdiffusion (Jugendalter)

Jugendliche suchen nach ihrer eigenen Identität und experimentieren mit verschiedenen Rollen, Werten und Lebensstilen, um herauszufinden, wer sie sind. Das Ziel ist die Entwicklung eines stabilen Selbstbildes und eines klaren Bewusstseins für die eigenen Werte, Normen und Ziele im Leben. Gelingt das nicht, so stellt sich eine Identitätsdiffusion ein, die einem Zustand von Unsicherheit, Perspektiv- und Ziellosigkeit gleichkommt. Freunde, soziale Gruppe in Form von Peers und die Abgrenzung von den Eltern spielen eine zentrale Rolle in diesem Prozess. Ein erfolgreiches Bewältigen dieser Krise führt zu einem starken und stabilisierenden Identitätsgefühl und einem sicheren Platz in der Gesellschaft.

Stufe 6: Intimität und Solidarität versus Isolation (frühes Erwachsenenalter)
Der Fokus dieser Lebensphase besteht darin, eine intime und liebevolle Beziehung zu einem anderen Menschen aufzubauen, während gleichzeitig die eigene Identität gewahrt wird. Gelingt das, so entwickeln Menschen eine emotionale Nähe, gegenseitige Solidarität und die Fähigkeit, sich auf eine längerfristige Bindung einzulassen. Misslingt die Bewältigung der Krise in dieser Lebensphase, so kann es zu Isolation und Einsamkeit führen wie auch zur Unfähigkeit, sich auf intime Beziehungen einzulassen.

Stufe 7: Generativität versus Stagnation und Selbstabsorption (Erwachsenenalter)
In dieser Phase geht es darum, einen Beitrag zur nächsten Generation zu leisten, sei es durch die Erziehung von Kindern, berufliches Engagement oder gesellschaftliches Wirken. Menschen, die erfolgreich durch diese Phase gehen, erleben Sinnerleben und das Gefühl, etwas Wertvolles zu schaffen. Gelingt dies nicht, kann es zu Stagnation, Selbstbezogenheit und dem Gefühl der Sinnlosigkeit kommen. Generativität fördert persönliche Erfüllung und das Gefühl, Teil eines größeren Ganzen zu sein.

Stufe 8: Ich-Integrität versus Verzweiflung (reifes Erwachsenenalter)
In dieser abschließenden Phase reflektieren Menschen ihr Leben und bewerten, ob sie es als erfüllt und sinnvoll betrachten. Wer zufrieden auf sein Leben zurückblickt, entwickelt ein Gefühl der Integrität und Akzeptanz. Gelingt das nicht, können Reue, Verbitterung und Verzweiflung über verpasste Chancen entstehen.

In der folgenden Tabelle 1 gilt es, funktionale und dysfunktionale Verhaltensweisen abzubilden, die Kinder und Jugendliche in ihrer Entwicklung während des Kindergarten- bzw. Schulbesuchs durchlaufen:

Tabelle 1: Funktionales und dysfunktionales Verhalten in Entwicklungsstufen

Entwicklungsstufe	Funktionales Verhalten	Dysfunktionales Verhalten
Kindergartenalter (ca. 3.–6. Lebensjahr), Stufe 3: Initiative versus Schuldgefühl	- Ausgeprägter Entdeckungsdrang - Spielen in Gruppen – Freundschaften/Sympathien können entstehen - Zeigen Eigeninitiative - Fantasie und Kreativität mit dem Erfinden von Geschichten - Bewegungsfreude - Gefühle können ausgedrückt werden	- Starker Rückzug, soziale Isolation - Übermäßige Ängstlichkeit - Geringe oder fehlende Eigeninitiative - Aggressives bis destruktives Verhalten - Teilnahmslosigkeit im kindlichen Spiel - Somatisierende Beschwerden (häufige Bauchschmerzen)

Entwicklungsstufe	Funktionales Verhalten	Dysfunktionales Verhalten
Primär- und frühe Sekundarschulstufe (ca. 6.–12. Lebensjahr), Stufe 4: Werksinn versus Minderwertigkeitssinn	- Interesse am Lernen - Freude an Erfolgen - Aufbau von stabilen Freundschaften - Spielen in Teams wird möglich - Gemeinsame Zielorientierung wird möglich - Übernahme altersgerechter Verantwortung - Erste soziale Verantwortungsmuster werden entwickelt	- Sozialer Rückzug - Leistungsängste - Leistungsabfall - Selbstabwertung und geringer Selbstwert - Aggressives Verhalten - Übertriebener Perfektionismus - Selbstzweifelnde Äußerungen - Gestörtes Nähe-/Distanzverhalten
Sekundarschulstufe (ca. 12.–18. Lebensjahr), Stufe 5: Identität versus Identitätsdiffusion	- Identitätssuche - Ausprobieren von Rollen - Stimmungsschwankungen - Ausrichtung im Verhalten an Peers - Autonomiebestrebung - Kritisches Hinterfragen	- Sozialer Rückzug - Depressive Stimmung - Selbstverletzendes Verhalten - Essstörungen - Suchtverhalten - Leistungsabfall - Leistungsängste - Schulabsentismus - Suizidgedanken und Suizidäußerungen - Verbale und/oder körperliche Aggression - Mobbing

Unter Rückgriff auf die Theorie von Erikson (1973) kann die Schulgesundheitspflegeperson gezielte Maßnahmen innerhalb ihres Kompetenzprofils ableiten, um ein gesundes soziales Verhalten von Kindern und Jugendlichen gezielt zu fördern. So unterstützen die professionell Pflegenden in der Stufe von Initiative versus Schuldgefühl durch das Anregen von kindlicher Eigeninitiative und das Aufzeigen von Möglichkeiten dabei, mit Aggression und Frustration umzugehen. Ebenso spenden Pflegepersonen Trost und fördern damit die Weiterentwicklung von Empathie. Im kindlichen Spiel können sie vermitteln, wie das Kind auf eine kindsgerechte Art und Weise Gefühle ausdrückt.

In der von Erikson (1973) beschriebenen Stufe des Werksinns versus Minderwertigkeitsgefühls legt die Schulgesundheitspflegeperson ihren Fokus darauf, Selbstvertrauen unter Schüler*innen zu stärken und das kollaborative Miteinander in Gruppen zu fördern. Beispielsweise können das gesundheitsbezogene Projekte sein, die Teamgeist, gegenseitige Achtsamkeit wie auch Selbstfürsorge steigern. Soziale Kompetenzen gilt es zu trainieren und Mobbing durch gezielte präventive Strategien bereits in diesem Alter vorzubeugen. Außerdem können Formate wie Freundschaftsworkshops dazu beitragen, dass gegenseitiges Verständnis und interkulturelles Zusammengehörigkeitsgefühl gefördert werden.

Bei der von Erikson (1973) definierten Stufe der Identität versus Identitätsdiffusion unterstützt die Schulgesundheitspflegeperson dabei, ein positives und akzeptierendes Selbstbild zu entwickeln, das den sozialen Herausforderungen wie Gruppendruck oder Ausgrenzung resilient entgegenstehen kann. In dieser Stufe werden neben Einzelberatungsgesprächen auch gesundheitsbezogene oder anlassbezogene Peer-Projekte als Mittel der Wahl eingesetzt. Die Schulgesundheitspflegeperson kann dabei auch einzelne Jugendliche durch gezielte edukative Maßnahmen bestärken, die dann wiederum das erworbene Wissen oder Kompetenzen an die Peergruppe weitergeben können. Die Schulgesundheitspflegeperson trägt dabei integral zu einem gesunden sozialen Klima im Setting Schule bei.

3.2 Kognitive Entwicklung nach Piaget

Die Theorie der kognitiven Entwicklung nach Jean Piaget (2010) beschreibt die intrapsychischen Prozesse, wie Kinder Schritt für Schritt ihre Denkstrukturen ausbilden und dabei befähigt werden, immer komplexere Formen des Verstehens und problemlösenden Denkens zu erlernen.

Piaget (2010) sieht die kognitive Entwicklung als einen aktiven Prozess, in dem Kinder durch den ständigen Austausch mit ihrer Umwelt Wissen selbst konstruieren. Das Kind bzw. der Mensch strebt nach einer Form des **Äquilibriums**, also einer Form des Ausgleichs, indem das Kind ein stabiles und ausgewogenes Verständnis seiner Umwelt, von bestehenden Erfahrungen in Form von Schemata und seiner selbst hat. Hierfür nutzt das Kind zwei Vorgänge:

1. **Assimilation**, wo das Kind neue Informationen oder Erfahrungen in bereits bestehende mentale Strukturen (Schemata) integriert. Es nimmt die Umwelt auf und interpretiert sie so, dass sie in das vorhandene Wissen passt, ohne die Schemata wesentlich zu verändern. Beispiel: Ein Kind sieht einen Hund und erkennt ihn als Tier, weil es bereits ein Schema für Tiere hat.
2. **Akkommodation**, wo das Kind bestehende Schemata anpasst oder neue Schemata bildet, um neue Informationen oder Erfahrungen zu integrieren, die nicht in das bisherige Wissen passen. Dies ist ein aktiver Prozess der Anpassung. Beispiel: Das Kind sieht eine Katze und erkennt, dass sie zwar Ähnlichkeiten mit einem Hund hat, aber eine andere Tierart repräsentiert, wodurch es sein Schema für Tierarten erweitert.

Stößt das Kind auf neue Erfahrungen oder Informationen, die sich nicht in die bestehenden Schemata einfügen lassen (also weder durch Assimilation noch durch

Akkommodation), entsteht ein Zustand der Verwirrung, empfundener Unzulänglichkeit und des inneren Konfliktes. Hier wir dann von **Desäquilibrium** (Ungleichgewicht) gesprochen.

Für Piaget ist der Wechsel zwischen Äquilibrium und Desäquilibrium der Motor der Entwicklung durch das ständige Streben nach Gleichgewicht bzw. die Auflösung von provozierten Zuständen des Ungleichgewichts, wodurch sich im Laufe der Zeit eine Form von Identität herausbildet. Durch die aktive Auseinandersetzung mit diesen Herausforderungen passt das Individuum seine Selbstwahrnehmung an, bis ein neues Äquilibrium erreicht worden ist. Es kann dann als eine stabileres, resilienteres und differenziertes Selbstbild verstanden werden, was vor allem für die Entwicklung einer gesundheitsbezogenen Identität von Wichtigkeit ist.

Beispielhaft kann das wie folgt in Erscheinung treten: Ein Jugendlicher, der sich mit einer neuen Peergruppe (z. B. durch einen Klassen- und Schulwechsel) oder gesellschaftlichen Erwartungen auseinandersetzen muss, könnte zunächst ein Disäquilibrium erleben, da die neuen Anforderungen nicht zu seinem bisherigen Selbstbild passen. Durch Reflexion und Anpassung seiner Identität (Akkommodation) kann er ein neues Äquilibrium (Gleichgewicht) finden und so seine kognitiven Prozesse wie auch seine Identität weiterentwickeln.

Piaget (2010) unterscheidet vier Hauptphasen, die aufeinanderfolgend durchlaufen werden müssen und durch charakteristische Denkprozesse geprägt sind. In seiner Auffassung sind Kinder keine „kleinen Erwachsenen", was ihr Denken anbelangt, sondern sie repräsentieren immer ein entwicklungsspezifisches Set an kognitiven Denkvorgängen und darauf aufbauenden Entwicklungsprozessen. Für Erwachsene ist es notwendig, diese Denkmuster zu reflektieren, um sich in Verhalten und Kommunikation den Entwicklungsbedarfen des Kindes anzupassen und dieses dabei im Prozess des Strebens nach dem Zustand des Äquilibriums zu fördern bzw. bei den Herausforderungen im Zuge des Disäquilibriums zu unterstütztEn. Die erste Phase ist die **sensomotorische Phase**. Dann folgt die **präoperationale Phase**, anschließend die **konkret-operationale Phase**. Abgeschlossen wird die kindliche Entwicklung mit der **formal-operationalen Phase** (Beilin, 1992).

Die folgende Abbildung 5 soll diese Entwicklungsphasen zum besseren Verständnis veranschaulichen, bevor im weiteren Verlauf alle einzelnen Phasen vorgestellt werden.

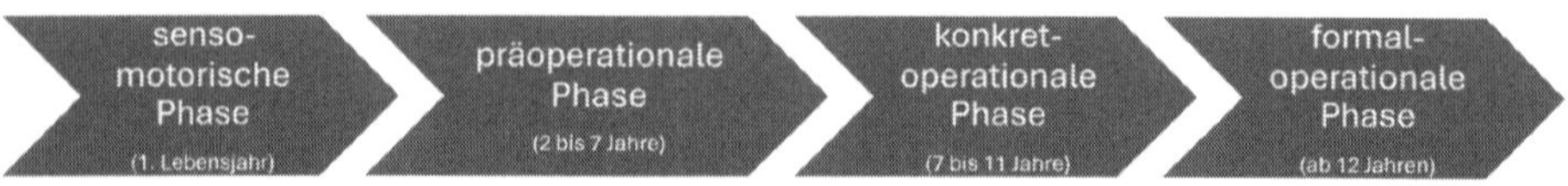

Abbildung 5: Kognitive Entwicklung nach Piaget in Anlehnung an Beilin (1992), eigene Darstellung

Im folgenden Teil gilt es die einzelnen Phasen in Anlehnung an Beilin (1992) näher zu beleuchten:

1. Die sensomotorische Phase (0–2 Jahre) ist bestimmt vom Zusammenspiel von Sinneseindrücken und motorischen Aktivitäten. In dieser Zeit lernen Kinder, dass ihre Handlungen Auswirkungen auf die Umwelt haben, und entwickeln das sogenannte Objektpermanenz-Verständnis: Sie begreifen, dass Dinge weiter existieren, auch wenn sie nicht mehr unmittelbar sichtbar sind.
2. Die präoperationale Phase (2–7 Jahre) ist dadurch gekennzeichnet, dass Kinder ihr Vorstellungs- und Sprechvermögen entwickeln. Das Symbolsystem der Sprache wird erlernt und in seiner Abstraktion genutzt, um zu lernen und sich mitzuteilen. Außerdem werden Rollenspiele im kindlichen Spiel durch das neue Vorstellungsvermögen möglich. Das Denken ist jedoch noch stark egozentristisch, wodurch Perspektive und Gefühlswelt anderer schwer nachvollzogen und verstanden werden können. Es herrscht ein magisches Denken vor, in dem durch den Animismus unbelebte Gegenstände in ihrer Denkauffassung belebt (beseelt) werden.
3. Mit der konkret-operationale Phase (7–11 Jahre) beginnt das Kind logisch und regelgeleitet zu denken. Einschränkend ist anzuführen, dass dieses Denken zunächst nur an konkreten und greifbaren Dingen angewandt werden kann. Das Kind versteht allmählich abstrakte Konzepte wie Mengen, Zeit oder Ursache-Wirkungs-Zusammenhänge und kann Wenn-dann-Beziehungen herstellen. Das Denken wird zunehmend systematisch und problemlösend, solange die zugrunde liegenden Denkanstöße praktisch und anschaulich begreifbar sind.
4. In der formal-operationalen Phase (ab circa 12 Jahren) entwickelt der Mensch die Fähigkeit zum abstrakten, hypothetischen und systematisch vernetzten Denken. Jugendliche und Erwachsene sind in der Lage, komplexe Fragestellungen zu durchdenken, Hypothesen aufzustellen und verschiedene Möglichkeiten gegeneinander abzuwägen.

Für Piaget (2010) ist das kognitive Verhalten eines Menschen nicht angeboren, sondern das Ergebnis aktiver Auseinandersetzungsprozesse mit der Welt. Jeder Entwicklungsschritt baut auf dem vorherigen Schritt auf. Die Stufen können nicht übersprungen werden. Die Umgebung wirkt durch Anregungen und Herausforderungen auf das Kind ein und spielt in der Entwicklung eine zentrale Rolle. Hier setzen Schulgesundheitspflegepersonen an, um erwünschte Entwicklungsprozesse zu fördern und somit Gesundheit und Gesundheitskompetenz zu steigern. Die Theorie erlaubt es, Denken und Verhalten von Kindern und Jugendlichen besser zu verstehen und darauf aufbauend Förderbedarfe und mögliche Entwicklungsverzögerungen frühzeitig zu erkennen und gegenregulierend zu adressieren.

In der folgenden Tabelle 2 gilt es, die Phasen der kognitiven Entwicklung nach Piaget (2010) abzubilden, die Kinder und Jugendliche in ihrer Entwicklung während des Kindergarten- bzw. Schulbesuchs durchlaufen und typische Verhaltensbeobachtungen mit empfohlenen Verhaltensreaktionen durch die Schulgesundheitspflegepersonen abzuleiten:

Tabelle 2: Verhaltensbeobachtungen und mögliche Verhaltensreaktionen durch die Schulgesundheitspflege in einzelnen Entwicklungsphasen

Entwicklungsphase	Verhaltensbeobachtung	Mögliche Verhaltensreaktion
Kindergartenalter, präoperationale Phase (3–6 Jahre)	- Egozentrisches Denken: Kinder gehen davon aus, dass alle die Welt so sehen wie sie selbst. Sie haben noch Schwierigkeiten, andere Perspektiven zu verstehen. - Animistische Belebung: Unbelebtes wird aktiv im Denken belebt, so werden Schatten an der Wand zu einem belebten Drachen, vor dem Kinder Angst haben. - Symbolisches Spiel: Häufige Rollenspiele, Fantasiewelten, Zeichnungen und erste Versuche, Symbole (z. B. Zahlen, Buchstaben) zu verwenden - Magisches Denken: Kinder glauben, dass ihre Gedanken oder Wünsche Ereignisse beeinflussen können („Wenn ich doll böse bin, passiert Mama etwas Schlimmes"). - Konzentrationsfähigkeit ist begrenzt: Kinder brauchen häufige Pausen und Abwechslung.	- Erklärungen anpassen: Medizinische Abläufe oder Untersuchungen in einfachen, bildhaften Worten erklären und Animismus zum Vorteil nutzen (zum Beispiel „Die Salbe ist eine Zaubercreme, die Feenstaub enthält und die Haut wieder heil macht") - Spielerisch arbeiten: Untersuchungen oder Behandlungen als Spiel gestalten, auch Puppen oder Kuscheltiere (vertraute Gegenstände) einbeziehen - Geduld zeigen: Nicht erwarten, dass Kinder komplexe Zusammenhänge oder rationale Erklärungen sofort verstehen oder in dieser Lebensphase überhaupt verstehen - Ängste ernst nehmen: Magische Ängste (zum Beispiel bei schmerzassoziierten Behandlungen wie Injektionen) erkennen und beruhigend, fantasievoll reagieren und das Ab- und Umlenken aktiv nutzen, indem verschiedene Reizmodi gleichzeitig genutzt werden, indem eine ablenkende Geschichte während der Injektion erzählt wird. Diese Maßnahmen bedürfen aber Erfahrung und vorab durchdachten Ablaufprozessen um eine operante Fehlkonditionierung zu vermeiden.

Entwicklungsphase	Verhaltensbeobachtung	Mögliche Verhaltensreaktion
Primär- und frühe Sekundarschulstufe, konkret-operationale Phase (6–12 Jahre)	- Ursache-Wirkung: Kinder können eine Wenn-dann-Beziehung nachvollziehen, aber abstrakte Begriffe sind noch nicht vollumfänglich verständlich. - Verbesserte Perspektivübernahme: Sie können sich in andere hineinversetzen, was soziale Konfliktlösung erleichtert. - Regelbewusstsein: Kinder achten auf Regeln und Gerechtigkeit und stellen viele Fragen dazu. - Ordnung und Übersicht: Sie mögen Strukturen und klare Abfolgen (eine Art physiologische Zwänglichkeit, wenn Kinder beispielsweise nur jede zweite Treppe nehmen und daraus unter Umständen ein Spiel machen).	- Erklären, was passiert – und warum: Schrittweise und konkret schildern, was im Zuge einer therapeutischen Invention wie beim Pflasterwechsel passiert und warum - Miteinbeziehen: Kinder nach ihrer Meinung fragen („Möchtest du die Salbe selbst auftragen?"), kleine Aufgaben geben und für bestärkende Autonomieübertragung sorgen - Schritt-für-Schritt-Anleitungen: Kinder können einfache Handlungsabfolgen nachvollziehen und umsetzen. Checklisten schreiben, die sie abarbeiten können - Gefühle ansprechen: Verständnis zeigen, wenn Kinder besorgt oder ängstlich sind, und erklären, warum bestimmte Maßnahmen wichtig sind
Sekundarschulstufe, formal-operationale Phase (ab 12 Jahren)	- Abstraktes und hypothetisches Denken: Jugendliche können mit abstrakten Konzepten umgehen, Hypothesen bilden, über Zukunft und Gesundheit nachdenken. - Selbstreflexion: Sie setzen sich mit ihren eigenen Gefühlen, Werten und ihrer Identität auseinander. - Kritisches Hinterfragen: Erwachsene werden stärker hinterfragt; Jugendliche wollen mitreden und entscheiden. - Interesse an Ursachen und Folgen: Sie wollen wissen, warum bestimmte Maßnahmen sinnvoll sind, und für eigene Belange miteinbezogen werden.	- Komplexeres Erklären möglich: Jugendliche möchten ernst genommen werden und verlangen detaillierte, medizinisch fundierte Informationen. - Mitentscheiden lassen: Jugendliche in die Entscheidungsfindung einbeziehen (zum Beispiel bei Behandlungs- oder Versorgungsalternativen) - Vertraulichkeit wahren: Auf Datenschutz und vertrauensvolle Gespräche achten - Gezielte Prävention und Aufklärung möglich: Gesundheitliche Risiken, Prävention (etwa Sucht, Sexualität, Ernährung) offen und auf Augenhöhe thematisieren - Selbstständigkeit fördern: Jugendliche ermutigen, Verantwortung für ihre Gesundheit zu übernehmen (zum Beispiel selbst Medikamente einzunehmen), indem die Gesundheitskompetenz gesteigert wird

Schulgesundheitspflegepersonen können ihr professionelles Handeln unter Rückgriff auf die kognitive Entwicklungstheorie nach Piaget (2010) strukturierend rahmen. Damit wird es möglich, ihre Tätigkeiten nicht nur dem Erfahrungs- und Entwicklungsstand der Kinder und Jugendlichen anzupassen, sondern es wird auch dazu beigetragen, dass Kinder und Jugendliche eine Umgebung in der Lebenswelt von Schule und Kindergarten vorfinden, die ihre Entwicklung unterstützt und ihren altersgemäßen Gesundheitskompetenzerwerb steigert.

3.3 Soziales Lernen und Sprachentwicklung nach Wygotski

Lev Wygotski (1896–1934) entwickelte eine soziokulturelle Entwicklungstheorie, die auch als kulturhistorische Theorie bekannt ist. Er stellt die soziale Interaktion und den damit in Verbindung stehenden Erwerb von Sprache und Kultur in den Mittelpunkt des kindlichen Lernens (Kunter & Trautwein, 2013). Wygotski (1964) legt seinen Fokus auf die Rolle der sozialen Interaktion, von kulturellen Einflüssen und Sprache bei der kognitiven und sozialen Entwicklung von Kindern. Während die in den Vorkapiteln bereits angeführten Theorien nach Erikson (1973) oder Piaget (2010) die Entwicklung als eine rein individuelle und universelle Abfolge von Stufen betrachten, hebt Wygotski (1964) hervor, dass die kindliche Entwicklung untrennbar mit den sozialen und kulturellen Kontexten verbunden ist, in denen das Kind aufwächst. Kinder und Jugendliche entwickeln sich dieser Theorie zufolge nicht isoliert, sondern in einem dynamischen Austausch mit ihrer umgebenden Umwelt. Erwachsene und Gleichaltrige spielen eine entscheidende Rolle, indem sie als Unterstützer und Vermittler fungieren und die Entwicklung innerhalb der Zone der nächsten Entwicklung fördern. Wygotskis (1964) Theorie ist daher nicht nur eine Erklärung der kindlichen Entwicklung, sondern auch eine Grundlage für pädagogische Ansätze, die soziale und kulturelle Kontexte berücksichtigt. Damit ist sie für Schulgesundheitspflegepersonen von bedeutender Relevanz.

Im folgenden Teil wird die Theorie detailliert erläutert, wobei der Entwicklungsverlauf von Kindern vom Kindergartenalter bis zur späten Adoleszenz Berücksichtigung findet.

Grundprinzipien der soziokulturellen Theorie nach Wygotski (1964):

- **Soziale Interaktion als Motor der Entwicklung:** Die Entwicklung eines Kindes ist stark durch seine soziale Interaktion geprägt. Kinder lernen durch die Interaktion mit erfahrenen Personen wie Eltern, Lehrer*innen, Geschwistern oder Gleichaltrigen der Peergroup. Diese Interaktionen ermöglichen es dem Kind, sogenannte kulturelle Werkzeuge, wie beispielsweise Sprache, Bräuche, Werte oder Symbole wie die Schrift, zu erlernen, die wiederum in weiterer Folge die kognitive Entwicklung fördern.

- **Kulturelle Werkzeuge:** Das sind Hilfsmittel, die eine Gesellschaft entwickelt hat, um Denken und Handeln zu erleichtern. Dazu gehören nicht nur physische Werkzeuge, wie zum Beispiel Bücher, Papier oder Taschenrechner, sondern auch symbolische Systeme wie die Sprache, Mathematik oder das systematische Vorgehen im wissenschaftlichen Erkenntnisgewinn. Diese Werkzeuge prägen die Art und Weise, wie Kinder Informationen verarbeiten und Probleme lösen.
- **Sprache als zentrales Medium der Entwicklung:** Die Sprache spielt die zentrale Rolle in der soziokulturellen Theorie. Sie ist nicht nur ein Kommunikationsmittel, sondern auch ein Werkzeug des Denkens. Kinder entwickeln ihre kognitiven Fähigkeiten durch den inneren Dialog (manchmal auch als „inneres Sprechen" bezeichnet), der sich wiederum aus sozialer Interaktion entwickelt.
- **Bedeutung von Kontext und Kultur:** Die Entwicklung eines Kindes kann nicht unabhängig vom kulturellen Kontext betrachtet werden. Unterschiedliche Kulturen legen unterschiedliche Schwerpunkte auf bestimmte Fähigkeiten oder Werte, was sich direkt auf die Entwicklung des Kindes auswirkt.
- **Zone der nächsten Entwicklung:** Ein zentraler Begriff in der Theorie ist die Zone der nächsten Entwicklung bzw. auch die Zone der proximalen Entwicklung. Sie beschreibt den Bereich zwischen den Fähigkeiten, die ein Kind bereits allein ausführen kann, und den Fähigkeiten, die es mit Unterstützung einer kompetenten Person erlernen kann. Die Zone der nächsten Entwicklung betont die Bedeutung von Anleitung und Unterstützung für die Lernenden. Das wird in der Fachsprache auch als „Scaffolding" bezeichnet, vom englischen Wort für Gerüst. Dieses Gerüst repräsentiert also das unterstütze Lernen, welches durch eine kompetentere Person bereitgestellt wird. Die kompetentere andere Person definiert eine Zone der nächsten Entwicklung, also den Bereich zwischen dem aktuellen Stand und dem, was potenziell erreichbar ist. Aufgaben, die die lernende Person bereits eigenständig bewältigen kann, liegen in der Zone der Unterforderung. Erst in dem Abschnitt, in dem Lernende mit Unterstützung Kompetenzen aufbauen können, findet effektives Lernen statt. Jenseits davon, in der Zone der Überforderung, ist nachhaltiges Lernen kaum möglich, was zu Frustration führen kann. Die folgende Abbildung 6 soll die Zone der nächsten Entwicklung zum besseren Verständnis veranschaulichen, bevor die einzelnen Phasen im folgenden Teil präziser abgebildet werden:

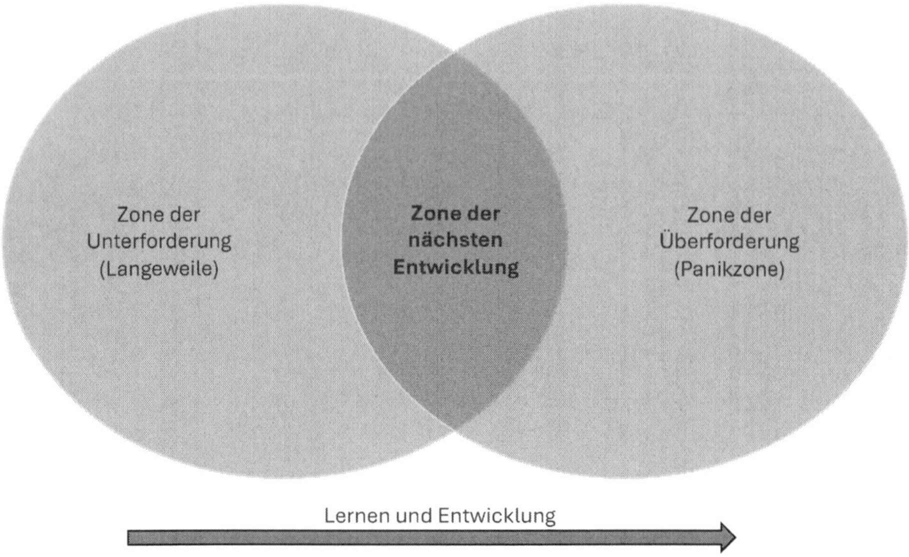

Abbildung 6: Zone der nächsten Entwicklung, Darstellung in Anlehnung an Wygotski (1964)

Wygotskis (1964) Entwicklungsperspektive auf das Kindergartenalter (3–6 Jahre): Im Kindergartenalter beginnen Kinder aktiv mit ihrer Umwelt und mit anderen Menschen zu interagieren. Dies ist eine kritische Phase für die Entwicklung grundlegender kognitiver und sozialer Fähigkeiten:

- **Sprache und Denken:** In diesem Alter entwickelt sich die Sprache rasant. Kinder lernen, Sprache nicht nur zur Kommunikation, sondern auch zur Selbstregulation und Problemlösung zu nutzen. Sie beginnen mit Selbstgesprächen (in der Literatur auch als privates Sprechen bezeichnet). Mit dem Selbst-laut-Vorsprechen organisieren und strukturieren sie sich selbst, um Aufgaben und Herausforderungen zu bewältigen.
- **Rolle des Spiels:** Das kindliche Spiel ist zentral für das Lernen in dieser Lebensphase. Besonders Rollenspiele eignen sich dazu, soziale Rollen zu verstehen und Regeln zu befolgen. Im kindlichen Spiel kann die Zone der nächsten Entwicklung durch die Schulgesundheitspflegeperson aufgezeigt werden, um wünschenswertes Gesundheitsverhalten zu bestärken.
- **Scaffolding durch die Schulgesundheitspflegeperson:** Die Aufgaben werden entsprechend der Zone der nächsten Entwicklung definiert. Die Pflegeperson definiert die Zone der nächsten Entwicklung und überprüft den Lernfortschritt bzw. Kompetenzaufbau und sorgt damit dafür, dass es zu keiner dauerhaften Überforderung oder Unterforderung kommt.

- **Kulturelle Unterschiede:** Diese werden durch die Schulgesundheitspflegeperson adressiert und für ein nachhaltiges Miteinander in allen Lernszenarios berücksichtigt.

Wygotskis (1964) Entwicklungsperspektive auf die Primär- und frühe Sekundarschulstufe (6–10 Jahre):
Das kindliche Denken wird in formalen Lernumgebungen wie Schulen zunehmend systematisch:

- **Formales Lernen und die Zone der nächsten Entwicklung:** Das Ziel von Schulunterricht ist es, auf systematische Art und Weise Unterrichtsinhalte an das jeweilige Fähigkeitsniveau der Kinder anzupassen und sie schrittweise zu einem höheren Verständnis zu führen. Dieses Prinzip kann auch die Schulgesundheitspflegeperson anwenden, um Kinder in dieser Lebensphase systematisch beim Erwerb von Gesundheitskompetenz zu bestärken.
- **Entwicklung des abstrakten Denkens:** Im Volksschulalter erlangen Kinder allmählich die Fähigkeit, abstrakt zu denken. Rechnen, Lesen und Schreiben können als kulturelle Werkzeuge erworben werden. Diese Fähigkeiten erfordern Unterstützung und Übung, indem Kinder unterstützt werden, unter Rückbezug auf vorhandene und erworbene Konzepte neues Wissen und Kompetenzen zu erlangen.
- **Kooperatives Lernen:** Das Lernen in Gruppen ist in diesem und im weiteren Lebensalter zentral. Kinder lernen effektiver, wenn sie mit Gleichaltrigen zusammenarbeiten, da sie voneinander lernen und sich gegenseitig unterstützen können. Diese Art des Lernens ist besonders effektiv, wenn Kinder mit Partnern arbeiten, die sich leicht in ihren Fähigkeiten unterscheiden.
- **Selbstregulation und Metakognition:** Kinder beginnen in diesem Alter die Fähigkeit zu entwickeln, ihr eigenes Lernen zu steuern. Dies umfasst das Planen, Überwachen und Bewerten ihrer eigenen Fortschritte. Diese Fähigkeiten entwickeln sich durch Anleitung und Feedback von kompetenten anderen Personen, also Schulgesundheitspflegepersonen, Lehrer*innen oder Eltern.

Wygotskis (1964) Entwicklungsperspektive auf die führe Adoleszenz (12–15 Jahre):
Die frühe Adoleszenz ist eine Phase des Übergangs, in der Kinder beginnen, sich stärker mit ihrer Identität auseinanderzusetzen und komplexere kognitive Fähigkeiten zu entwickeln:

- **Entwickelung des logischen Denkens:** Jugendliche beginnen, komplexere Probleme zu lösen und logisches Denken anzuwenden. Dies wird durch den Zugang zu kulturellen Werkzeugen und die Anleitung durch erfahrene Personen erleichtert.
- **Soziale Interaktion und Peer-Gruppe:** In der frühen Adoleszenz gewinnen Gleichaltrige an Bedeutung. Jugendliche lernen durch Interaktion mit Gleich-

altrigen, soziale Kompetenzen zu entwickeln, sie können innerhalb unterschiedlicher Perspektiven wechseln und beginnen Konflikte selbstständig zu lösen. Kooperatives Lernen unterstützt diesen Entwicklungsprozess, was die Schulgesundheitspflegeperson in ihren Projekten mitberücksichtigen kann.

- **Sprache und Identitätsbildung:** Die Sprache spielt weiterhin eine Schlüsselrolle, insbesondere bei der Entwicklung der Identität der Jugendlichen. Sie nutzen ihre Sprache, um Gedanken auszudrücken, Überzeugungen zu formen und soziale Beziehung aufzubauen. Eine spezifische Jugendsprache bildet sich aus, die gleichzeitig die Zugehörigkeit zu einer sozialen Gruppe repräsentiert.
- **Herausforderungen in der Zone der nächsten Entwicklung:** In diesem Alter können Jugendliche von anspruchsvolleren Aufgaben profitieren, die sie dazu anregen, über ihre bisherigen Fähigkeiten hinauszugehen. Lehrer*innen, Schulgesundheitspflegepersonen oder Eltern können als Mentoren fungieren, die den Lernprozess unterstützen.

Wygotskis (1964) Entwicklungsperspektive auf die späte Adoleszenz (15–18 Jahre):

In der späten Adoleszenz erreicht die kognitive und soziale Entwicklung ihren Höhepunkt im Zuge des Übertritts ins frühe Erwachsenenalter. Diese Lebensphase ist von zunehmender Autonomiebestrebung und Identitätsausprägung gekennzeichnet:

- **Abstraktes und kritisches Denken:** Jugendliche entwickeln die Fähigkeit, abstrakt und kritisch zu denken. Das umfasst das Verstehen von komplexen Konzepten, das Analysieren von Argumenten und das Entwickeln eigner Meinungen. Diese Fähigkeiten werden durch den Zugang zu kulturellen Werkzeugen und die Unterstützung durch Erwachsene gefördert.
- **Selbstständigkeit und Verantwortung:** Jugendliche übernehmen zunehmend Verantwortung für ihr eigenes Lernen und Handeln. Die Fähigkeit zur Selbstregulation, die im Grundschulalter begonnen hat, erreicht in diesem Alter das Funktionsniveau von Erwachsenen, jedoch ohne das gleiche Erfahrungspotenzial.
- **Kulturelle und gesellschaftliche Einflüsse:** Die kulturelle Umgebung prägt weiterhin die Entwicklung. Jugendliche werden sich der Werte und Normen der Gesellschaft bewusst, entwickeln eigene Überzeugungen und können diese in ihre Handlungs- und Verhaltensdispositionen integrieren.
- **Berufsorientierung und Zukunftsplanung:** In diesem Alter wird von Jugendlichen erwartet, Entscheidungen über ihre persönliche und berufliche Zukunft zu treffen. Diese Entscheidungen sind oft das Ergebnis von sozialer Unterstützung und kulturellen Einflüssen.

Die soziokulturelle Theorie erlaubt es Schulgesundheitspflegepersonen, Gesundheit, Wohlbefinden und Entwicklung nicht isoliert zu betrachten, sondern innerhalb eines sozialen und kulturellen Kontextes zu verstehen, in dem das Kind im Setting von Schule oder Kindergarten heranwächst. Im Verständnis der Theorie sind die Schulgesundheitspflegepersonen Mentor*innen für die Kinder und Jugendlichen, sie stellen Rückzugsorte zur Verfügung und stellen Vertrauenspersonen dar. Gleichzeitig können sie Brückenbauer*innen zwischen Lehrkräften und anderen Schüler*innen oder dem häuslichen Umfeld sein.

Der folgende Teil soll vier zentrale Konzepte der Theorie nach Wygotski (1964) und ihre Bedeutung für die Schulgesundheitspflege abbilden. Diese Konzepte sind (1) die soziale Interaktion, (2) die Zone der nächsten Entwicklung, (3) kulturelle Werkzeuge und Sprache sowie (4) Kontext und Kultur:

1. **Soziale Interaktion als Schlüssel zur Entwicklung:** Kindliche Entwicklung und das Lernen sind maßgeblich durch den sozialen Austausch geprägt. Schulgesundheitspflegepersonen müssen berücksichtigen, dass die Gesundheit stark von förderlichen oder hinderlichen sozialen Beziehungen beeinflusst wird. Während die förderlichen sozialen Beziehungen das gegenseitige Lernen und ein friedliches Miteinander unterstützen, können hinderliche oder dysfunktionale soziale Beziehungen Phänomene wie Mobbing oder Isolation hervorrufen. Ebenso sind im Sinne des Kindswohls hier die sozialen Beziehungen zur Herkunftsfamilie mitzuberücksichtigen. Um das soziale Wohlbefinden zu fördern, gilt es diese Aspekte analysierend zu erheben und gegebenenfalls gegenregulierende Strategien umzusetzen. Hierfür kann auf pflegetheoretische Konzepte wie die familienzentrierte Pflege nach Wright et al. (2021) verwiesen werden.
2. **Zone der nächsten Entwicklung:** Dieses Konzept beschreibt einen Bereich zwischen dem, was ein Kind allein bewältigen kann, und dem, was es mit Unterstützung erlernen kann. Schulgesundheitspflegepersonen können dieses Verständnis im Zuge ihrer Beratungs- und Edukationsmaßnahmen heranziehen, um ihr Vorgehen konzeptionell zu rahmen. So kann auf den Entwicklungsstand des Kindes abgestimmt eine individuelle Zone der nächsten Entwicklung für jede Beratungs- oder Edukationsmaßnahme definiert und nach Umsetzung auf ihren Erfolg hin überprüft werden.
3. **Kulturelle Werkzeuge und Sprache:** Rituale, Werte und Normen lassen sich über die Sprache als kulturelle Werkzeuge vermitteln. Die Schulgesundheitspflegeperson greift darauf zurück und passt ihre Sprache alters- und entwicklungsgerecht an.
4. **Kontext und Kultur:** Schulgesundheitspflegepersonen setzen in einer zunehmend pluralistischen Gesellschaft eine kultursensible Gesundheits- und Krankenpflege um. Damit leisten sie einen entscheidenden Beitrag für ein Mitein-

ander auf gesellschaftlicher Ebene, indem soziale und kulturelle Unterschiede adressiert werden. Besonders Themen wie sexuelle Gesundheit, Körperhygiene in der Pubertät oder religiös bestimmte Ernährungsgewohnheiten machen ein kultursensibles Herangehen notwendig, um niemanden im Setting von Schule und Kindergarten zu benachteiligen und mögliche soziale Spannungen vorausschauend zu adressieren.

Das Ziel für Schulgesundheitspflegepersonen ist es, dass neben der emotionalen Entwicklung auch die Selbstregulation der Heranwachsenden gefördert wird, um für mehr gesundheitsbezogene Selbstbestimmung zu sorgen.

In der folgenden Tabelle 3 gilt es, die Phasen in der soziokulturellen Entwicklungstheorie nach Wygotski (1964) abzubilden, die Kinder und Jugendliche in ihrer Entwicklung während des Kindergarten- bzw. Schulbesuchs durchlaufen, und typische Verhaltensbeobachtungen mit empfohlenen Verhaltensreaktionen durch die Schulgesundheitspflegepersonen abzuleiten:

Tabelle 3: Verhaltensbeobachtungen und mögliche Verhaltensreaktionen durch die Schulgesundheitspflege in einzelnen Entwicklungsphasen

Entwicklungsphase	Verhaltensbeobachtung	Mögliche Verhaltensreaktion
Kindergartenalter (3–6 Jahre)	- Lernen passiert durch Nachahmung von beobachtetem Verhalten von Erwachsenen oder älteren Kindern - Sprache wird zunehmend als Werkzeug genutzt, um zu kommunizieren und Probleme zu lösen - Kinder lernen besonders gut im Spiel und im Dialog mit andern im Zuge des gemeinsamen Handelns	- Ermutigen und loben, kleine Fortschritte anerkennen und positiv bestärken - Vormachen und gemeinsam umsetzen, wie zum Beispiel Händehygiene - Sprache gezielt einsetzen und in einfachen kurzen Sätzen sprechen - Aggressives Verhalten gegenregulieren und Empathie fördern
Primär- und frühe Sekundarschulstufe (6–12 Jahre)	- Kooperatives Lernen tritt in den Vordergrund, Kinder lösen gemeinsam Probleme und Herausforderungen - Zunehmende Autonomieübertragung wird eingefordert	- Schrittweise Anleitung geben, auch schon schriftlich, sobald das kulturelle Werkzeug der Schrift beherrscht wird. In Gruppen können bereits gesundheitsförderliche Maßnahmen wie zum Beispiel die „gesunde Jause“ umgesetzt werden

Entwicklungsphase	Verhaltensbeobachtung	Mögliche Verhaltensreaktion
Sekundarschulstufe (ab 12 Jahren)	- Jugendliche können zunehmend Eigenverantwortung für den Wissenserwerb übernehmen - Kritisches Hinterfragen von Autoritäten, ein Dialog auf Augenhöhe wird eingefordert - Eine reflektierte und überzeugende Sprachanwendung ist zu beobachten	- Probleme und Anliegen ernst nehmen - Projektierte Umsetzung von Gesundheitsedukationsmaßnahmen fördert den Gemeinschaftssinn und führt zu einer gemeinsamen Selbstbestärkung - Themenbezogene Workshops (Umgehen mit dem Gefühlskarussell, Suizidprävention, sexuelle Gesundheit) - Individuelle Sprechstunden und Möglichkeiten für Vertrauensräume (Safe Spaces) - Peer Education fördern

Schulgesundheitspflegepersonen können die soziokulturelle Theorie nach Wygotski (1964) nutzen, um systematisch Verhalten und soziales Lernen zu beobachten, und erhalten mit der Zone der nächsten Entwicklung einen konzeptionellen Rahmen, um im Zuge ihrer wissensvermittelnden Rolle die diesbezüglichen Maßnahmen im Zuge von Gesundheitsförderung und Prävention plan- und überprüfbar zu machen.

3.4 Zusammenfassung

Schulgesundheitspflegepersonen nutzen entwicklungspsychologische Theorien, um eine systematische Einschätzung über den Entwicklungsstand der Kinder und Jugendlichen vorzunehmen. Darauf basierend können sie ihre gesundheitsedukativen Maßnahmen anpassen und in weiterer Folge ihrer Gatekeeper-Funktion nachkommen.

Die psychosoziale Entwicklungstheorie nach Erikson (1973) bildet dabei die gesamte Lebensspanne ab. Schulgesundheitspflegepersonen werden mit dieser Theorie vor allem dazu befähigt, das soziale Verhalten von Kindern und Jugendlichen einzuschätzen und ihr Tätigkeitsprofil darauf basierend anzupassen. Die Entwicklungstheorie nach Piaget (2010) adressiert die vier Phasen umfassenden kognitiven Denk- und Entwicklungsprozesse, die Heranwachsende durchlaufen. Schulgesundheitspflegepersonen können diese theoretischen Überlegungen heranziehen, um ihre Kommunikation und ihre an die Kinder und Jugendlichen gestellten Aufgaben entsprechend anzupassen. Durch die soziokulturelle Theorie nach Wygotski (1964) wird vor allem mit dem theoretischen Konzept der Zone der nächsten Entwicklung ein Instrument zur Verfügung gestellt, damit Schulgesundheitspflegepersonen gesundheitsedukative Maßnahmen strukturiert planen, umsetzen und auch evaluieren können. Dadurch erhalten Schulgesundheitspflegepersonen die Möglichkeit, kindliches Lernen und gesundheitsbezogenen Kompetenzerwerb optimal zu fördern.

3.5 Literaturverzeichnis

Beilin, H. (1992). Piagetian Theory. In R. Vasta (Hrsg.), *Six Theories of Child Development* (S. 85–132).

Erikson, E. H. (1973). *Identität und Lebenszyklus: drei Aufsätze*. Suhrkamp.

Kunter, M., & Trautwein, U. (2013). *Psychologie des Unterrichts*. Schöningh UTB.

Piaget, J. (2010). *Das Weltbild des Kindes* (9. Auflage). Dtv.

Wright, L. M., Leahey, M., Shajani, Z., & Snell, D. (2021). *Familienzentrierte Pflege: Lehrbuch für Familien-Assessment und Interventionen*. Hogrefe.

Wygotski, L. S. (1964). *Denken und Sprechen*. Fischer.

4 Schulgesundheitspflege aus einer familienzentrierten Perspektive

Im Gesundheits- und Krankenpflegegesetz ist innerhalb des Berufsbildes in § 12 nicht nur die Schulgesundheitspflege als dezidiertes tätigkeitsbezogenes Aufgabengebiet angeführt, sondern auch die Familiengesundheitspflege. Familien sind dabei nicht nur die primäre Bezugs- und Unterstützungseinheit eines Kindes, sondern auch eine wesentliche Bezugsgröße, die die Entwicklung, das Lernen und die Gesundheit bzw. das Gesundheitsverhalten prägt. Kinder oder Jugendliche können niemals ohne ihr rahmendes An- und Zugehörigennetzwerk ganzheitlich erfasst werden.

In diesem Kapitel wird zunächst das ökologische Systemmodell nach Bronfenbrenner (1992) vorgestellt, das umweltbezogene Einflüsse auf die kindliche Entwicklung systemisch erklärt und komplexe Wechselbeziehungen auf familiärer Ebene sichtbar macht. Darauf folgend wird im nächsten Kapitel die familienzentrierte Gesundheits- und Krankenpflege in Anlehnung an Wright et al. (2021) abgebildet. Dabei handelt es sich um einen strukturierten Ansatz, um die individuellen Bedürfnisse von Familien in den Mittelpunkt zu stellen und deren Ressourcen und Potenziale zu aktivieren.

Die beiden theoretischen Ansätze können von Schulgesundheitspflegepersonen herangezogen werden, um die Herausforderungen im Tätigkeitsfeld von Schule und Kindergarten zu verstehen und richtig darauf zu reagieren.

Lernergebnisse nach Durcharbeiten dieses Kapitels:

- Die Leser*innen verstehen die Bedeutung von Familien im Setting von Schule und Kindergarten und können daraus entstehende Anforderungen in ihrer Pflegepraxis berücksichtigen.
- Die Leser*innen kennen die Grundprinzipien einer familienzentrierten Gesundheits- und Krankenpflege und setzen im Setting von Schule und Kindergarten Maßnahme im Sinne einer Familiengesundheitspflege.
- Die Leser*innen können Familiensysteme und -bedarfe systematisch einschätzen und geeignete Pflegemaßnahmen auf Familienebene ableiten, umsetzen und auf ihren Erfolg hin evaluieren.

4.1 Ökologisches Systemmodell nach Bronfenbrenner

Urie Bronfenbrenner (1992) war ein russisch-amerikanischer Entwicklungspsychologe, der den ökologischen Systemansatz entwickelte. Diese entwicklungstheoretische Position vertritt die Auffassung, dass Umwelt und soziale Kontexte die Entwicklung eines Individuums beeinflussen. Entwicklung passiert nicht isoliert, sondern ist das Ergebnis eines dynamischen Wechselspiels zwischen Individuum und Umwelt.

Fünf miteinander interagierende Systeme nehmen nach Auffassung von Bronfenbrenner (1992) kontextuell Einfluss auf die kindliche Entwicklung: (1) Mikrosystem, (2) Mesosystem, (3) Exosystem, (4) Makrosystem und (5) Chronosystem.

Die folgende Abbildung 7 soll diese Systeme zum besseren Verständnis veranschaulichen, bevor im weiteren Verlauf jedes System näher erläutert wird:

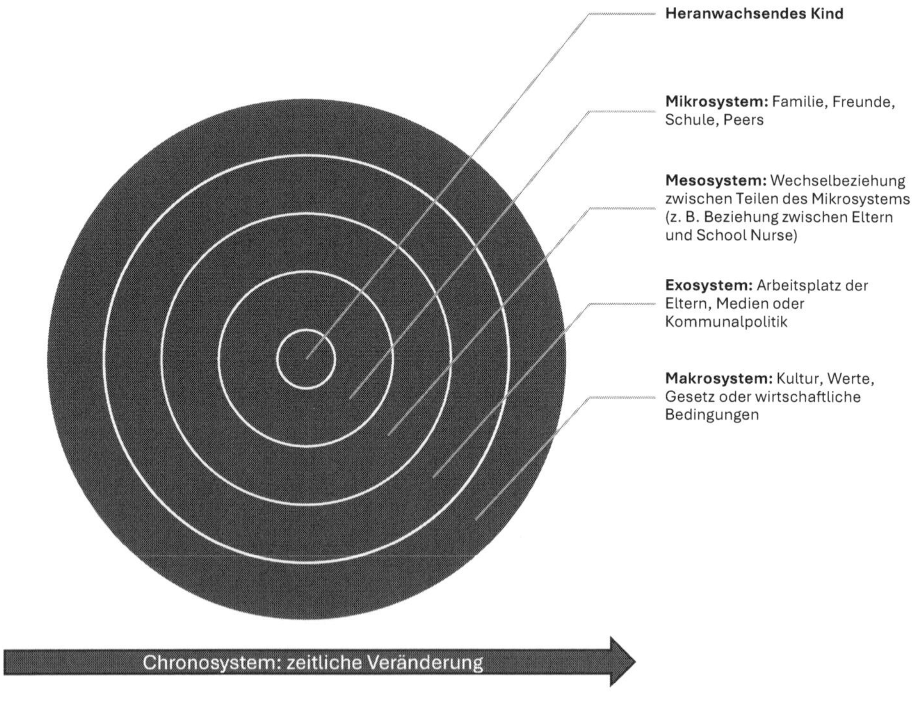

Abbildung 7: Bronfenbrenners (1992) ökologisches Systemmodell

(1) Mikrosystem:

- Definition: Die unmittelbare beeinflussende Umgebung, in der das Individuum lebt und mit der es direkten Kontakt hat

- **Beispiele:** Familie, Freunde, Schule, Peers
- **Einfluss:** Durch direkte Interaktionen wie die Beziehung zu den Eltern, Lehrer*innen oder der Schulgesundheitspflegeperson. Sie haben maßgeblichen Einfluss auf die Entwicklung des Individuums.

(2) Mesosystem:

- **Definition:** Die Wechselwirkung zwischen den verschiedenen Mikrosystemen
- **Beispiele:** Die Beziehung zwischen Eltern und Lehrer*innen oder zwischen Familie und Freundeskreis
- **Einfluss:** Ein starkes Mesosystem entsteht, wenn verschiedene Mikrosysteme miteinander kooperieren und sich gegenseitig unterstützen. Hier wird die Entwicklung des Individuums vorteilhaft beeinflusst. Sie können sich aber auch gegenseitig behindern, was sich nicht vorteilhaft auf die Entwicklung des Individuums auswirkt.

(3) Exosystem:

- **Definition:** Systeme, mit denen das Individuum nicht direkt interagiert, die aber trotzdem Einfluss auf seine Entwicklung haben können
- **Beispiele:** Arbeitsplatz der Eltern, Medien oder Kommunalpolitik
- **Einfluss:** Entscheidungen oder Ereignisse, die in diesem System stattfinden (beispielsweise der Jobverlust eines Elternteils), können die Entwicklung des Individuums vorteil- oder nachteilhaft beeinflussen.

(4) Makrosystem:

- **Definition:** Die größeren kulturellen, sozialen und politischen Kontexte, in denen eine Person lebt
- **Beispiele:** Kultur, Werte, Gesetze oder wirtschaftliche Bedingungen
- **Einfluss:** Gesellschaftliche Normen, wie beispielsweise vorgelebte Geschlechterrollen, Gesundheitsverhalten oder Bildungssysteme, beeinflussen das Verhalten und die Entwicklung.

(5) Chronosystem:

- **Definition:** Die zeitliche Dimension, die Veränderungen in den anderen Systemen über die Lebensspanne hinweg umfasst
- **Beispiele:** Altersbedingte Veränderungen wie der körperliche bzw. psychoemotionale Entwicklungsprozess von Heranwachsenden, aber auch Veränderungen des Familiensystems (z. B. Scheidung der Eltern)
- **Einfluss:** Zeitliche Veränderungen beeinflussen, wie die anderen Systeme erlebt werden und wie sie das Individuum in seinem Entwicklungsprozess beeinflussen.

Der ökologische Ansatz nach Bronfenbrenner (1992) zeigt auf, dass Entwicklung das Ergebnis eines komplexen Zusammenspiels zwischen dem heranwachsenden Individuum und einer kontextuellen Umwelt ist, die sich über die Zeit hinweg verändert. Schulgesundheitspflegepersonen können diesen Ansatz nutzen, um komplexe Zusammenhänge und den Einfluss eines An- und Zugehörigennetzwerks besser zu verstehen und Maßnahmen differenziert, effizient und bedarfsgerecht zu setzen.

4.2 Familienzentrierte Gesundheits- und Krankenpflege

Wright et al. (2021) stellen mit ihrer Theorie eine familienzentrierte Perspektive auf die Gesundheits- und Krankenpflege vor, die auch im Setting von Schule oder Kindergarten Anwendung finden kann. Die Grundannahme dieser Perspektive ist, dass Gesundheit und Wohlbefinden eines Individuums eng mit der Familie und deren Dynamiken verbunden sind. Die Familie stellt die zentrale Einheit innerhalb jeglicher Gesundheitsversorgungseinrichtungen dar und spielt eine entscheidende Rolle bei der Unterstützung, beim Trost, bei der Genesung oder im Krankheitsmanagement für betroffene Erkrankte des Familiensystems.

Wright et al. (2021) verstehen Familie als eine Gruppe, die aus Individuen zusammengesetzt ist, die untereinander durch emotionale Verbundenheit und ein Zugehörigkeitsgefühl in ihrem Leben zusammengehalten werden. Die Familie selbst ist dabei als ein Teil größerer Suprasysteme zu verstehen und setzt sich wiederum aus vielen Subsystemen zusammen. Familien sind in dieser Sichtweise als Systeme zu verstehen, die durch wechselseitige Beziehungen und Interaktion geprägt werden. Gleichzeitig wirken sich die Reaktionen und Bewältigungsstrategien der Familie wiederum auf das betroffene Familienmitglied aus. Schulgesundheitspflegepersonen betrachten die Familie als Ganzes und nicht nur aus der Perspektive des Individuums. Ziel ist es dabei, die Stärken, Selbstwirksamkeit und Ressourcen der Familie zu identifizieren und sie bei der Bewältigung von Herausforderungen zu unterstützen. Jede Familie ist dabei aber als einzigartig zu verstehen, womit auch die damit einhergehende Familiengesundheitspflege individualisiert angepasst werden muss. Außerdem nimmt die Familie gleichberechtigt am Entscheidungs- und Versorgungsprozess teil. Das macht aber neben der Wissensvermittlung auch eine Autonomieübertragung durch Schulgesundheitspflegepersonen notwendig (Wright et al., 2021).

Folgende Betrachtungsdimensionen sind nach Wright et al. (2021) im Zuge der theoretischen Perspektive auf Familie wichtig:

- **Strukturale Dimension:** Zusammensetzung und Aufbau von Familien. Hier wird beispielsweise dargelegt, wer zur Familie gehört, welche Rollen Mitglieder einnehmen oder welche kulturellen Bezugsgrößen gelten. Zur systematischen Einschätzung werden als Hilfswerkzeug zunächst das Genogramm (grafische

Darstellung von Familienstrukturen und -beziehungen) und das Ökogramm (Einbindung der Familie in bestehende soziale Netzwerke) verwendet, um Probleme, Strukturen wie auch Ressourcen zu visualisieren.

- **Entwicklungsdimension:** Hier wird der sogenannte Lebenszyklus einer Familie bestimmt. Jede Familie durchläuft im Laufe ihres Bestehens gewisse Entwicklungsstufen. Diese können die Geburt des Kindes sein oder der Auszug der Kinder aus dem gemeinsamen Haushalt. Jede dieser Phasen bringt spezifische Herausforderungen mit sich, die in der Planung von Maßnahmen im Zuge der Familiengesundheitspflege Berücksichtigung finden sollten.
- **Funktionale Dimension:** Diese Dimension untersucht, wie Familien funktionieren, insbesondere in Bezug auf Kommunikation, gegenseitige Unterstützung und wie innerhalb der Familie Entscheidungen getroffen werden. Es wird analysiert, wie die Familien mit Problemen umgehen, welche Strategien im Bewältigen von Herausforderungen eingesetzt werden und wie die gegenseitige emotionale Unterstützung dargeboten wird.

Die Anwendung der Theorie erfolgt nach Wright et al. (2021) im Zuge von drei Ansatzebenen:

- Auf der **kognitiven Ebene** werden Wissen und Verstehen einer Familie gefördert.
- Die **affektive Ebene** berücksichtigt den Umgang mit den familiären Emotionen und bestärkt die emotionalen Bindungen in der Familie wie auch das Zugehörigkeitsgefühl.
- Auf der **verhaltensbezogenen Ebene** wird das Familiensystem bestärkt, gesunde und nachhaltige Verhaltensstrategien und Routinen anzunehmen.

Zur praktischen Umsetzung der Theorie kommen die folgenden beiden von Wright et al. (2021) entwickelten Instrumente zur Anwendung: das *Calgary-Familien-Assessment-Modell (CFAM)* und das *Calgary-Familien-Interventions-Modell (CFIM)*. Als effizientes und forschungsgesichertes Umsetzungsinstrument kommt das 15-Minuten-Familiengespräch zur Anwendung, das ein konzeptgeleitetes Rahmenmodell zur Gesprächsführung ist. Im folgenden Kapitel gilt es, diese Instrumente abzubilden und ihre Bedeutung für die Schulgesundheitspflege näher zu erläutern.

4.3 Instrumente einer familienzentrierten Gesundheits- und Krankenpflege

Im folgenden Kapitel gilt es, die von Wright et al. (2021) entwickelten Instrumente – das Calgary-Familien-Assessment-Modell, das Calgary-Familien-Interventions-Modell und das 15-Minuten-Familiengespräch – abzubilden und ihre Bedeutung für die Schulgesundheitspflege erläuternd abzubilden.

4.3.1 Das Calgary-Familien-Assessment-Modell (CFAM)

Das CFAM ist ein von Wright et al. (2021) entwickelter systemischer Ansatz und wird in drei Dimensionen unterteilt. Diese lauten: Struktur, Entwicklung und Funktion.

In der **strukturellen Dimension** werden die Zusammensetzung und Beziehungen innerhalb einer Familie analysiert. Folgende Ebenen können dabei hinterfragt werden:

- **Interne Struktur:** Wer gehört zur Familie? Welche Rollen und Verantwortlichkeiten haben die Mitglieder? Gibt es besondere Familienstrukturen (zum Beispiel Alleinerziehende, Patchwork-Familien)?
- **Externe Struktur:** Welche Unterstützungssysteme existieren außerhalb der Familie (zum Beispiel Freunde, Nachbarn)?
- **Kontextuelle Einflüsse:** Wie beeinflussen kulturelle, soziale, wirtschaftliche oder religiöse Faktoren die Familie?

Als Werkzeuge kommen Genogramm (grafische Darstellung der Familienstruktur über mehrere Generationen) und Ökogramm (Visualisierung der Verbindungen und Beziehungen der Familie zu externen Systemen) zur Anwendung.

Für die **Entwicklungsdimension** wird die Familie im Kontext ihres eigenen Lebenszyklus durch eine Schulgesundheitspflegeperson analysiert. Jede Familie durchläuft Phasen, wie zum Beispiel die Geburt eines Kindes, Schuleintritt, Pubertät. Diese Phasen erfordern von den Familien, dass spezifische Entwicklungs- und Anpassungsprozesse durchlaufen werden. Die Schulgesundheitspflegeperson stellt sich die folgenden Fragen:

- In welcher Phase des Familienzyklus befindet sich die betreute Familie?
- Gibt es Ereignisse, die den normalen Entwicklungsverlauf beeinflussen (zum Beispiel chronische Krankheiten von Familienmitgliedern, Trennungen, traumatische Ereignisse)?

Die Einschulung eines Kindes stellt einen typischen Anpassungsprozess dar, bei dem die Schulgesundheitspflegepersonen das Familiensystem gelingend unterstützen können.

In der **funktionalen Dimension** analysiert die Schulgesundheitspflegeperson, wie Familien im Alltag funktionieren. Das kann beispielsweise in Bezug auf die Kommunikation, innerfamiliäre Rollenverteilungen oder die Fähigkeit zur Problemlösung sein. Folgende Bereiche können hier Berücksichtigung finden:

- **Instrumentelle Funktion:** Wie bewältigt die Familie praktische Aufgaben (zum Beispiel Besuche beim ärztlichen Dienst für ein chronisch erkranktes Kind)?
- **Expressive Funktion:** Wie wird in der Familie kommuniziert? Wie werden Emotionen ausgedrückt und Konflikte gelöst?

Es geht also darum, wie Familien über Probleme sprechen und wie sie mit Stress- oder Anpassungssituationen umgehen (Wright et al., 2021). Das CFAM unterstützt Schulgesundheitspflegepersonen dabei, durch systematische Einschätzungen familiäre Umgebungen besser zu verstehen und darauf basierend gezielte Interventionen zu planen, die sowohl die Bedarfe und Bedürfnisse der Heranwachsenden wie auch ihr An- und Zugehörigennetzwerk adressieren.

4.3.2 Das Calgary-Familien-Interventions-Modell (CFIM)

Das Calgary-Familien-Interventions-Modell (CFIM) ist ein von Wright et al. (2021) entwickeltes Instrument, das speziell darauf abzielt, Familieninterventionen zu planen und umzusetzen. Es baut auf den Erkenntnissen aus dem CFAM auf und stellt damit den nächsten Versorgungsschritt dar. Damit sollen die Gesundheit und das Wohlbefinden von betreuten Familien gefördert werden. Im Kontext von Schule und Kindergarten bietet das CFIM den Schulgesundheitspflegepersonen die Möglichkeit, die Familie als Unterstützungssystem gezielt zu stärken und positive Veränderungen zu bewirken. Hierbei wird die Familie als aktiver Partner in den Pflegeprozess eingebunden.

Wright et al. (2021) betrachten dabei drei zentrale Ebenen der Veränderung. Diese sind die kognitive, affektive und verhaltensbezogene Ebene:

Bei der **kognitiven Ebene** geht es darum, das Wissen und Verstehen einer Familie, beispielsweise im Zuge von gesundheitsaktiven Maßnahmen, zu fördern.

- **Interventionen:** Aufklärung, Informationsvermittlung, Beratung und Edukation
- **Beispiele:** Eine Familie wird über die Bedeutung einer gesunden Ernährung für das Kind oder die Familie aufgeklärt. Spezifisch kann das auch die spezifische Erziehung im Setting Schule oder Kindergarten sein, beispielsweise bei der Manifestation einer Krankheit wie Diabetes mellitus.

Auf der **affektiven Ebene** werden Familien beim Umgang mit den eigenen Emotionen unterstützt bzw. emotionale Bindungen in der Familie bestärkt.

- **Interventionen:** Förderung der Ausdrucksfähigkeit von Gefühlen, Unterstützung bei der Bewältigung von Ängsten und Stress oder die Stärkung von emotionalen Beziehungen
- **Beispiele:** Die Schulgesundheitspflegeperson unterstützt Eltern dabei, wenn es bei Jugendlichen im häuslichen Umfeld beispielsweise zu selbstverletzendem Verhalten kommt, indem Verhaltensstrategien für die Eltern empfohlen werden.

Die **verhaltensbezogene Ebene** zielt darauf ab, dass das Familiensystem gesunde und nachhaltige Verhaltenspotenziale entwickelt, um für mehr zukünftige Resilienz wie auch Wohlbefinden zu sorgen.

- **Interventionen:** Anleitung, Unterstützung und Bestärken beim Entwickeln von neuen Verhaltensmustern und Routinen im Familiensystem
- **Beispiele:** Eine Maßnahme könnte ein geregelter Tagesablauf oder empfohlene Schlafhygiene für Kinder sein. Die Schulgesundheitspflegepersonen begleiten diesen Prozess, bis das gewünschte Verhalten in die Familienroutine übergeht. Dabei planen sie diesen Prozess, motivieren in der Umsetzung und schließen ihn gemeinsam mit der Familie bei Erfolg ab.

Für die Umsetzung lassen sich im Groben drei Phasen unterscheiden: Zuerst muss ein Beziehungsaufbau erfolgen, wo gegenseitiges Vertrauen hergestellt wird. Dann geht es um die gemeinsame Identifikation von Zielen wie auch Ressourcen und abschließend um die Umsetzung und Evaluation des gewünschten Erfolges.

4.3.3 15-Minuten-Familiengespräch

Beim 15-Minuten-Familiengespräch (15-Minute Family Interview) handelt es sich um ein von Wright et al. (2021) entwickeltes praktisches Instrument für eine familienzentrierte Gesundheits- und Krankenpflege. Es bietet einen strukturierten Rahmen, um in kurzer Zeit eine Familie systematisch zu analysieren, wichtige und relevante Informationen zu sammeln und erste Interventionen zu planen. Diese Gesprächsform kann als eine Kombination des CFAM und des CFIM verstanden werden, indem die systematische Analyse von familiären Strukturen und Dynamiken (CFAM) mit den gezielten Interventionen zur Förderung von Veränderungen (CFIM) vorteilhaft kombiniert wird. Das 15-Minuten-Familiengespräch ist flexibel und kann individuell an die jeweilige Familiensituation angepasst werden.

Es lassen sich drei Phasen unterscheiden: (1) Beobachtung und Selbstreflexion, (2) Vorbereitung und Planung und (3) Durchführung des Gesprächs (Horak & Haubitzer, 2021). Die folgende Abbildung 8 soll diese zusammenfassend veranschaulichen:

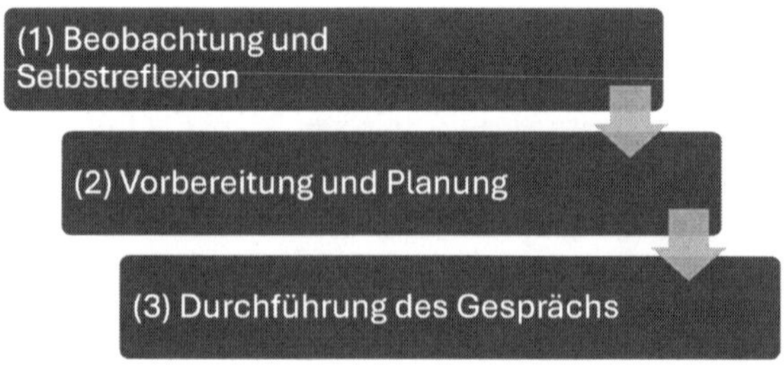

Abbildung 8: 3 Phasen des 15-Mintuten-Familiengesprächs in Anlehnung an Horak & Haubitzer (2021)

Schulgesundheitspflegepersonen können mit dieser Gesprächstechnik rasch familiäre Dynamiken erfassen, Elternkompetenz fördern, in verschiedenen Familienphasen unterstützen, Ressourcen aktiveren, kultursensibel Bedürfnisse und Bedarfe adressieren wie auch zur Gesundheitsförderung und Prävention beitragen.

4.4 Zusammenfassung

Die systemischen Ansätze von Bronfenbrenner (1992) und Wright et al. (2021) bieten Schulgesundheitspflegepersonen die Möglichkeit, Familien gelingend in den Pflege- und Betreuungsprozess einzubinden. Beide Ansätze basieren auf einem systemischen Erkennen von Problemen wie auch Ressourcenpotenzialen und ermöglichen darauf aufbauend die Durchführung und Evaluation von zielgerichteten Strategien zur Gegenregulation.

Bronfenbrenner (1992) unterstreicht dabei die Bedeutung der Familie als ein Teil eines komplexen Systems von Wechselwirkungen. Die Familie stellt in diesem Verständnis eine Mikroebene dar, die in enger Verbindung zu anderen Systemen wie Schule, Peers oder gesellschaftlichen Makrostrukturen steht. Schulgesundheitspflegepersonen berücksichtigen aus dieser Perspektive heraus nicht nur die individuelle Gesundheit eines Kindes im Setting von Schule oder Kindergarten, sondern auch die Dynamik und Einflüsse innerhalb eines Familiensystems sowie dessen Wechselwirkungen mit dem schulischen Umfeld. Damit wird das gesunde und nachhaltige Heranwachsen des Kindes als Teil einer größeren Gesellschaft gewährleistet.

Die familienzentrierte Perspektive auf die Gesundheits- und Krankenpflege nach Wright et al. (2021) bietet einen strukturierten Ansatz, um die individuellen Bedürfnisse von Familien in den Mittelpunkt zu stellen und deren Ressourcen und Potenziale zu aktivieren. Die Familie ist dabei aber nicht bloß ein bedingender Kontext, sondern wird als ein aktiver Partner im Zuge von Gesundheitsförderung und -versorgung eines Kindes verstanden. Mit dem CFAM erhalten Schulgesundheitspflegepersonen die Möglichkeit, familiäre Strukturen und Dynamiken ganzheitlich und systemisch zu betrachten. Darauf aufbauend können sie das CFIM anwenden, um familienbezogene Veränderungen auf kognitiver, affektiver und verhaltensbezogener Ebene zu fördern. Als Mittel der Wahl zur unmittelbaren und effizienten Umsetzung bietet sich das 15-Minuten-Familiengespräch an. Dieses umfasst fünf Schritte und kombiniert Aspekte von CFAM und CFIM gelingend miteinander.

4.5 Literaturverzeichnis

Adams, W. P. (2008). *Die USA im 20. Jahrhundert* (2. Auflage). Oldenbourg.

Antosik, J., Winkler, P., Kern, D., & Gugglberger, L. (2021). *Themenfeld 4 der Kinder und Jugendgesundheitsstrategie: „Gesundheitliche Chancengleichheit"*. Bundesministerium für Soziales, Gesundheit, Pflege und Konsumentenschutz (BMSGPK).

Apple, R. D. (2017). School health is community health: School nursing in the early twentieth century in the USA. *History of education review, 46*(2), 136–149.

Arnold, R. (1983). *Pädagogische Professionalisierung betrieblicher Bildungsarbeit: explorative Studie zur Ermittlung weiterbildungsrelevanter Deutungsmuster des betrieblichen Bildungspersonals*. Peter Lang.

Bergen, S., Maughan, E. D., Johnson, K. E., Cogan, R., Secor, M., & Sommer, M. (2024). The History of US Menstrual Health, School Nurses, and the Future of Menstrual Health Equity. *American Journal of Public Health, 114*(9), 903–908. https://doi.org/10.2105/AJPH.2024.307705

Bronfenbrenner, U. (1992). Ecological Systems Theory. In R. Vasta (Hrsg.), *Six theories of child development: Revised formulations and current issues* (S. 187–249).

Culen, C., Schaupp, G., & Hierzer, J. (2020). *Bericht zur Lage der Kinder und Jugendgesundheit in Österreich 2020*. Österreichische Liga für Kinder- und Jugendgesundheit.

Cutler, D., & Miller, G. (2005). The Role of Public Health Improvements in Health Advances: The Twentieth-Century United States. *Demography, 42*(1), 1–22. https://doi.org/10.1353/dem.2005.0002

Duffett, M. (2018). *Counting down Elvis: His 100 finest songs*. Rowman & Littlefield.

Erikson, E. H. (1973). *Identität und Lebenszyklus: drei Aufsätze*. Suhrkamp.

Faulstich, W. (2005). *Filmgeschichte*. UTB.

Gamerith, W., & Gerhard, U. (2017). *Kulturgeographie der USA: Eine Nation begreifen*. Springer.

Gerlach, A. (2013). *Professionelle Identität in der Pflege: Akademisch Qualifizierte zwischen Tradition und Innovation*. Mabuse.

Horak, M., & Haubitzer, S. (2021). *Community Health Nurse*. Facultas.

Houlahan, B., & Deveneau, L. (2021). The Promotion of Early School Nurses in Virginia: Learning From Our History (1900 to Present) to Build a New Future. *The Journal of School Nursing, 37*(3), 166–175. https://doi.org/10.1177/1059840519850877

Hutter, H.-P., & Weitensfelder, L. (2024). *Pilotprojekt „School Nurses" in Wien – Endbericht*. Medizinische Universität Wien.

Klenk, K. (2022). Gesetzlicher Rahmen Schulgesundheit. Stadt Wien – Gesundheitsdienst.

Klenk, K. (2025). School Nurses: Wo steht Österreich? *Die Schwester | Der Pfleger, 57*(8), 26–28.

Köllner, H. P. (2023). Schulgesundheitspflege – School Health Nursing: Der Professionsgrad eines neuen in Entstehung befindlichen Betätigungsfeldes. *Österreichische Pflegezeitschrift,* 76(3), 12–15.

Kunter, M., & Trautwein, U. (2013). *Psychologie des Unterrichts*. Schöningh UTB.

Loschiavo, J. (2019). *Fast Facts for the School Nurse: What You Need to Know*. Springer.

National Association of School Nurses. (2022). *School Nursing: Scope and Standards of Practice* (4. Auflage). National Association of School Nurses (NASN).

Nelson, E. H. (2019). *The Breakfast Club : John Hughes, Hollywood, and the golden age of the teen film*. Routledge.

Paulus, C. (2019). *Gewalt, Amok und Medien: erkennen – vorbeugen – handeln*. W. Kohlhammer.

Piaget, J. (2010). *Das Weltbild des Kindes* (9. Auflage). Dtv.

Pollitt, P. (1994). Lina Rogers Struthers: The First School Nurse. *Journal of School Nursing, 10*(1), 34–36.

Presse-Service der Stadt Wien. (2025). *Stadt Wien weitet das Projekt School Nurses bis zum Schulstart 2025/26 aus*. https://presse.wien.gv.at/presse/2025/02/24/stadt-wien-weitet-das-projekt-school-nurses-bis-zum-schulstart-2025-26-aus

Quinn, S. M., & Ford, C. A. (2018). Why We Should Worry About "13 Reasons Why". *Journal of Adolescent Health, 63*(6), 663–664. https://doi.org/10.1016/j.jadohealth.2018.09.009

Scalvini, M. (2020). 13 Reasons Why: can a TV show about suicide be 'dangerous'? What are the moral obligations of a producer? *Media, culture & society, 42*(7–8), 1564–1574. https://doi.org/10.1177/0163443720932502

Schlack, R., Neuperd, L., Junker, S., Eicher, S., Hölling, H., Thom, J., Ravens-Sieberer, U., & Beyer, A.-K. (2023). Veränderungen der psychischen Gesundheit in der Kinder-und Jugendbevölkerung in Deutschland während der COVID-19-Pandemie – Ergebnisse eines Rapid Reviews. *Journal of Health Monitoring, 8*(S1), 1–74. https://doi.org/10.25646/10760

Stanley, M. J., & Dandridge, B. A. (2020). Public Settings. In C. Rector & M. J. Stanley (Hrsg.), *Community and public health nursing* (S. 797–828). Lippincott Williams & Wilkins.

Tanner, A., Griffin, R., Stanislo, K. J., Hinkley, T., Walsh, C. A., Clark, E., Graf, K., La Point, R., & D'Souza-Vazirani, D. (2024, May). A Contemporary Framework Update for Today's School Nursing Landscape: Introducing the School Nursing Practice Framework™. *NASN School Nurse, 39*(3), 140–147.

Wright, L. M., Leahey, M., Shajani, Z., & Snell, D. (2021). *Familienzentrierte Pflege: Lehrbuch für Familien-Assessment und Interventionen*. Hogrefe.

Wygotski, L. S. (1964). *Denken und Sprechen*. Fischer.

5 Schulgesundheitspflege als Schnittstelle zwischen Gesundheits-, Sozial- und Bildungssystem

Die Schulgesundheitspflege bildet eine wesentliche Schnittstelle zwischen den Bereichen Gesundheit, Soziales und Bildung. Sie verbindet pflegerische Versorgung, Gesundheitsförderung und Prävention sowie psychosoziale Unterstützung im schulischen Alltag.

Dieses Kapitel gibt einen Einblick in die föderalen Strukturen Österreichs in Bezug auf Gesundheit und Bildung, die die Implementierung, Umsetzung und das Agieren der Schulgesundheitspflege beeinflussen. Vor dem Hintergrund der wechselseitigen Zusammenhänge von Bildung und Gesundheit in einer Lebensphase, die von prägenden Lernerfahrungen gekennzeichnet ist, wird die Bedeutung dieses Themas beleuchtet und diskutiert, wie das sensible Zusammenspiel der beteiligten Akteur*innen gelingen kann.

Lernergebnisse nach Durcharbeiten dieses Kapitels:

- Die Leser*innen erhalten einen Überblick über die Rolle der Schulgesundheitspflege als Schnittstelle zwischen Gesundheits-, Sozial- und Bildungssystem in Österreich.
- Die Leser*innen können die Aufgaben, Potenziale und Funktionen der Schulgesundheitspflege, insbesondere ihre Brückenfunktion zwischen den Systemen, beschreiben.
- Die Leser*innen können die multiprofessionelle Zusammenarbeit und die Aufgabenverteilung innerhalb von Schulgesundheitsteams erläutern.
- Die Leser*innen kennen Chancen und Herausforderungen bei der Implementierung und flächendeckenden Etablierung der Schulgesundheitspflege in Österreich.
- Die Leser*innen entwickeln ein Verständnis dafür, wie Schulgesundheitspflege gesundheitliche, soziale und pädagogische Aspekte ganzheitlich berücksichtigen und gesundheitliche Ungleichheiten reduzieren könnte.

5.1 Systemische Rahmenbedingungen in Österreich

Die Rahmenbedingungen für die gesellschaftliche Entwicklung in Österreich werden maßgeblich durch drei zentrale Systeme geprägt: das Sozialsystem, das Gesundheitssystem und das Bildungssystem. Diese Systeme sind eng miteinander verflochten, verfolgen jedoch jeweils spezifische Ziele. In diesem Kapitel werden die einzelnen Systeme beleuchtet, um anschließend auf dieser Grundlage die Rolle der Schulgesundheitspflege als Schnittstelle zwischen Sozial-, Gesundheits- und Bildungssystem näher zu untersuchen und zu diskutieren.

5.1.1 Das Sozialsystem – ein Überblick

Die österreichische Sozialpolitik zielt darauf ab, Risiken wie Armut, Gewalt und soziale Ausgrenzung systematisch zu bekämpfen. Grundlage dafür ist ein umfassendes Netzwerk aus Sozialleistungen, das von Sozialsystemen und strukturellen Unterstützungsmaßnahmen getragen wird. Dieses Netzwerk ist über viele Jahre gewachsen und bildet heute eine zentrale Säule der österreichischen Gesellschaft, da es sowohl individuelle Sicherheit bietet, als auch den gesellschaftlichen Zusammenhalt stärkt. Das Sozialsystem umfasst drei wesentliche Bereiche: die Sozialversicherung, die Sozialhilfe und Mindestsicherung sowie die allgemeine Sozialpolitik und Förderung.

Die Sozialversicherung bildet das Rückgrat der sozialen Sicherheit in Österreich. Sie unterstützt Menschen im Falle von Krankheit, Unfall, Erwerbsunfähigkeit und im Alter in Form der gesetzlichen Pensions-, Kranken- und Unfallversicherung. Damit wird nicht nur die Existenzsicherung gewährleistet, sondern auch die Möglichkeit eröffnet, in kritischen Lebenssituationen auf professionelle Hilfe und finanzielle Absicherung zurückzugreifen (Bundesministerium Arbeit, Soziales, Gesundheit, Pflege und Konsumentenschutz, 2025). Im Rahmen der Reform des Sozialversicherungs-Organisationsgesetzes wurden die Sozialversicherungsträger in den Jahren 2019/2020 neu organisiert. Diese Reform zielte darauf ab, Strukturen zu vereinfachen, Effizienz zu steigern und den Zugang zu Leistungen für die Bürger*innen transparenter und leichter verständlich zu machen (Bundesministerium für Arbeit, Soziales, Gesundheit, Pflege und Konsumentenschutz, 2023). Darüber hinaus stellt das Sozialsystem die Mindestsicherung für Menschen in finanziell herausfordernden Lebenslagen bereit. Die Leistungen sind grundsätzlich an Einkommensgrenzen gekoppelt und basieren auf dem Sozialhilfe-Grundsatzgesetz, das Höchstsätze für Alleinlebende und Paare definiert. Im Jahr 2025 betrug der Höchstsatz für alleinlebende Menschen 1.209 € und für Paare 1.693 €. Dadurch wird sichergestellt, dass ein Mindestmaß an Lebensstandard für alle gewährleistet bleibt, auch wenn die individuelle Einkommenssituation angespannt ist. Im Bereich der allgemeinen Sozialpolitik liegt der Fokus auf Maßnahmen, die den gesellschaftlichen Zusammenhalt und die Teilhabe stärken, sowie auf sozialpolitischer Forschung zu Lebensbedingungen, Kinderarmut, Inflationseffekten und den Folgen von und Fördermaßnahmen zur Pandemie. Die Sozialpolitik unterstützt außerdem NGOs in den Bereichen Armutsbekämpfung, soziale Teilhabe, Geschlechtergleichstellung und Jugendprojekte (Bachner et al., 2019). Die Zuständigkeiten des Bundesministeriums für Arbeit, Soziales, Gesundheit, Pflege und Konsumentenschutz (BMASGPK) umfassen die Bereiche Arbeit, Soziales, Gesundheit und Pflege. Das Ressort Arbeit konzentriert sich auf arbeitsmarktpolitische Maßnahmen zur Sicherstellung und Förderung von Vollbeschäftigung. Wichtige Zielsetzungen sind die Stärkung älterer Arbeitnehmer*innen im Erwerbsprozess, Qualifizierungsangebote und Chancengleichheit, die durch das Arbeitsmarktservice (AMS) umgesetzt werden. Besonderes Augenmerk wird darauf gelegt, dass Menschen mit unterschiedlichen Ausgangslagen, unabhängig von Alter, Geschlecht oder Bildungsstand, die Möglichkeit haben, aktiv am Arbeitsleben teilzunehmen. Das BMASGPK ist im Bereich Soziales für die Oberaufsicht über die Sozialversicherungssysteme wie zum Beispiel die Kranken- und Unfallversicherung zuständig, gestaltet die Sozialpolitik mit und koordiniert Förderungen zur sozialen Eingliederung. Im Pflegebereich sichert das BMASGPK durch das Pflegegeldsystem finanzielle Unterstützung für Betroffene. Mit der Pflegereform I–III wurden wichtige Änderungen für die Berufsgruppe der Gesundheits- und Krankenpflege, aber auch für Auszubildende in der Pflege, pflegende Angehörige und 24-Stunden-Betreuer*innen umgesetzt. Des Weiteren wurden im Rahmen der Reform die Erstverordnung von Medizinprodukten durch die Gesundheits- und Krankenpflege sowie der Ausbau von Angehörigengesprächen festgelegt. Ziel dieser Reform ist es, die Qualität der Pflege weiter zu erhöhen und gleichzeitig pflegende Angehörige stärker zu entlasten und einzubeziehen. Die Einführung des Pflegekarenzgeldes und von Pflegekursen soll pflegende Angehörige unterstützen und entlasten. Initiativen zur Unterstützung von Young Carers, wie beispielsweise die „Young Carers Austria App", rücken junge pflegende Angehörige in den Fokus (Bundesministerium für Arbeit, Soziales, Gesundheit, Pflege und Konsumentenschutz, 2025). Dieser Aspekt zeigt, dass auch vulnerable Gruppen innerhalb der Gesellschaft nicht außer Acht gelassen und gezielt gefördert werden. Für die Gesundheits- und Krankenpflegeberufe brachten unter anderem die Reformpakete die Erstverordnung von Medizinprodukten, die (Weiter-) Verordnung von Arzneimitteln und die Pflegegeldeinstufung durch Gesundheits- und Krankenpflegepersonen sowie eine Neugestaltung der DGKP-Kompetenzen im Bereich der medizinischen Diagnostik und Therapie (Bundesministerium für Arbeit, Soziales, Gesundheit, Pflege und Konsumentenschutz, 2024). Diese zunehmende Eigenständigkeit der Gesundheits- und Krankenpflegepersonen in den genannten Bereichen könnte die Umsetzung von Spezialisierungen im außerklinischen Setting, wie beispielsweise die der School Nurse, erleichtern. Im Gesundheitsbereich steuert das BMASGPK die Entwicklung des Gesundheitssystems, einschließlich der Gesundheitsförderung und Prävention. Die Agenda 2024 zur Gesundheitsförderung umfasst ein Gesundheitsförderungsgesetz, den Fonds „Gesundes Österreich" und nationale Gesundheitsziele. Netzwerke wie EuroHealthNet und das Konzept der „Gesunden Schule" sind Teil der Umsetzung. Das Europäische Netzwerk „Gesundheitsfördernde Schulen" wurde 1992 als Gemeinschaftsprojekt der WHO, des Europarats und der EU ins Leben gerufen und wird seit 2007 unter dem Namen „Schools for Health in Europe Network" (SHE) weitergeführt. Dieses Netzwerk dient als Plattform für den Austausch von Wissen und Erfahrungen und trägt dazu bei, dass Gesundheitsförderung über nationale Grenzen hinweg gedacht und umgesetzt wird (Bundesministerium für Arbeit, Soziales, Gesundheit, Pflege und Konsumentenschutz, 2025). Auf der Webseite des SHE wird auch auf die Rolle der School Nurse hingewiesen, was jedoch in den regionalen Konzepten nicht abgebildet wird. Dies zeigt, dass die Umsetzung internationaler Konzepte in nationale Strukturen häufig unterschiedlich verläuft und an länderspezifische Gegebenheiten angepasst wird.

Die Darstellung der wesentlichen Strukturen der österreichischen Sozialpolitik sowie der Aufgabenfelder des BMASGPK macht deutlich, wie eng soziale Sicherung, Pflege und Gesundheitsförderung miteinander verknüpft sind. Um das Zusammenspiel dieser Bereiche zu verdeutlichen, wird im nächsten Schritt das Gesundheitssystem näher betrachtet. Es bildet nicht nur einen eigenständigen Teil der Sozialpolitik, sondern stellt zugleich eine zentrale Grundlage für die gesundheitliche Versorgung und Prävention der Bevölkerung und somit auch der Kinder und Jugendlichen im Setting Schule dar.

5.1.2 Das Gesundheitssystem – ein Überblick

Das österreichische Gesundheitssystem ist föderalistisch organisiert und weist eine starke Fragmentierung auf, indem die Aufgaben auf Bund, Länder und Sozialversicherung verteilt sind. Dieses föderale Prinzip bedeutet, dass die Verantwortung nicht bei einer zentralen Stelle liegt, sondern sich auf verschiedene Ebenen aufteilt, was einerseits Vielfalt ermöglicht, andererseits aber auch zu komplexen Abstimmungsprozessen führt. Die starke Fragmentierung spiegelt sich in der Verantwortlichkeit und Finanzierung wider. So obliegt Bund und Ländern beispielsweise gemeinsam die Krankenhausversorgung, die Zuständigkeit der Sozialversicherung findet sich in der Finanzierung des extramuralen Bereichs, die Langzeitpflege ist wiederum im Sozialbereich verankert und größtenteils von den Ländern und Gemeinden abhängig. Diese Verteilung verdeutlicht, dass eine klare Abgrenzung der Zuständigkeiten oftmals schwierig ist und verschiedene Akteur*innen eng miteinander kooperieren müssen. Grundsätzlich basiert das Sozialversicherungssystem auf dem Bismarck-System, welches eine Pflichtkrankenversicherung für alle vorsieht und durch Beiträge von Arbeitnehmer*innen und Arbeitgeber*innen finanziert wird. Genauer wird das österreichische Gesundheitssystem zu etwa 60 Prozent aus sozialversicherungspflichtigen Beiträgen und zu 40 Prozent aus Steuern in Form von Umsatz-, Einkommen- und Tabaksteuer finanziert (Bachner et al., 2019). Damit beruht die Finanzierung auf einem Mischsystem, das sowohl einkommensabhängige Beiträge als auch allgemeine Steuereinnahmen einbezieht, um eine möglichst breite und stabile Grundlage zu schaffen. Einer Schätzung der Statistik Austria (2025) zufolge liegen die Gesundheitsausgaben bei 57,03 Mrd. Euro oder 11,8 % des Bruttoinlandsprodukts (BIP) und somit deutlich über dem EU-Durchschnitt (Bachner et al., 2019). Diese hohe Ausgabenquote verdeutlicht, welche zentrale Rolle das Gesundheitssystem in Österreich einnimmt und wie stark finanzielle Ressourcen in die Sicherstellung einer umfassenden Versorgung der Bevölkerung investiert werden (Statistik Austria. Bundesanstalt Statistik Österreich, 2025).

Die eingangs erwähnte Fragmentierung hat nicht nur eine gesplittete Finanzierung, sondern auch eine geteilte Verantwortung zur Folge. Daher ist es erforderlich, dass zahlreiche Institutionen auf Bundes-, Landes- und Gemeindeebene eng zusammenarbeiten, um Versorgungskontinuität und Qualität sicherzustellen. Dadurch wird eine durchgängige Planung und Finanzierung bei der Verlagerung von Leistungen vom stationären in den ambulanten Bereich erschwert. Die „Zielsteuerung Gesundheit" versucht, diese Fragmentierung durch gemeinsame Planungsgremien, die Bundes- und Landes-Zielsteuerungskommissionen, zu überwinden. Jedoch blockieren föderale Interessen die Umsetzung (Bachner et al., 2019). Dies zeigt, dass politische und regionale Interessenlagen häufig Einfluss auf die praktische Umsetzung von Reformmaßnahmen haben und nicht immer leicht in Einklang zu bringen sind.

Seit 2013 steuern die Bundes-Zielsteuerungskommission (B-ZK) und die Landes-Zielsteuerungskommissionen (L-ZK) das System im Rahmen der Reform „Zielsteuerung-Gesundheit". Der Österreichische Strukturplan Gesundheit (ÖSG) und die regionalen Strukturpläne (RSG) dienen der integrierten Planung und sind teilweise bereits seit 2018 verbindlich (Bachner et al., 2019). Der „Österreichische Strukturplan Gesundheit 2023" (ÖSG) wurde am 15. Dezember 2023 von der Bundes-Zielsteuerungskommission beschlossen. Der aktuelle Textband enthält alle bis zum 25. April 2025 beschlossenen Anpassungen. Durch diese kontinuierliche Aktualisierung soll gewährleistet werden, dass der Plan an neue Entwicklungen, gesundheitspolitische Herausforderungen und veränderte Bedarfe der Bevölkerung angepasst bleibt. Er bildet den Rahmen für die RSG, die auf Länderebene gemeinsam mit der Sozialversicherung umgesetzt werden. Damit soll eine einheitliche und hochwertige Versorgung in ganz Österreich sichergestellt werden (Bundes-Zielsteuerungskommission, 2025). Auf der offiziellen Website des ÖSG beschreibt die Gesundheit Österreich GmbH den Strukturplan als „lebendes Dokument", das nach den Vorgaben der Zielsteuerung Gesundheit kontinuierlich weiterentwickelt wird. Dieses Verständnis als „lebendes Dokument" zeigt, dass die Gesundheitsversorgung als dynamischer Prozess betrachtet wird, der ständigen Anpassungen unterliegt. Das Konzept „School Nurse" ist derzeit nicht im ÖSG enthalten (Bundes-Zielsteuerungskommission, 2025). Das macht deutlich, dass der internationale Ansatz der „School Nurse" bislang nicht in eine österreichweite Strategie auf Bundespolitikebene inkludiert oder in bestehende Strukturen integriert wurde. In der Darstellung der Strukturen, Finanzierungswege und Akteur*innen des österreichischen Gesundheitssystems wird deutlich, wie zentral die gesundheitliche Versorgung und Prävention für die Bevölkerung sind. Die Gesundheitspolitik hat Auswirkungen auf viele Bereiche der Gesellschaft, denn die Gesundheit einer Bevölkerung ist entscheidend für den Erhalt und die Weiterentwicklung staatlicher Strukturen. Dies spiegelt sich im Ansatz „Health in All Policies" (HiAP), was übersetzt „Gesundheit in allen Politikbereichen" bedeutet, wider, nach dem auch die Umsetzung der Gesundheitsziele Österreichs für die Zielsteuerung Gesundheit ausgerichtet ist (Griebler et al., 2023). Grundsätzlich orientiert sich HiAP an den Gesundheitsdeterminanten, welche zur Verbesserung der Gesundheit herangezogen werden, aber hauptsächlich durch Politikmaßnahmen aus anderen Sektoren gesteuert werden. Der HiAP-Ansatz basiert auf der Erkenntnis, dass die Gesundheit der Bevölkerung nicht nur ein Ergebnis der Aktivitäten des Gesundheitssektors ist, sondern in hohem Maße von den Lebensbedingungen und anderen gesellschaftlichen und wirtschaftlichen Faktoren bestimmt wird und dadurch oftmals durch Maßnahmen und Strategien außerhalb des Gesundheitssektors beeinflusst wird. HiAP beschäftigt sich somit nicht nur mit der Gesundheit der Bevölkerung und den Gesundheitsdeterminanten, sondern auch mit politischen Maßnahmen. Diese werden im Rahmen der Politikgestaltung auf allen Ebenen der Regierungsführung ergründet, einschließlich der europäischen, nationalen, regionalen und lokalen Ebene. Der Ansatz legt den Schwerpunkt daher nicht ausschließlich auf individuelle Faktoren und Lebensweisen, sondern befasst sich damit, wie diese durch öffentliche Politik beeinflusst werden (Ståhl et al., 2006). Die Determinanten von Gesundheit beziehen sich auf Faktoren, die einen positiven und negativen Einfluss auf die Gesundheit der Bevölkerung nehmen können. Zu den Determinanten gehören das soziale und wirtschaftliche Umfeld sowie die physische Umwelt ebenso wie die individuellen Eigenschaften und Verhaltensweisen einer Person. Soziale und wirtschaftliche Bedingungen wie Armut, soziale Ausgrenzung, Arbeitslosigkeit und schlechte Wohnverhältnisse stehen in engem Zusammenhang mit dem Gesundheitszustand. Sie sind ausschlaggebend für gesundheitliche Ungleichheiten und erklären, warum Menschen in Armut früher sterben und häufiger erkranken als Menschen, die unter privilegierteren Bedingungen leben. Unter sozialen Determinanten von Gesundheit werden soziale Bedingungen verstanden, unter denen Menschen leben und arbeiten (Dahlgren & Whitehead, 1991). Das von Dahlgren und Whitehead (1991) entwickelte Determinantenmodell zur Gesundheit veranschaulicht die unterschiedlichen Ebenen, die auf die Gesundheit des Individuums einwirken. In ihrem Artikel beschreiben sie die Erhöhung der Chancengleichheit als oberstes Ziel der Public-Health-Politik. Das Ziel besteht darin, die Unterschiede in der Bevölkerungsgesundheit so gering wie möglich zu halten, um eine Verbesserung der Gesundheit aller erreichen zu können (Dahlgren & Whitehead, 1991).

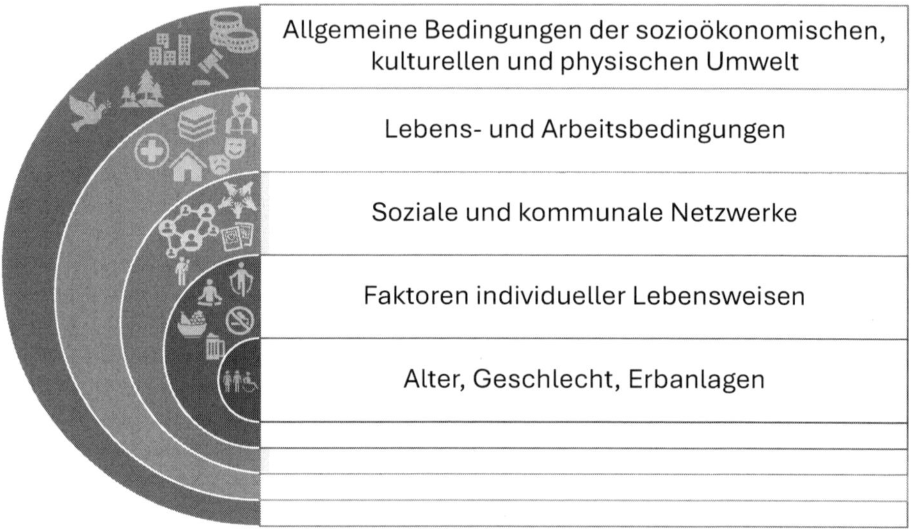

Abbildung 9: Gesundheitsdeterminanten nach Dahlgren & Whitehead (1991)

Das Modell zeigt eine Wechselwirkung zwischen individuellen Faktoren eines Menschen, der sozialen Umwelt, den Lebens-, Bildungs- und Arbeitsbedingungen sowie den wirtschaftlichen, ökologischen und politischen Rahmenbedingungen. Diese Faktoren beeinflussen Gesundheit und Krankheit im gleichen Ausmaß (Dahlgren & Whitehead, 1991). Dies zeigt die Bedeutung von HiAP als wesentlichen Ansatz zur Verbesserung der Gesundheit der Bevölkerung und zur Verringerung gesundheitlicher Ungleichheiten, da Gesundheit auch außerhalb des Gesundheitssektors liegt und soziale und wirtschaftliche Faktoren berücksichtigt werden müssen (Ståhl et al., 2006). Bildung ist unter anderem eine Basis der vierten Ebene „Lebens- und Arbeitsbedingungen" der Gesundheitsdeterminanten, denn Bildung beeinflusst die späteren Berufschancen, das Einkommen und somit auch die Wohnsituation, die Ernährung und den Zugang zur Gesundheitsversorgung. Im Hinblick auf den „Health in All Policies"-Ansatz wird das Bildungssystem im nächsten Kapitel als Akteur in Bezug auf die Gesundheit der Bevölkerung näher betrachtet.

5.1.3 Das Bildungssystem – ein Überblick

Um den Einfluss des Bildungssystems auf die Determinanten der Gesundheit nachvollziehbar zu beschreiben, soll zuerst näher auf die österreichische Gesetzeslage eingegangen werden. Gemäß § 1 Abs. 1–2 des Schulpflichtgesetzes 1985 gilt in Österreich die Schulpflicht für alle Kinder, die sich dauerhaft in Österreich aufhalten. Unter Kindern werden Minderjährige verstanden, die nach Maßgabe des Gesetzes als schulpflichtig gelten oder zum Besuch einer allgemeinbildenden Pflichtschule berechtigt sind. Damit stellt das Gesetz sicher, dass Bildung für alle Kinder zugänglich ist und eine Mindestbildung gewährleistet wird, unabhängig von sozialem oder regionalem Hintergrund. Demnach beginnt laut dem Schulpflichtgesetz § 2 Abs. 1 die Schulpflicht in Österreich mit der Vollendung des sechsten Lebensjahres und dauert laut Schulgesetz § 3 neun Schuljahre. Die gesetzlich verankerte Dauer garantiert eine durchgängige Bildungsphase im Kindes- und Jugendalter, die sowohl Basiswissen als auch grundlegende Kompetenzen vermittelt (oesterreich.gv.at-Redaktion, 2021). Diese gesetzlichen Rahmenbedingungen adressieren somit auch die sozialen Determinanten der Gesundheit, indem gewährleistet wird, dass Kinder und Jugendliche einen gewissen Grad an Bildung verpflichtend erlangen. Darüber hinaus ist auch die medizinische Versorgung der Kinder und Jugendlichen im Setting Bildung im Schulunterrichtsgesetz Absatz 15 § 66 und § 66a geregelt. Die Zuständigkeit der Gesetzgebung des Schulunterrichtsgesetzes liegt beim Bund, wobei die Vollziehung den Ländern und dem Bund obliegt (Kepplinger et al., 2022). Daher gilt auch im Bereich der Schulgesundheit ein föderales Modell, in dem Verantwortung und Umsetzung geteilt sind.

Grundsätzlich ist das Schulsystem in allgemeinbildende und berufsbildende Schulen gegliedert. Die Einteilung erfolgt gemäß § 3 Schulorganisationsgesetz nach Alter, Reife und Berufsorientierung. Zu den Schulen zählen Pflichtschulen, allgemeinbildende höhere Schulen (AHS), berufsbildende höhere Schulen (BHS) sowie berufsbildende Pflicht- und Mittelschulen. Diese Struktur ermöglicht es, den unterschiedlichen Bildungsbedarfen der Schüler*innen gerecht zu werden, mit dem Ziel, auf individuelle Interessen und Begabungen einzugehen. Die operative Steuerung des Schulsystems erfolgt über Bildungsdirektionen, die als regionale Verwaltungsvertretungen des Bundes fungieren. Um Planung und Steuerung vor Ort zu ermöglichen, inklusive Schulbau und Monitoring, ist das Bildungssystem in Bildungsregionen unterteilt (Bundesministerium für Bildung, 2025a). Die Unterteilung in Bildungsregionen erleichtert eine praxisnahe Umsetzung von Bildungsstrategien und eine Koordination von Ressourcen auf regionaler Ebene. Laut dem Bundesministerium für Bildung (2025) legt das österreichische Schulsystem den Fokus darauf, Schüler*innen individuelle Bildungswege zu ermöglichen, ihre Stärken und Begabungen zu fördern und sie auf ein selbstbestimmtes Leben vorzubereiten. Dabei werden drei zentrale Wirkungsziele genannt. Erstens die Hebung des Bildungsniveaus, insbesondere durch kompensierende Maßnahmen bezüglich etwaiger Lernrückstände, wie sie beispielsweise durch die Auswirkungen der Corona-Pandemie entstanden sind. Solche Maßnahmen tragen dazu bei, bestehende Bildungsdefizite auszugleichen und gleiche Startbedingungen für alle Schüler*innen zu schaffen. Zweitens die Förderung von Chancen- und Geschlechtergerechtigkeit, abgestimmt auf verschiedene Bedürfnisse, Talente und Fördermaßnahmen. Dies umfasst unter anderem spezielle Programme für benachteiligte Gruppen sowie die Berücksichtigung unterschiedlicher Lernstile und individueller Förderbedarfe. Das dritte Wirkziel umfasst die Orientierung am Arbeitsmarkt durch verstärkte Angebote in der MINT-/IT-Bildung und in der Pflege sowie durch strukturierte Bildungswege (Bundesministerium für Bildung, 2025b). Damit soll der Übergang von der Schule in die Berufswelt erleichtert und die Schüler*innen sollen am Arbeitsmarkt gestärkt werden. Die Wirkziele adressieren auch die Gesundheitsdeterminanten, da ein höheres Bildungsniveau, Chancen- und Geschlechtergerechtigkeit sowie die Orientierung am Arbeitsmarkt in weiterer Folge mit verbesserten Lebens- und Arbeitsbedingungen sowie einem besseren Gesundheitszustand einhergehen.

In Österreich hängen Bevölkerungsdichte und der Ausbau der Schulstrukturen unmittelbar zusammen. In urbanen Gebieten sind die Dichte und Varianz an Schulen um ein Vielfaches höher als in ländlichen Gebieten mit entsprechend niedrigerer Bevölkerungsdichte (Kepplinger et al., 2022). Dies führt dazu, dass der Zugang zu Bildungsangeboten stark von der geografischen Lage abhängig sein kann und in ländlichen Regionen teilweise eingeschränkter ist. Grundsätzlich werden die Schulstrukturen in Österreich in die folgenden Kategorien eingeteilt: Gemeinde ohne Schule, Volksschulgemeinde mit einer oder mehreren Volksschulen, Pflichtschulgemeinde und voll ausgebaute Schulgemeinde. Die Verteilung der Schulstrukturen in Österreich ist unterschiedlich. So hat Wien als Ballungszentrum den höchsten Anteil an voll ausgebauten Schulstrukturen im Vergleich zu den anderen Bundesländern. Im Burgenland haben beispielsweise 40 % der Gemeinden eine Kleinvolksschule mit höchstens drei Klassen pro Schule. Die unterschiedliche Ausprägung der Schulstrukturen wirkt sich direkt auf Klassengröße, Ressourcenverfügbarkeit und die organisatorische Umsetzung von schulischen Programmen aus. Die unterschiedlichen Schulstrukturen geben unter anderem Auskunft über die Zahl der Schüler*innen pro Klasse und Schule. Die meisten Schüler*innen pro Klasse hat Wien. Die Anzahl der Schüler*innen in Wiens Klassen ist ca. 20 % höher als in anderen Bundesländern. Grundsätzlich haben 61 % der Volksschulen aus 66 % der Gemeinden weniger als 100 Schüler*innen, davon haben etwa 27 % der Volksschulen aus 30 % der Gemeinden weniger als 50 Schüler*innen (Oberwimmer et al., 2019). Diese Zahlen verdeutlichen die erheblichen Unterschiede zwischen städtischen und ländlichen

Schulen, was die Planung und Bereitstellung von schulischen Gesundheitsdiensten komplexer macht.

Dies wirft die Frage nach der Sinnhaftigkeit einer Schulgesundheitspflege in jeder Schule bzw. Gemeinde auf. In anderen Ländern, wie beispielsweise Deutschland, erfolgt die Umsetzung mit einem Schlüssel von einer Schulgesundheitspflegeperson auf 400 Schüler*innen. In Österreich wäre dies aufgrund der geringen Schüler*innenanzahl an vielen Schulen nicht umsetzbar. Daher wäre eine flexible, temporäre Lösung erforderlich, die den besonderen regionalen Gegebenheiten Rechnung trägt und dennoch eine angemessene Gesundheitsversorgung sicherstellt (Kepplinger et al., 2022). Die Gesundheitsversorgung an Schulen ist ein Beispiel für den „Health in All Policies"-Ansatz, denn sie zeigt, wie Entscheidungen auf bildungspolitischer Ebene die Gesundheit von Kindern und Jugendlichen beeinflussen können. Daher nimmt das Bildungssystem eine zentrale Rolle im Rahmen von HiAP ein, da es wesentlich zu den sozialen Determinanten von Gesundheit beiträgt. Bildung beeinflusst nicht nur individuelle Kompetenzen und Berufschancen, sondern auch Einkommen, Wohnsituation und damit verbundene Lebens- und Arbeitsbedingungen, die sich direkt auf den Gesundheitszustand auswirken (Dahlgren & Whitehead, 1991). In Österreich stellt die gesetzlich verankerte Schulpflicht sicher, dass alle Kinder Zugang zu Bildung haben, wodurch eine Grundlage für Chancengleichheit geschaffen wird. Damit wird das Bildungssystem zu einem zentralen Instrument, um langfristig gesundheitliche Chancen zu verbessern und die Gesundheit der Bevölkerung zu stärken. Die in der Schule tätigen Akteur*innen können somit eine Basis für die gesunde Entwicklung der Kinder und Jugendlichen schaffen.

5.2 Akteur*innen in der Schulgesundheit

Historisch betrachtet wurden die gesundheitlichen Belange der Schüler*innen sowie die Unterstützung der Lehrer*innen in den Bereichen Schulhygiene und Gesundheit unter dem Begriff der „Schulgesundheitspflege" zusammengefasst (Gamper, 2002 zitiert nach Kepplinger et al., 2022). Der Begriff der Schulgesundheitspflege wurde im Schulunterrichtsgesetz in den §§ 62, 63a und 64 erwähnt, wobei es sich dabei nicht um Aufgaben des gehobenen Dienstes für Gesundheits- und Krankenpflege handelte. Im Jahr 2018 wurde der Begriff der Schulgesundheitspflege im Rahmen der Novellierung des Schulunterrichtsgesetzes in § 66 durch den Begriff der „Schulärzte" [sic] ersetzt. Im Gesundheits- und Krankenpflegegesetz wird der Begriff der „Schulgesundheitspflege" im Berufsbild in § 12 thematisiert. § 12 Abs. 5 GuKG lautet: „Der gehobene Dienst für Gesundheits- und Krankenpflege entwickelt, organisiert und implementiert pflegerische Strategien, Konzepte und Programme zur Stärkung der Gesundheitskompetenz, insbesondere bei chronischen Erkrankungen, im Rahmen der Familiengesundheitspflege, der Schulgesundheitspflege sowie der gemeinde- und bevölkerungsorientierten Pflege." Diese gesetzliche Verankerung zeigt die Bedeutung der Gesundheits- und Krankenpflege in der schulischen Gesundheitsversorgung und deren Beitrag zur Prävention und Förderung der Gesundheit von Kindern und Jugendlichen. Der Begriff der „School Nurse" als Tätigkeitsfeld des gehobenen Dienstes für Gesundheits- und Krankenpflege findet sich auch im Regierungsprogramm 2025–2029 unter dem Punkt „Kindergesundheitspaket". Dort wird der „Ausbau von Gesundheitsteams in Bildungseinrichtungen unter Einbeziehung von ‚School Nurses' und psychosozialen Angeboten" als Ziel formuliert (Bundeskanzleramt, 2025).

Generell besteht das medizinische und psychosoziale Unterstützungspersonal in der Schule aus Schulärzt*innen, Schulpsycholog*innen, Schulsozialarbeiter*innen sowie Jugendcoaches (Grandy et al., 2015). In Wien wird seit einigen Jahren an ausgewählten Standorten zudem die Schulgesundheitspflege pilotiert (Hutter & Weitensfelder, 2024). Die Anforderungen, Qualitätsstandards und die Dienstaufsicht sind in allen Berufsgruppen des medizinischen und psychosozialen Unterstützungssystems unterschiedlich geregelt, wobei die Jugendcoaches die einzige Berufsgruppe sind, deren Anforderungen und Qualität konkret über das Sozialministeriumservice durch das Gesundheitsministerium bestimmt werden. Die Anforderungen und die Qualität der Schulärzt*innen werden über die Bildungsdirektion geregelt (Grandy et al., 2015). Die medizinische Versorgung von Kindern und Jugendlichen im schulischen Umfeld ist in §§ 66 und 66a des Schulunterrichtsgesetzes geregelt. Die Zuständigkeiten im Gesundheits- und Bildungssektor sind komplex und zwischen Bund und Ländern aufgeteilt. Die schulärztlichen Tätigkeiten sind im Schulunterrichtsgesetz verankert, wobei einzelne Tätigkeiten auf Lehrkräfte übertragen werden können. Gemäß Abschnitt 15 § 66 des Schulunterrichtsgesetzes beinhaltet die schulärztliche Betreuung eine schulärztliche Untersuchung, die einmal pro Schuljahr erfolgen muss. Ebenso stehen die Schulärzt*innen den Lehrkräften bei gesundheitlichen Fragen betreffend die Schüler*innen zur Seite. Darüber hinaus sind bei Konferenzen oder Sitzungen, in denen der Gesundheitszustand von Schüler*innen besprochen wird, oder bei Fragen zur Gesundheitserziehung Schulärzt*innen hinzuzuziehen (Grandy et al., 2015).

Zu den weiteren Aufgaben von Schulärzt*innen zählen die Durchführung von Schutzimpfungen, die Mitarbeit bei der Verhinderung von Infektionskrankheiten, stichprobenartig angelegte Untersuchungen der Schüler*innen zur Erhebung epidemiologischer Gesundheitsdaten und die Beteiligung an Projekten zur Gesundheitsförderung. Die Aufgabe der Gesundheitsvorsorge der Schüler*innen muss durch eine Verordnung des/der Bundesminister*in für Arbeit, Soziales, Gesundheit und Konsumentenschutz bestimmt werden (Grandy et al., 2015). Die Bestimmung über die Gesundheitsvorsorge an Privatschulen und öffentlichen allgemeinbildenden Pflichtschulen wird von den jeweiligen privaten bzw. gesetzlichen Schulerhalter*innen getroffen und obliegt nicht dem/der Bundesminister*in. Des Weiteren regeln § 66b des Schulunterrichtsgesetzes sowie § 50a Abs. 1 des Ärztegesetzes 1998 die Übertragung ärztlicher Tätigkeiten an Lehrer*innen.

Wie bereits im Kapitel „Das Bildungssystem – ein Überblick" erwähnt, besteht die Schulstruktur in Österreich aus einer hohen Anzahl an Kleinvolksschulen, die oftmals weniger als 100 Schüler*innen zählen. In ihrem Artikel „Etablierungsprozess der Schulgesundheitspflege: Eine qualitative Studie mithilfe der Process Theory" empfehlen Kepplinger et al. (2022), die Schulgesundheitspflege settingunabhängig zu betrachten und sie gemeinsam mit einem Schulgesundheitsteam als mögliche Lösung zu sehen, um die Bedürfnisse von Kindern und Jugendlichen zu decken. Dies würde eine flexible Anpassung der Versorgung an die jeweilige Schulgröße und regionale Gegebenheiten ermöglichen. Jedoch betonen die Autor*innen, dass eine Bedarfserhebung und eine Analyse der bereits vorhandenen Angebote an österreichischen Schulen vorab unumgänglich sind. Nur durch eine fundierte Bestandsaufnahme kann gewährleistet werden, dass Schulgesundheitsmaßnahmen effizient, bedarfsgerecht und nachhaltig umgesetzt werden (Kepplinger et al., 2022).

Die Beschreibung der verschiedenen Akteur*innen im Bereich der Schulgesundheit macht deutlich, dass die medizinische und psychosoziale Versorgung von Kindern und Jugendlichen ein Zusammenspiel unterschiedlichster Berufsgruppen erfordert. Dieser interdisziplinäre Ansatz entspricht dem Prinzip von Health in All Policies (HiAP), das betont, dass gesundheitliche Aspekte in allen politischen Entscheidungen berücksichtigt werden müssen. Gesundheit entsteht demnach nicht isoliert, sondern wird durch vielfältige gesellschaftliche und strukturelle Faktoren beeinflusst. Dabei nehmen Koordination und Schnittstellenmanagement eine zentrale Stellung ein, um die Qualität und Kontinuität der schulischen Gesundheitsversorgung sicherzustellen.

5.3 Schnittstellenmanagement

Die Betrachtung der drei zentralen Systeme Soziales, Gesundheit und Bildung macht deutlich, dass Kinder und Jugendliche in Österreich in einem komplexen Geflecht aus Leistungen, Zuständigkeiten und Angeboten aufwachsen. Jedes dieser Systeme verfolgt eigene Zielsetzungen. Das Sozialsystem sichert grundlegende Lebensrisiken ab und fördert gesellschaftliche Teilhabe, das Gesundheitssystem gewährleistet pflegerische und medizinische Versorgung sowie Prävention, und das Bildungssystem zielt auf Wissensvermittlung, Persönlichkeitsentwicklung und Chancengerechtigkeit ab (Bundesministerium für Arbeit, Soziales, Gesundheit, Pflege und Konsumentenschutz, 2025). Dabei wird deutlich, dass diese Systeme nicht unabhängig voneinander betrachtet werden können, da sie in der Lebensrealität von Kindern und Jugendlichen häufig gleichzeitig wirken und sich gegenseitig beeinflussen (Ståhl et al., 2006). In der Praxis agieren diese Systeme jedoch oftmals parallel zueinander. Föderale Zuständigkeiten, fragmentierte Finanzierungsstrukturen und unterschiedliche institutionelle Logiken grenzen sie voneinander ab. Dies betrifft sowohl das Gesundheits- als auch das Bildungs- und Sozialsystem (Kepplinger et al., 2022). Wie aus den vorangegangenen Kapiteln hervorgeht, ist die Finanzierung des Gesundheitssystems auf die Ebenen Bund, Länder und Sozialversicherung verteilt (Bachner et al., 2019). Diese Aufteilung führt dazu, dass eine durchgängige Planung und Finanzierung, insbesondere bei der Verlagerung von Leistungen vom stationären in den ambulanten Bereich, erschwert ist. Darüber hinaus können unterschiedliche Prioritäten der jeweiligen Akteur*innen zu Verzögerungen oder mangelnder Effizienz führen, da jede Ebene eigene Zielvorgaben und Verantwortlichkeiten verfolgt. Ein ähnliches Muster findet sich auch im Bildungswesen, wo der Bund die Gesetzgebung vorgibt, die konkrete Umsetzung jedoch in den Händen der Länder und Bildungsdirektionen liegt (Bundesministerium für Bildung, 2025a; Bundesministerium für Arbeit, Soziales, Gesundheit, Pflege und Konsumentenschutz, 2024; Bundesministerium für Bildung, Wissenschaft und Forschung, 2024). Im Sozialbereich wiederum unterscheiden sich die Organisation und Ausgestaltung von Leistungen zwischen den Bundesländern (Bundesministerium für Arbeit, Soziales, Gesundheit, Pflege und Konsumentenschutz, 2025). Vor diesem Hintergrund ergeben sich für das Schnittstellenmanagement der Schulgesundheitspflege mehrere zentrale Herausforderungen.

Die unterschiedlichen gesetzlichen Grundlagen regeln die medizinische Versorgung im Bildungssetting etwa im Schulunterrichtsgesetz (§§ 66, 66a), während das Gesundheits- und Krankenpflegegesetz (GuKG § 12) die Aufgaben der Pflege im Bereich der Schulgesundheitspflege vorsieht. Es kann interpretiert werden, dass diese parallelen Regelungen zu Überschneidungen hinsichtlich der Frage, welche Berufsgruppen für bestimmte Aufgaben zuständig sind bzw. ob mehrere Berufsgruppen tätig werden können, führen. Dadurch wird die Zuständigkeit komplexer.

Eine weitere Herausforderung zeigt sich in den fragmentierten Finanzierungs- und Steuerungsstrukturen. Während im Gesundheitswesen 60 % der Mittel aus Beiträgen und 40 % aus Steuern stammen, wird das Bildungssystem überwiegend aus allgemeinen Steuermitteln finanziert. Sozialleistungen sind hingegen sowohl Bundes- als auch Ländersache. Aufgrund dieser verschiedenen Finanzierungslogiken ist es schwierig, gemeinsame Budgets oder verbindliche Ressourcen für die Schulgesundheitspflege zu schaffen.

Eine zusätzliche Herausforderung ist die regionale Heterogenität. Wie aus dem Kapitel zum Bildungssystem hervorgeht, sind die Schulstrukturen in Österreich sehr unterschiedlich. So gibt es in Wien große Schulen mit einer hohen Anzahl an Schüler*innen, während es beispielsweise im Burgenland zahlreiche Kleinvolksschulen mit weniger als 50 Schüler*innen gibt (Kepplinger et al., 2022). Diese Unterschiede haben direkte Auswirkungen auf die Personalplanung, den Ressourceneinsatz und die Durchführbarkeit einheitlicher Programme im Bereich der Schulgesundheitspflege. Ein einheitlicher Personalschlüssel ist in Österreich daher schwer realisierbar.

Eine weitere Hürde ist die fehlende institutionalisierte Verankerung der Schulgesundheitspflege im Vergleich zu den Schulärzt*innen. Zwar findet sich der Begriff im GuKG und im aktuellen Regierungsprogramm, in der Praxis existieren jedoch bislang nur Pilotprojekte. Dadurch fehlen ein standardisiertes Aufgabenprofil, Qualitätsstandards und langfristige Finanzierungszusagen.

Die multiprofessionelle Koordination stellt eine weitere Herausforderung dar, da Schulen bereits über unterschiedliche Unterstützungssysteme verfügen. Dazu zählen Schulärzt*innen, Psycholog*innen, Sozialarbeiter*innen und Jugendcoaches. Ohne abgestimmte Kommunikations- und Kooperationsstrukturen können leicht Doppelarbeiten oder Versorgungslücken entstehen, die die Effektivität der Schulgesundheitspflege mindern. Um dies zu vermeiden, ist ein klares Schnittstellenmanagement mit entsprechenden Absprachen erforderlich.

Die Analyse der Schnittstellen zwischen den Bereichen Soziales, Bildung und Gesundheit sowie deren Akteur*innen zeigt, dass eine erfolgreiche Schulgesundheit nicht durch Einzelakteur*innen umgesetzt werden kann. Vielmehr wird ein systematisch angelegtes, interdisziplinäres Zusammenwirken erforderlich, bei dem strukturelle und kommunikative Brücken gebaut werden, wie bereits von Kepplinger et al. (2022) in ihrer Arbeit betont wurde.

5.3.1 Interdisziplinäre Zusammenarbeit in der Schulgesundheit

Ein wesentliches Element der multiprofessionellen Zusammenarbeit, in die auch die Schulgesundheitspflege eingebunden ist, ist die Klärung von Rollen und Kompetenzen. Dazu gehört jedoch in erster Linie ein verbindliches Aufgabenprofil für die Schulgesundheitspflege, das mit dem Schulunterrichtsgesetz abgestimmt und im GuKG verankert ist. Ein klar definiertes Aufgabenprofil würde nicht nur für Transparenz innerhalb des Teams sorgen, sondern auch eine höhere Akzeptanz bei Schulleitung, Pädagog*innen und Eltern erzielen.

Ein Schulgesundheitsteam könnte beispielsweise aus der Schulgesundheitspflege, Schulärzt*innen, Psycholog*innen, Sozialarbeiter*innen und Jugendcoaches bestehen. Diese Teams könnten ähnlich wie in Skandinavien in klar definierten Zuständigkeitsbereichen arbeiten und über regelmäßige Fallbesprechungen ein gemeinsames Vorgehen sicherstellen. In diesem Modell könnte die Schulgesundheitspflege die Rolle der Koordinatorin übernehmen und die verschiedenen Systeme im Sinne der Kinder und Jugendlichen zusammenführen (Kepplinger et al., 2022). Vorteile von multiprofessionellen Teams, welche aus den Rollen und Aufgaben der Akteur*innen abgeleitet werden können, sind eine ganzheitliche Betreuung der Schüler*innen, eine Entlastung der Pädagog*innen, eine verbesserte Kommunikation mit den Eltern aufgrund des gemeinsamen Auftritts und eine Steigerung der Effizienz statt paralleler Arbeit. Darüber hinaus können multiprofessionelle Teams frühzeitig gesundheitliche oder soziale Risiken erkennen und präventive Maßnahmen einleiten, die die langfristige Entwicklung der Kinder und Jugendlichen fördern.

Das Pilotprojekt „School Nurse" in Wien stellt einen der ersten ernsthaften Implementierungsversuche in Wien dar. Die Erfahrungen aus diesem Pilotprojekt liefern wertvolle Hinweise darauf, welche Rahmenbedingungen, Ressourcen und organisatorischen Strukturen notwendig sind, damit Schulgesundheitspflege nachhaltig in das Bildungssystem integriert werden kann. In der Schlussfolgerung des Endberichts zum Pilotprojekt „School Nurse" in Wien wird die Schulgesundheitspflege als „Brücke" zwischen den Gesundheits- und Bildungssystemen genannt. Diese Brückenfunktion zeigt sich insbesondere darin, dass die Schulgesundheitspflege nicht nur pflegerische Versorgung leistet, sondern auch präventiv tätig wird und die psychosoziale Situation der Schüler*innen berücksichtigt. Die Autor*innen nennen die positiven Gesundheitseinflüsse, die durch den Einsatz von Schulgesundheitspflege im schulischen Umfeld für Kinder und Jugendliche entstehen (Hutter & Weitensfelder, 2024). Die Implementierung kann somit langfristig nicht nur die individuelle Gesundheit der Schüler*innen verbessern, sondern auch die allgemeine Schulqualität und das schulische Wohlbefinden stärken. Unter Berücksichtigung der Gesundheitsdeterminanten nach Dahlgren und Whitehead (1991) bedeutet dies, dass Schulgesundheitspflege nicht nur auf individuelle Lebensstile und Verhaltensweisen abzielt, sondern auch das soziale Umfeld, die schulischen Rahmenbedingungen, die Lebensbedingungen der Familien sowie die übergeordneten gesellschaftlichen Strukturen einbezieht. Um die Gesundheitsdeterminanten wirksam zu adressieren und eine ganzheitliche Versorgung von Kindern und Jugendlichen zu gewährleisten, ist es notwendig, die Schnittstellen zwischen den Systemen zu überbrücken. Dazu bedarf es einer zentralen Koordinationsinstanz, die die verschiedenen Berufsgruppen und Angebote vernetzt. In diesem Zusammenhang kommt der Schulgesundheitspflege eine zentrale Rolle zu. Das ist für Wien grundsätzlich umsetzbar (Hutter & Weitensfelder, 2024), jedoch für andere Bundesländer aufgrund der Kleinvolksschulen mit Herausforderungen verbunden. Hier bräuchte es flexible Modelle, wie z. B. mobile Teams, um regionale Unterschiede abzudecken (Kepplinger et al., 2022).

5.4 Die Schulgesundheitspflege als „Brücke"

Doch was genau ist mit der Funktion als „Brücke" gemeint?

Wie eingangs erwähnt, bewegt sich die Schulgesundheit per se zwischen zwei getrennt arbeitenden Systemen: dem Gesundheitssystem, das für Gesundheitsförderung, Prävention und Behandlung von Krankheiten zuständig ist, und dem Bildungssystem, das Kinder über einen Zeitraum von mindestens neun Jahren nahezu täglich erreicht, jedoch nur über begrenzte Ressourcen für Gesundheitskompetenz verfügt. Durch diese Doppelrolle wird die Schulgesundheitspflege zu einer Schlüsselinstanz, die Informationen, Unterstützung und praktische Gesundheitsmaßnahmen direkt in den schulischen Alltag integriert. Aus dem bereits Geschriebenen kann daher abgeleitet werden, dass die Schulgesundheitspflege Gesundheitskompetenz in das Setting Schule bringt und somit eine kontinuierliche Betreuung sowie Steigerung der Gesundheitskompetenz ermöglicht. Die Schulgesundheitspflege kann darüber hinaus als Vermittlerin zwischen unterschiedlichen Professionen und Institutionen fungieren. Sie leitet Informationen weiter, erkennt Bedarfe und initiiert koordinierende Maßnahmen. Ein wesentliches Argument für die Brückenfunktion der Schulgesundheitspflege liegt in ihrer täglichen Präsenz und Kontinuität im Schulalltag. Diese kontinuierliche Begleitung schafft Vertrauen, ermöglicht eine Beobachtung über längere Zeiträume hinweg und stärkt die Beziehung zu Kindern und Jugendlichen sowie deren Familien. Die Schulgesundheitspflege bietet einen niederschwelligen Zugang zu Gesundheitsinformationen, Beratung und Erstversorgung.

Ein weiterer Vorteil ist die aktive Rolle der Schulgesundheitspflege in der Gesundheitsbildung und der Förderung von Gesundheitskompetenz. Sie entwickelt Programme, schult Schüler*innen und sensibilisiert das schulische Umfeld für Themen wie Ernährung, Bewegung und psychische Gesundheit. Sie agiert darüber hinaus als zentrale Vermittlerin zwischen Schule, Familie und externen Gesundheits- und Sozialdiensten, koordiniert Maßnahmen und erleichtert so die Zusammenarbeit verschiedener Akteur*innen. Zudem kann sie gesundheitliche und psychosoziale Herausforderungen frühzeitig erkennen, da sie aufgrund ihres regelmäßigen Kontakts Veränderungen im Verhalten sowie in der körperlichen oder psychischen Gesundheit frühzeitig bemerkt. Dadurch ist ein zeitnahes Intervenieren möglich.

Für Kinder und Jugendliche bedeutet diese „Brückenfunktion" einen niederschwelligen Zugang zu Gesundheitsinformationen, Beratung und Erstversorgung ohne zusätzliche Hürden, wie beispielsweise Besuche bei Ärzt*innen. Insbesondere für Kinder aus Familien mit eingeschränktem Zugang zum Gesundheitssystem kann dies eine entscheidende Erleichterung darstellen. Dadurch ist auch ein frühzeitiges Erkennen von Problemen wie chronischen Erkrankungen, Sehproblemen, psychosozialen Bedürfnissen sowie ein Augenmerk auf Ernährung und Bewegung möglich. Durch die kontinuierliche Beobachtung und Dokumentation im schulischen Kontext können Entwicklungen über längere Zeiträume hinweg verfolgt und es kann gezielt interveniert werden.

Eine weitere Brückenfunktion liegt in der Kontinuität der Betreuung. Es handelt sich dabei immer um dieselbe Bezugsperson am gleichen Ort. Die Schulgesundheitspflege kennt das Umfeld der Kinder und Jugendlichen sowie die spezifischen Herausforderungen in der Schule. Auf Basis der durch Kontinuität entstandenen Vertrauensbeziehung kann auch eine Verbindung zum Familiensystem und heimischen Umfeld der Kinder und Jugendlichen aufgebaut werden. Dadurch wird nicht nur die Versorgung vor Ort verbessert, sondern auch eine präventive Wirkung entfaltet, da Probleme frühzeitig erkannt und geeignete Maßnahmen eingeleitet werden können. Somit kann die Schulgesundheitspflege bei sozial schwachen und möglicherweise benachteiligten Kindern und Jugendlichen tätig werden.

Auch für die Eltern entsteht eine Entlastung, da bei gesundheitlichen Problemen das Kind nicht sofort abgeholt werden muss, sondern die Schulgesundheitspflege es für den Schultag versorgt. Dies reduziert Stress für Familien und ermöglicht den Eltern, Beruf und andere Verpflichtungen besser wahrzunehmen, ohne dass die gesundheitliche Versorgung der Kinder leidet. Die Pädagog*innen werden wiederum von medizinisch-pflegerischen Aufgaben entlastet und können sich somit auf ihre Kernaufgabe konzentrieren. Zudem fördert die Entlastung der Lehrkräfte eine positive Lernumgebung, da weniger Unterbrechungen und Sorgen durch gesundheitliche Notfälle im Schulalltag auftreten.

Aus Public-Health-Perspektive ist die Schulgesundheitspflege entscheidend, da sie dort ansetzt, wo Kinder und Jugendliche täglich sind. Dadurch können auch Kinder und Jugendliche aus sozial benachteiligten Familien erreicht werden, die sonst im Gesundheitssystem schwerer Zugang finden. Durch diese Reichweite trägt die Schulgesundheitspflege nicht nur zur individuellen Gesundheitsförderung bei, sondern leistet auch einen Beitrag zur Reduktion gesundheitlicher Ungleichheiten.

Die Bezeichnung „Brücke" verdeutlicht die zentrale Schnittstellenrolle der Schulgesundheitspflege: Sie verbindet die Gesundheitsversorgung mit dem schulischen Alltag und schafft so Kontinuität, niederschwellige Angebote sowie Gesundheitsförderung und Prävention. Damit trägt sie nicht nur zur Gesundheit von Kindern und Jugendlichen bei, sondern auch zur Chancengerechtigkeit und Entlastung schulischer und familiärer Strukturen. Die Schulgesundheitspflege wird so zu einem wesentlichen Bestandteil eines umfassenden Bildungs- und Gesundheitssystems, das die Entwicklung von Kindern und Jugendlichen ganzheitlich fördert. Dies macht auch die Bedeutung einer systematischen und langfristigen Implementierung deutlich, um die Potenziale der Schulgesundheitspflege nachhaltig auszuschöpfen.

5.4.1 Warum Schulgesundheitspflege?

Nun stellt sich die Frage, weshalb nicht etwa Schulärzt*innen, Schulsozialarbeiter*innen oder Schulpsycholog*innen diese Brückenfunktion übernehmen können. Diese Frage ist insofern zentral, als es im schulischen Setting bereits eine Vielzahl von Professionen gibt, die wichtige Funktionen erfüllen und die Gesundheit sowie das Wohlbefinden der Schüler*innen maßgeblich beeinflussen.

Wie den vorangegangenen Kapiteln zu entnehmen ist, bietet die Schulgesundheitspflege durch ihre Kontinuität und Präsenz im Schulalltag sowie ihre Funktion im Gesundheitssystem alle Voraussetzungen für diese Aufgabe. Diese Voraussetzungen finden sich auch im Gesundheits- und Krankenpflegegesetz. Im GuKG § 16 Abs. 3 wird festgehalten, dass der multiprofessionelle Kompetenzbereich des gehobenen Dienstes für Gesundheits- und Krankenpflege insbesondere die pflegerische Expertise in Maßnahmen zur Verhütung von Krankheiten und Unfällen sowie zur Erhaltung und Förderung der Gesundheit umfasst. Darüber hinaus werden die Gesundheitsberatung, die interprofessionelle Vernetzung, die Koordination des Behandlungs- und Betreuungsprozesses einschließlich der Sicherstellung der Behandlungskontinuität sowie die Förderung der Gesundheitskompetenz als zentrale Aufgaben hervorgehoben. Diese Aufgabenschwerpunkte verdeutlichen, dass die Pflege im schulischen Setting nicht ausschließlich auf akute Versorgung ausgerichtet ist, sondern vielmehr präventiv, beratend und koordinierend wirkt.

Im Vergleich dazu umfasst die schulärztliche Betreuung gemäß § 66 insbesondere eine jährlich durchzuführende schulärztliche Untersuchung und die Beratung von Lehrkräften in gesundheitsbezogenen Fragen. Zudem sind Schulärzt*innen bei Konferenzen und Sitzungen zu Themen der Schüler*innengesundheit sowie bei Angelegenheiten der Gesundheitserziehung einzubeziehen. Zu ihren Aufgaben zählen außerdem die Durchführung von Schutzimpfungen, die Mitarbeit bei der Prävention von Infektionskrankheiten, stichprobenartige epidemiologische Untersuchungen und die Beteiligung an Projekten zur Gesundheitsförderung. Diese schulärztlichen Tätigkeiten sind, wie bereits beschrieben, im Schulunterrichtsgesetz verankert und können teilweise an Lehrkräfte übertragen werden. Der Schwerpunkt der schulärztlichen Tätigkeit liegt somit in spezifischen medizinischen Aufgaben, die meist punktuell und nicht in täglicher Präsenz erbracht werden.

Weitere Akteur*innen in der Schulgesundheit sind die Schulpsycholog*innen und die Schulsozialarbeiter*innen. Auf der Homepage der Bildungsdirektion finden sich Informationen zum Aufgabenprofil dieser Berufsgruppen. Aus den Aufgabenprofilen ergibt sich, dass ihre Tätigkeit primär psychosozial und pädagogisch ausgerichtet ist.

Schulpsycholog*innen konzentrieren sich in erster Linie auf die Persönlichkeitsentwicklung, die Sicherstellung der Lernfähigkeit und eine förderliche, angstfreie

Lernkultur. Sie bieten psychologische Diagnostik und Beratung und arbeiten dabei überwiegend vor Ort in enger Kooperation mit dem Schulteam. Die Inanspruchnahme erfolgt über Terminvereinbarung. Bei Minderjährigen unter 14 Jahren muss das schriftliche Einverständnis der Erziehungsberechtigten eingeholt werden, bevor Schulpsycholog*innen ihrer Aufgabe nachkommen können. Die Leistungen sind kostenlos, vertraulich und anonym. Die Angebote sind wertvoll, erfordern jedoch häufig eine gezielte Anmeldung und können in der Regel nicht spontan in Anspruch genommen werden (Bildungsdirektion, 2025a).

Die Schulsozialarbeit bietet an Pflichtschulen niedrigschwellige, freiwillige und vertrauliche Beratung, Informationen und Unterstützung für Schüler*innen, Erziehungsberechtigte und Lehrkräfte. Das Angebot der Sozialarbeit reicht von Einzelgesprächen über Klasseninterventionen und Workshops bis zur Vernetzung mit externen Einrichtungen und Krisenunterstützungen. Dabei liegt der Fokus auf der persönlichen Stärkung der Schüler*innen und der Alltagsbewältigung. Sozialarbeiter*innen arbeiten in enger Kooperation mit dem familiären Umfeld, dem Schulteam und außerschulischen Institutionen. Dadurch trägt die Schulsozialarbeit wesentlich zur Förderung des sozialen Miteinanders und zur Bewältigung individueller Belastungen bei, bleibt jedoch primär im psychosozialen Bereich verankert (Bildungsdirektion, 2025b). Beide Akteur*innen tragen wesentlich zu psychosozialer Unterstützung, Systemberatung, Prävention im sozialen und psychischen Bereich sowie zur Schulentwicklung und somit zur Gesundheit bei. Strukturgebende Merkmale wie Terminvereinbarung und formale Einwilligung erschweren jedoch einen niederschwelligen Zugang. Der Fokus dieser beiden Berufsgruppen liegt auf psychologischen und psychosozialen Belangen. Medizinisch-pflegerische Belange sowie gesundheitsförderliche und präventive Aspekte der körperlichen Gesundheit werden nicht berücksichtigt. Hier zeigt sich eine Lücke, die nicht durch diese Berufsgruppen geschlossen werden kann, da ihre Aufgabenschwerpunkte andere Zielsetzungen verfolgen.

Damit ergänzen sich Schulärzt*innen, Schulpsycholog*innen, Schulsozialarbeiter*innen und Schulgesundheitspflege in ihren Tätigkeiten. Die „Brückenfunktion" als Verbindung zwischen Gesundheitsversorgung und Bildungssystem erfordert eine Kombination aus pflegerischer Fachkompetenz, Prävention, Gesundheitsförderung, niedrigschwelliger medizinischer Erstversorgung sowie Kontinuität und Koordination. Diese spezifische Kombination an Kompetenzen und Aufgaben macht die Schulgesundheitspflege einzigartig in ihrer Position und unterscheidet sie von den bereits etablierten Akteur*innen im schulischen Kontext (Leitenmüller, 2017). Diese Schnittstellenrolle ist im Kern die Aufgabe der Schulgesundheitspflege und spiegelt in dieser Form die Aufgabe der Gesundheits- und Krankenpflege in anderen Bereichen, wie beispielsweise im klinischen Setting, wider. Somit wird die Bedeutung der Schulgesundheitspflege als Brücke zwischen Gesundheits- und Bildungssystem erkennbar.

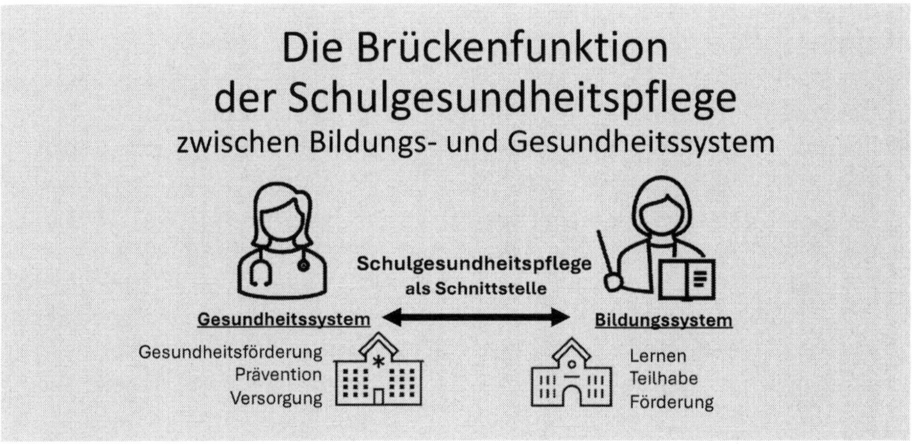

Abbildung 10: Die Brückenfunktion der Schulgesundheitspflege (eigene Darstellung, 2025)

Die Grafik dient der Veranschaulichung der Brückenfunktion der Schulgesundheitspflege zwischen dem Gesundheits- und dem Bildungssystem. Im Mittelpunkt stehen die Kinder und Jugendlichen, deren Gesundheitsförderung, Prävention und Versorgung im schulischen Alltag unterstützt werden. Die Schulgesundheitspflege übernimmt dabei eine koordinierende Rolle, indem sie verschiedene Berufsgruppen des Schulgesundheitsteams vernetzt und relevante Maßnahmen in den Schulkontext integriert. So entsteht ein ganzheitlicher Ansatz, der sowohl die gesundheitlichen als auch die pädagogischen Bedürfnisse berücksichtigt.

Die dargestellte Brückenfunktion verdeutlicht die zentrale Bedeutung der Schulgesundheitspflege für die Verknüpfung von Gesundheits- und Bildungssystem. Gleichzeitig macht sie aber auch deutlich, dass die Umsetzung dieser Rolle nicht ohne Herausforderungen ist. Im nächsten Kapitel werden die Chancen und Herausforderungen, die sich bei der Implementierung dieser Schnittstellenfunktion im schulischen Alltag ergeben, daher genauer betrachtet.

5.5 Chancen und Herausforderungen

In Österreich ist die Schulgesundheitspflege bislang nicht flächendeckend institutionell verankert. Im Gegensatz zu einigen skandinavischen Ländern gibt es keine gesetzliche Pflicht, Schulgesundheitspflege an Schulen einzusetzen. Dies führt dazu, dass die Verantwortung für die Gesundheitsförderung und Prävention oft auf einzelne Lehrkräfte oder auf die Erziehungsberechtigten fällt. In Österreich wird die Verantwortung für die Gesundheit beim Individuum verortet. Daraus ergibt sich, dass die Verantwortung für die Gesundheit von Kindern und Jugendlichen bei den Erziehungsberechtigten liegt und der Staat eine geringere Dringlichkeit sieht, Schulgesundheit voranzutreiben. Die Konsequenz ist, dass Schulgesundheitspflege häufig projektbasiert oder nur in Pilotprojekten angeboten wird. Seit 2012 gab es in Österreich immer wieder Versuche, Schulgesundheitspflege in Form von Projekten umzusetzen (Kepplinger et al., 2022). Derzeit läuft das Pilotprojekt „School Nurses" in Wien. Die Pilotphase von 2022 bis 2024 wurde nun bis zum Schuljahr 2025/26 verlängert und soll auf weitere 40 „School Nurses" erweitert werden (Stadt Wien. Gesundheitsdienst, 2025). Dieses Projekt zeigt exemplarisch, wie Schulgesundheitspflege in der Praxis gestaltet werden kann, gleichzeitig wird aber die Notwendigkeit langfristiger und verbindlicher Strukturen deutlich. Es kann interpretiert werden, dass die fehlende institutionelle Einbindung und der projekthafte Implementierungscharakter dazu beitragen, dass die Schulgesundheitspflege bis heute nicht als eigenständiges Fachgebiet der Gesundheits- und Krankenpflege sowie als unverzichtbarer Teil eines Schulgesundheitsteams anerkannt ist.

Kepplinger et al. (2022) nennen die unklare Zuständigkeit des Gesundheits- und Bildungsministeriums sowie die Finanzierung als weitere Hindernisse für die flächendeckende Implementierung der Schulgesundheitspflege in Österreich. In den Bereichen Gesundheit und Bildung gibt es zudem eine Bundesgesetzgebung und Ländergesetzvollziehung. In ihrer Studie kommen die Autor*innen zu dem Schluss, dass sich eine Klärung der Zuständigkeit positiv auf die Frage der Finanzierung auswirken könnte (Kepplinger et al., 2022).

Die Aufteilung der öffentlichen Gelder zwischen Bund, Ländern und Gemeinden ist im Finanzierungsausgleichsgesetz 2024 verankert und wird im Finanzierungsausgleich geregelt. Der Finanzierungsausgleich ist bis zum Jahr 2028 festgelegt, ebenso die Erhöhung der Bundesmittel für die Bereiche Gesundheit und Pflege. So wurde ein Pflegefonds in Höhe von 1,1 Milliarden Euro eingerichtet, der zu zwei Drittel vom Bund und zu einem Drittel von den Ländern finanziert wird. Der Pflegefonds ist ein Verwaltungsfonds. Er unterstützt in Form von Zweckzuschüssen den bedarfsgerechten Aufbau, Ausbau und die Sicherung von Pflegedienstleistungen (Bittschi et al., 2024). Im Gegensatz zur Community Nurse wurde die Schulgesundheitspflege im Finanzierungsausgleich 2024 nicht explizit genannt. Das Gleiche gilt für die Pflegereformpakete I–III aus den Jahren 2022, 2023 und 2024. Auch auf der Homepage des Bundesministeriums für Bildung sind zum Thema Schulgesundheitspflege oder „School Nurse" keine Einträge zu finden. Daraus lässt sich schließen, dass die Schulgesundheitspflege aktuell auf Bundesebene weder im Bereich Gesundheit noch im Bereich Bildung auf der politischen Agenda steht.

Darüber hinaus mangelt es in Österreich derzeit noch an speziell ausgebildeten Gesundheits- und Krankenpflegepersonen im Bereich der Schulgesundheitspflege. Zwar bestehen bereits erste Ausbildungsangebote in Wien und Graz, doch stellt sich im Hinblick auf eine flächendeckende Implementierung die zentrale Frage, wie die Ausbildung zukünftig strukturiert und verbindlich geregelt werden soll.

Trotz der genannten Herausforderungen bietet Schulgesundheitspflege erhebliche Chancen. Durch präventive Maßnahmen, etwa Gesundheitsaufklärung oder Früherkennung chronischer Erkrankungen, können langfristig Kosten im Gesundheitswesen gesenkt werden. Gleichzeitig stärkt die Schulgesundheitspflege auf Grundlage der im Gesundheits- und Krankenpflegegesetz verankerten Kompetenzen das Sozial- und Bildungssystem. Lehrkräfte werden entlastet, da Beratungs- und Betreuungsaufgaben von qualifizierten Fachkräften übernommen werden. Schüler*innen erhalten frühzeitig Unterstützung, und auch Erziehungsberechtigte profitieren von einer direkten gesundheitlichen Ansprechperson im schulischen Umfeld. Unter Bezug auf die Gesundheitsdeterminanten nach Dahlgren und Whitehead (1991) zeigt sich, dass Schulgesundheitspflege auf mehreren Ebenen wirkt. Sie beeinflusst direkt das individuelle Verhalten und die Lebensweise der Schüler*innen, stärkt soziale Netzwerke innerhalb der Schule, wirkt auf die Bildungs- und Arbeitsbedingungen und greift indirekt in gesellschaftliche Rahmenbedingungen wie den Zugang zu Gesundheitsangeboten oder soziale Unterstützung ein. Durch diese umfassende Wirkung wird deutlich, dass Schulgesundheitspflege nicht nur die individuelle Gesundheit fördert, sondern auch systematisch zur Verringerung gesundheitlicher Ungleichheiten beiträgt und die Determinanten von Gesundheit positiv beeinflusst. Die Schulgesundheitspflege fungiert somit als „Brücke" zwischen den Ebenen der Gesundheitsdeterminanten und somit auch zwischen den Akteur*innen im Sozialsystems und trägt nachhaltig zur Förderung von Gesundheitskompetenz und Wohlbefinden bei.

Ein Beispiel für eine flächendeckende Umsetzung in Europa bietet Finnland. Dort ist die Schulgesundheitspflege im Health Care Act seit 2010 sowie im Pupil and Student Welfare Act seit 2013 gesetzlich verankert und fest in der öffentlichen Fürsorge für Kinder und Jugendliche verankert. Sie umfasst sowohl präventive als auch kurative Maßnahmen, darunter Gesundheitsuntersuchungen, Unterstützung bei chronischen Erkrankungen, Bewertung der schulischen Umgebung sowie Beratung (Kivimäki et al., 2019). Seit 1. Januar 2023 wird die Organisation der Schulgesundheitspflege durch die sogenannten „Wellbeing Services Counties" übernommen, die gesetzlich verpflichtet sind, die schulische Gesundheitsversorgung in ihren Regionen sicherzustellen (NOMESCO Health Statistics, 2024). Dieses Beispiel verdeutlicht, dass eine gesetzliche Verankerung, die Verbindung präventiver und kurativer Maßnahmen sowie klar definierte Zuständigkeiten auf regionaler Ebene zentrale Voraussetzungen für eine flächendeckende und nachhaltige Schulgesundheitspflege darstellen. Gleichzeitig wird deutlich, dass verbindliche Strukturen und eine systematische Organisation notwendig sind, um die Wirksamkeit der Maßnahmen langfristig sicherzustellen und die gesundheitliche Chancengleichheit für alle Schüler*innen zu fördern.

Vor dem Hintergrund bestehender Herausforderungen und gleichzeitig vorhandener Chancen zeigt sich, dass die Schulgesundheitspflege in Österreich zwar Potenzial hat, dieses jedoch bisher nur punktuell genutzt wird. Aufbauend auf diesen Erkenntnissen stellt sich die Frage, welche Strategien, politischen Maßnahmen und innovativen Ansätze die Schulgesundheitspflege in Österreich künftig nachhaltig stärken und weiterentwickeln können. Im nächsten Schritt erscheint daher eine systematische Aufarbeitung der Chancen und Grenzen der Schulgesundheitspflege unabdingbar, da nur auf dieser Basis praxisnahe und wirksame Handlungsempfehlungen entwickelt werden können.

5.6 Perspektiven für die Zukunft

Nach der erfolgreichen Durchführung des Pilotprojekts „School Nurse" in Wien sowie dessen Verlängerung und Ausweitung (Hutter & Weitensfelder, 2024) steht die Schulgesundheitspflege in Österreich vor dem nächsten Entwicklungsschritt. Die bisherigen Erfahrungen zeigen, dass Pilotprojekte wertvolle Erkenntnisse liefern, gleichzeitig aber langfristige Strategien und Strukturen notwendig sind, um die Wirksamkeit dauerhaft sicherzustellen. Auf Grundlage der in den vorangegangenen Kapiteln beschriebenen Überlegungen sollen nun mögliche Strategien abgeleitet werden.

Kepplinger et al. (2022) kommen in ihrer Studie zu dem Schluss, dass für Österreich zunächst eine Bedarfsanalyse der Kinder und Jugendlichen im schulischen Setting sowie eine Bestandsaufnahme bestehender Angebote durchzuführen ist. Nur wenn Bedarf und vorhandene Angebote systematisch abgeglichen werden, lassen sich gezielt Lücken identifizieren und Maßnahmen ableiten. Deckt sich der Bedarf nicht mit den vorhandenen Angeboten, kann die Schulgesundheitspflege als Teil eines interdisziplinären Schulgesundheitsteams eine Lösung darstellen. Internationale Studien (Baginska et al., 2021; Best et al., 2018; Jönsson et al., 2019; Kocoglu & Emiroglu, 2017) zeigen den positiven Effekt der Schulgesundheitspflege auf die Gesundheit und Bildung der Schüler*innen. Dies verdeutlicht, dass eine flächendeckende Implementierung nicht nur präventiv wirkt, sondern auch zu besseren Bildungs- und Gesundheitsoutcomes führen kann.

Basierend auf dem Beispiel Finnlands (NOMESCO Health Statistics, 2024) sollte die Schulgesundheitspflege flächendeckend implementiert werden und nicht lediglich in Form von Pilotprojekten bestehen. Ein flächendeckender Ansatz ermöglicht Kontinuität, den Aufbau langfristiger Vertrauensbeziehungen zu Schüler*innen sowie eine verbindliche Integration der Schulgesundheitspflege in den Schulalltag.

Es kann daher abgeleitet werden, dass die gesetzliche Verankerung der Schulgesundheitspflege einen zentralen Schritt darstellt, um eine verbindliche und flächendeckende Umsetzung sicherzustellen. Gleichzeitig erfordert dies eine Abstimmung und Einigung der beteiligten Ministerien über die organisatorische Zuständigkeit der Schulgesundheitspflege. Nur durch klare gesetzliche Rahmenbedingungen können Zuständigkeiten, Aufgabenbereiche und Verantwortlichkeiten eindeutig geregelt werden. Im Anschluss muss auch die Finanzierung der Maßnahmen sorgfältig geplant und gesichert werden. Dies schließt die Frage nach dauerhaften Budgets, Ressourcenallokation und Personalschlüsseln ein, um eine kontinuierliche Versorgung an allen Schulen zu gewährleisten.

Aufgrund der hohen Anzahl an Kleinschulen in Österreich wäre ein rein schulbezogener Einsatz oft nicht praktikabel. Hier zeigt sich die Notwendigkeit flexibler Modelle, die unterschiedliche Schulgrößen und regionale Besonderheiten berücksichtigen. Es müsste also überlegt werden, wie eine Schulgesundheitspflege auch an Schulen mit wenigen Schüler*innen umsetzbar wäre. Kepplinger et al. (2022) schlagen vor, die Aufgaben der Community Nurse um jene einer Public Health Nurse zu erweitern. Diese übernimmt sowohl schulische als auch gemeindebasierte Aufgaben. Dadurch kann ein salutogenetischer Ansatz verfolgt werden, der nicht nur die individuelle Gesundheit der Schüler*innen stärkt, sondern die gesamte Gemeinde einbezieht und präventive Maßnahmen auf mehreren Ebenen implementiert. Da es in Österreich bisher keine Public Health Nurses gibt, empfehlen die Autor*innen, die Stellenbeschreibung der Community Nurse entsprechend anzupassen und die Ausbildung auf tertiärem Niveau zu vertiefen (Kepplinger et al., 2022). Dies würde die fachliche Qualifikation der Gesundheits- und Krankenpflege erhöhen und gleichzeitig die Professionalität und Akzeptanz im Schulkontext stärken.

Eine weitere Möglichkeit, die in den letzten Jahren stark an Bedeutung gewonnen hat, ist die Digitalisierung. Diese könnte auch im Bereich der Schulgesundheit genutzt werden. Digitale Lösungen eröffnen die Chance, Versorgung, Beratung und Präventionsmaßnahmen über Distanz bereitzustellen, Ressourcen effizient zu nutzen und die Erreichbarkeit für Schüler*innen an mehreren Standorten zu verbessern. Eine Idee wäre beispielsweise, durch Telenursing den Kontakt zu den einzelnen Schulen aufrechtzuerhalten, auch wenn die Schulgesundheitspflege mehrere Schulen betreut. Wichtig ist hierbei ein niedrigschwelliger Ansatz, der sowohl technische als auch organisatorische Voraussetzungen berücksichtigt, damit alle beteiligten Schulen problemlos erreicht und unterstützt werden können.

5.7 Zusammenfassung

Zusammenfassend kann festgehalten werden, dass die Schulgesundheitspflege in Österreich eine zentrale Schnittstelle zwischen Gesundheits-, Sozial- und Bildungssystem darstellen könnte, da sie auf Basis ihrer Kompetenzen pflegerisch-medizinische Versorgung, Gesundheitsförderung, Prävention und psychosoziale Unterstützung vereinen könnte. Auf diese Weise könnte sie eine ganzheitliche Betreuung der Kinder und Jugendlichen sicherstellen, die sowohl gesundheitliche als auch soziale und pädagogische Bedürfnisse berücksichtigt.

Das Sozialsystem in Österreich vereint mehrere Säulen, darunter auch die Gesundheitsversorgung. Grundsätzlich bietet das Sozialsystem durch Sozialversicherung, Sozialhilfe und spezifische Programme Absicherung gegen Lebensrisiken und fördert gesellschaftliche Teilhabe. Das Gesundheitssystem ist föderal organisiert, stark fragmentiert und wird sowohl aus Beiträgen als auch aus Steuermitteln finanziert, wobei Planung und Steuerung durch Bundes- und Landeskommissionen erfolgen. Auch das Bildungssystem ist föderal strukturiert, mit einem Pflichtschulbesuch von neun Jahren und differenzierten Schultypen. Unterschiedliche Schulgrößen, insbesondere Kleinvolksschulen, erschweren eine flächendeckende Bereitstellung von Gesundheitsdiensten und wirken sich auf die Zugänglichkeit und Kontinuität der Betreuung aus.

Zu den schulischen Gesundheitsakteur*innen zählen die Schulärzt*innen, Psycholog*innen, Sozialarbeiter*innen und Jugendcoaches. Die Schulgesundheitspflege könnte dieses System durch kontinuierliche Präsenz, pflegerische Expertise und Koordination ergänzen. Ein gezieltes Schnittstellenmanagement wäre notwendig, da fragmentierte Finanzierungslogiken, föderale Zuständigkeiten und fehlende gesetzliche Verankerung eine Umsetzung erschweren. Nur durch klare Abstimmungen und die Bündelung von Kompetenzen könnte die Schulgesundheitspflege die unterschiedlichen Systeme sinnvoll miteinander verknüpfen.

Ein multiprofessionelles Schulgesundheitsteam wäre ein Ansatz, um die Betreuung von Kindern und Jugendlichen zu verbessern. Dabei würde der Schulgesundheitspflege nicht nur die Rolle in der direkten Versorgung der Kinder und Jugendlichen zukommen, sie wäre auch für die Koordination des Schulgesundheitsteams geeignet, da sie sich durch Kontinuität und Niederschwelligkeit auszeichnen könnte. Um dies umzusetzen, müssten Aufgaben klar definiert werden, um Überschneidungen zu vermeiden und Synergien zu schaffen. In diesem Zusammenhang würde die Schulgesundheitspflege eine „Brückenfunktion" zwischen den Systemen übernehmen. Sie würde Gesundheitskompetenz vermitteln, niederschwellige Beratung, Prävention und Erstversorgung gewährleisten und damit Kontinuität im schulischen Alltag schaffen. Auf diese Weise könnten Schüler*innen niedrigschwellig auf Unterstützung zugreifen, die sonst nur schwer erreichbar wäre. Durch diese Brückenfunktion könnten gesundheitliche, soziale und pädagogische Aspekte ganzheitlich berücksichtigt werden. Gleichzeitig bestehen Herausforderungen, die eine flächendeckende Umsetzung erschweren. Dazu zählen die fehlende institutionelle Verankerung, unklare Zuständigkeiten, fragmentierte Finanzierung sowie die noch nicht flächendeckend standardisierte Ausbildung der Schulgesundheitspflege. Diese Faktoren könnten die Umsetzung verzögern und regional unterschiedlich wirken, was eine flexible und koordinierte Planung erforderlich machen würde. All diese Herausforderungen können die Chancen, die mit einer Implementierung einhergehen, jedoch nicht schmälern. Eine systematische Implementierung könnte die Gesundheits- und Bildungschancen der Kinder und Jugendlichen verbessern, Lehrkräfte entlasten, soziale Teilhabe stärken und gesundheitliche Ungleichheiten reduzieren. Internationale Beispiele, wie Finnland, zeigen, dass eine gesetzliche Integration und flächendeckende Umsetzung der Schulgesundheitspflege langfristig erfolgreich sein könnte und nachhaltige Effekte auf Gesundheit und Bildung erzielen würde. Somit würde die Schulgesundheitspflege zu einem wichtigen Instrument der Chancengerechtigkeit und Gesundheitsförderung im Schulkontext werden.

5.8 Literaturverzeichnis

Bachner, F., Bobek, J., Habimana, K., Ladurner, J., Lepuschütz, L., Ostermann, H., Rainer, L., Schmidt, A. E., Zuba, M., Quentin, W. & Winkelmann, J. (2019). *Das österreichische Gesundheitssystem – Akteure, Daten, Analysen*. WHO Regional Office for Europe.

Baginska, J., Rodakowska, E., Kobus, A. & Kierklo, A. (2021). The role of Polish school nurses in the oral health promotion for 7–19 year-old children and adolescents. *European archives of paediatric dentistry: official journal of the European Academy of Paediatric Dentistry*, *22*(2), 265–272. https://doi.org/10.1007/s40368-020-00546-6

Best, N. C., Oppewal, S. & Travers, D. (2018). *Exploring School Nurse Interventions and Health and Education Outcomes: An Integrative Review*.

Bildungsdirektion. (2025a). *Schulpsychologie*. https://www.bildung-wien.gv.at/service/Schulpsychologie.html

Bildungsdirektion. (2025b). *Schulsozialarbeit*. https://www.bildung-wien.gv.at/service/Schulsozialarbeit-.html

Bittschi, B., Famira-Mühlberger, U., Kletzan-Slamanig, D., Klien, M., Pitlik, H. & Schratzenstaller, M. (2024). *Finanzausgleich 2024 bis 2028: Erste Schritte zu einer Wirkungsorientierung. WIFO-Monatsbericht*. https://www.wifo.ac.at/wp-content/uploads/upload-3777/mb_2024_01_04_finanzausgleich_.pdf

Bundeskanzleramt. (2025). *Jetzt das Richtige tun. Für Österreich*. file:///C:/Users/theresa/Downloads/regierungsprogramm_2025.pdf

Bundesministerium für Arbeit, Soziales, Gesundheit, Pflege und Konsumentenschutz. (2023). *Strukturreform Sozialversicherung*. https://www.sozialministerium.gv.at/Themen/Soziales/Sozialversicherung/Strukturreform-Sozialversicherung.html

Bundesministerium für Arbeit, Soziales, Gesundheit, Pflege und Konsumentenschutz. (2024). *Pflegereformpakete I–III*. https://www.sozialministerium.gv.at/Themen/Pflege/Pflegereform.html

Bundesministerium für Arbeit, Soziales, Gesundheit, Pflege und Konsumentenschutz. (2025). *Sozialversicherung*. https://www.sozialministerium.gv.at/Themen/Soziales/Sozialversicherung.html

Bundesministerium für Arbeit, Soziales, Gesundheit, Pflege und Konsumentenschutz. (2025). *Themen: Arbeit, Soziales, Gesundheit, Pflege*. https://www.sozialministerium.gv.at/

Bundesministerium für Bildung. (2025a). *Schule*. https://www.bmb.gv.at/Themen/schule.html

Bundesministerium für Bildung. (2025b). *Schwerpunkte*. Bundesministerium für Bildung. https://www.bmb.gv.at/Themen/schule/schulpraxis/schwerpunkte.html

Bundesministerium für Bildung, Wissenschaft und Forschung (2024). *Nationaler Bildungsbericht Österreich 2024*. Vorab-Onlinepublikation. https://doi.org/10.17888/nbb2024.2

Bundes-Zielsteuerungskommission. (2025). *Österreichischer Strukturplan Gesundheit 2023: Textband* (Stand 25.04.2025). Gesundheit Österreich GmbH. https://goeg.at/sites/goeg.at/files/inline-files/%C3%96SG_2023_-_Textband_Stand_25.04.2025.pdf

Dahlgren, G. & Whitehead, M. (1991). *Policies and strategies to promote social equity in health: Background document to WHO – Strategy paper for Europe.*

Fonds Gesundes Österreich. (o. J.). *Grafik der Gesundheitsdeterminanten*. https://fgoe.org/gesundheitsdeterminanten_dateien

Grandy, S., Bernold-Schrom, D., Hofmann, F. & Teutsch, F. (2015). *Unterstützungssysteme in, für und um die Schule: LBIHPR Forschungsbericht.*

Griebler, R., Winkler, P., Delcour, J., Antosik, J., Leuprecht, E., Nowotny, M., Schmutterer, I., Sax, G., Juraszovisch, B., Pochobradsky, E. & Kucera, S. (2023). *Österreichischer Gesundheitsbericht 2022.*

Hutter, H.-P. & Weitensfelder, L. (2024). *Pilotprojekt „School Nurses" in Wien: Endbericht.*

Jönsson, J., Maltestam, M., Tops, A. B. & Garmy, P. (2019). School Nurses' Experiences Working With Students With Mental Health Problems: A Qualitative Study. *The Journal of school nursing: the official publication of the National Association of School Nurses, 35*(3), 203–209. https://doi.org/10.1177/1059840517744019

Kepplinger, A., Amon, T., Schönthaler, A. & Dür, W. (2022). Etablierungsprozess der Schulgesundheitspflege: Eine qualitative Studie mithilfe der Process Theory: Analyse der Etablierung der Schulgesundheitspflege anhand eines Modellprojekts in Deutschland und Entwicklungen in Österreich. *Pflegewissenschaft, 3*, 196–204.

Kivimäki, H., Saaristo, V., Wiss, K., Frantsi-Lankia, M., Ståhl, T. & Rimpelä, A. (2019). Access to a school health nurse and adolescent health needs in the universal school health service in Finland. *Scandinavian journal of caring sciences, 33*(1), 165–175. https://doi.org/10.1111/scs.12617

Kocoglu, D. & Emiroglu, O. N. (2017). The Impact of Comprehensive School Nursing Services on Students' Academic Performance. *Journal of caring sciences, 6*(1), 5–17. https://doi.org/10.15171/jcs.2017.002

Leitenmüller, A. (2017). Fokus auf die Gesundheit der Schüler. *ProCare, 22*(6–7), 44–48. https://doi.org/10.1007/s00735-017-0802-4

NOMESCO Health Statistics. (2024). *Organization and responsibility for the health sector.* Nordic Health and Welfare Statistics. https://nhwstat.org/health/organization-health-services/organization-and-responsibility-health-sector

Oberwimmer, K., Vogtenhuber, S., Lassnigg, L. & Schreiner, C. *Nationaler Bildungsbericht Österreich 2018, Band 1: Das Schulsystem im Spiegel von Daten und Indikatoren.* Vorab-Onlinepublikation. https://doi.org/10.17888/nbb2018-1.4

oesterreich.gv.at-Redaktion. (2021). *Allgemeine Schulpflicht.* Bundeskanzleramt. https://www.oesterreich.gv.at/de/themen/bildung_und_ausbildung/schulen/Seite.110002?utm_source=chatgpt.com

Stadt Wien. Gesundheitsdienst. (2025). *School Nurses – Für die Gesundheit unserer Kinder.* https://www.wien.gv.at/gesundheit/beratung-vorsorge/eltern-kind/beratung/school-nurses.html

Ståhl, T., Wismar, M., Ollila, E., Lahtinen, E. & Leppo, K. (2006). *Health in All Policies: Prospects and potentials.*

Statistik Austria. Bundesanstalt Statistik Österreich. (2025). *Gesundheitsausgaben 2024 auf 57 Mrd. gestiegen.* https://www.statistik.at/fileadmin/announcement/2025/06/20250612Gesundheitsausgaben2024.pdf

6 Informationsvermittlung, Edukation und Beratung in der Schulgesundheitspflege

Dieses Kapitel behandelt die Informationsvermittlung, Edukation und Beratung in der Schulgesundheitspflege. Ausgangspunkt ist die Klärung des Begriffs Beratung und der damit verbundenen Ziele in der professionellen Pflegepraxis. Daran anschließend wird das Setting der Beratung beschrieben, das wesentliche Rahmenbedingungen wie räumliche und zeitliche Faktoren sowie die Gesprächsatmosphäre umfasst. Ein weiterer Schwerpunkt liegt auf der Beratung von Kindern und Jugendlichen, die aufgrund ihres Alters und ihrer Lebenssituation spezifische Anforderungen an Information, Anleitung und Schulung stellen. Darauf folgt die Darstellung verschiedener Ansätze und Konzepte in der Beratung. Im Anschluss daran wird die Beratung im Setting der Schulgesundheitspflege betrachtet, wobei die Rolle der School Nurse, die interdisziplinäre Zusammenarbeit und der Einsatz geeigneter Methoden und Materialien im Vordergrund stehen. Die Umsetzung edukativer Maßnahmen in die Praxis wird durch die Edukation am Krankheitsbild Asthma bronchiale sowie am Krankheitsbild Diabetes mellitus Typ 1 betrachtet. Abschließend wird die Beratung zur mentalen Gesundheit und Mobbingprävention thematisiert, die insbesondere auf die Früherkennung, die Förderung von Resilienz und die Entwicklung schulischer Präventionsstrategien abzielt. Damit werden theoretische Grundlagen, methodische Zugänge und praktische Anwendungsfelder systematisch miteinander verknüpft.

Lernergebnisse nach Durcharbeiten dieses Kapitels:

- Die Leser*innen sind in der Lage, die Relevanz des Begriffs Beratung im schulischen Kontext zu erläutern.
- Die Leser*innen sind in der Lage, unterschiedliche Beratungsansätze zu erläutern und situationsgerecht einzusetzen.
- Die Leser*innen sind in der Lage, edukative Maßnahmen für Kinder und Jugendliche mit chronischen Erkrankungen wie Asthma bronchiale und Diabetes mellitus Typ 1 zu beschreiben und anzuwenden.
- Die Leser*innen sind in der Lage, Beratungen zur mentalen Gesundheit und Mobbingprävention in der Schule wirksam zu gestalten und interdisziplinäre Zusammenarbeit zu koordinieren.

6.1 Der Begriff Beratung

Der Begriff der professionellen Beratung bezeichnet eine spezielle Form der Gesprächsführung zwischen zwei oder mehreren Personen mit dem Ziel, Lösungen für Probleme zu finden und die Gesamtsituation für die Betroffenen zu verbessern. Sie ist auf einen bestimmten Themenbereich ausgerichtet und versucht, gesundheitliche Einschränkungen und spezielle Bedürfnisse von Patient*innen in den Mittelpunkt zu stellen. Ausgehend vom Konzept der Salutogenese wird dabei angestrebt, die Ganzheitlichkeit der Person und die Individualität der Patient*innensituation zu berücksichtigen. Die Beratung in der professionellen Gesundheits- und Krankenpflege hat einerseits die Gesundheitsförderung und Prävention, andererseits aber auch die Entwicklung von Gesundheitskompetenz zum Ziel. Der Beratungsprozess sucht Lösungen für bereits bestehende oder drohende pflegerelevante Probleme und möchte zeitgleich vorhandene Ressourcen fördern und den Aufbau von Kompetenzen ermöglichen. Die Erarbeitung einer Lösung integriert dabei sowohl die pathogene als auch die salutogene Orientierung. Das bedeutet, Beratung kann sich auf pflegerelevante Reaktionen von Krankheit beziehen oder sich auf die Erhaltung und Gestaltung von Gesundheit konzentrieren. Beides soll die Patient*innen zu einem höheren Maß an Selbstbestimmung bezüglich ihrer Gesundheit führen. Beratung ist dabei stets in einen gesellschaftlichen Kontext eingebunden, der die Zielsetzung, Strategien und Umsetzung von Beratung beeinflusst. Die zu beratenden Patient*innen sollen in jenem Maße unterstützt werden, dass sie selbst aktiv ihre Situation gestalten und verändern können. Beratung sollte zudem immer unter dem Aspekt der Freiwilligkeit angeboten werden, Wünsche und Grenzen der Patient*innen sollen dabei respektiert werden. Pflegepersonen in der Rolle der Berater*innen verdeutlichen evidenzbasierte Ergebnisse und Handlungsmöglichkeiten und müssen dabei stets kognitive Fähigkeiten, Vorkenntnisse und die subjektiven Theorien der zu Beratenden berücksichtigen (Becker, 2017; Engel, 2020). Das folgende Unterkapitel setzt sich mit dem optimalen Setting auseinander, in dem eine Beratungssituation stattfinden sollte, und geht im Anschluss auf die Besonderheiten in der Beratung von Kindern und Jugendlichen ein.

6.1.1 Setting der Beratung

Der Begriff Setting meint in diesem Zusammenhang die Gesamtheit von Merkmalen der Umgebung, in der die Beratung stattfindet. Bei der Planung eines pflegerischen Beratungsgespräches ist es unerlässlich, sich auch mit der Gestaltung der Umgebung auseinanderzusetzen. Diese kann einen wesentlichen Einfluss auf die Atmosphäre haben, in der das Gespräch stattfindet, und wirkt sich somit auf die Beratungssituation und das Wohlbefinden der zu beratenden Person aus. Überlegungen, wie die Umgebung gestaltet werden soll, richten sich stets nach der potenziellen Zielgruppe.

Für die Beratung sollte ein eigener Raum zur Verfügung stehen, der die Möglichkeit bietet, ein vertrauensvolles Gespräch zu führen, aber auch gleichzeitig eine Rückzugsmöglichkeit darstellt. Öffentlichere Orte, wie beispielsweise ein Aufenthaltsraum, sind ungeeignet, da Ruhe und Privatsphäre nicht immer in angemessener Weise gewährleistet werden können. Störfaktoren wie beispielsweise das Betreten des Zimmers durch andere Personen oder der Gedanke, dass jemand bei dem Gespräch mithören könnte, können zu einem unangenehmen Gefühl führen. Der Raum selbst sollte freundlich und nicht zu steril gestaltet sein. Es gilt zu bedenken, dass die Kommunikation auf einer Ebene stattfindet, dafür muss bei der Sitzgelegenheit darauf geachtet werden, dass möglichst kein Größenunterschied durch unterschiedlich hohe Möbel hervorgerufen wird. Dies soll den Eindruck einer Über- oder Unterordnung während des Gespräches verhindern. Auf einem Beistelltisch können Unterlagen oder eventuell benötigte Anschauungsmaterialien oder Hilfsmittel abgelegt werden. Für die Beratung sollte ausreichend Zeit eingeplant werden, um zu verhindern, dass das Gespräch aus Zeitmangel plötzlich abgebrochen werden muss. Dies könnte zu einem Vertrauensverlust führen und den Erfolg der Beratungssequenz schmälern. Ebenso gilt es, patient*innenbezogene Kriterien zu berücksichtigen. Das Vorwissen zu dem jeweiligen Gesundheits- oder Krankheitsproblem sollte erhoben werden, um die Ausgangssituation für die Beratung einzuschätzen. Angst ist eine häufige Reaktion auf Krankheit, jedoch kann diese Angst durch ausreichende Informationsvermittlung reduziert werden. Dennoch gilt es hier, ein sinnvolles Mittelmaß zu finden, um die zu beratende Person nicht zu überfordern (Engel, 2020; Hacker et al., 2021).

6.1.2 Beratung von Kindern und Jugendlichen

Die Zunahme chronischer Erkrankungen bei Kindern und Jugendlichen führt dazu, dass der Beratung in der Gesundheits- und Kinderkrankenpflege eine immer größere Bedeutung zukommt. Der Bedarf an Informationsvermittlung, Beratung und Schulung ist groß und wird in Zukunft noch weiter ansteigen. Durch Veränderungen in den Familienstrukturen steht vielen Eltern und Alleinerziehenden weniger Unterstützung durch das soziale Umfeld zur Verfügung. Der gleichzeitig wachsende Bedarf, Kinder und Jugendliche gemeinsam mit ihrem Familiensystem bedürfnisorientiert zu ihrer Gesundheit oder Erkrankung zu beraten, macht die Notwendigkeit der professionellen pflegerischen Beratung deutlich. Gerade Eltern von Kindern mit chronischen Erkrankungen sind durch komplexe Therapien und Pflegemaßnahmen oft überfordert und wünschen sich entsprechende Informationen und Beratung, um die Versorgung weitestgehend selbstständig und unabhängig gestalten zu können.

Geht es um das Thema Patient*innen- und Familienedukation, sind die Begriffe Information, Anleitung und Schulung im Mittelpunkt. Dabei wird unter dem Begriff **Information** eine gezielte Weitergabe von Faken und Kenntnissen über einen bestimmten

Sachverhalt verstanden, diese können in mündlicher oder schriftlicher Form vermittelt werden. Mittels Informationsbroschüren, Audio-Podcasts, Filmen (z. B. zur Versorgung eines Tracheostomas), Apps (zur Unterstützung bei der Diabetes-Versorgung) oder E-Learning-Einheiten können Beratungsinhalte nähergebracht werden. Hierzu zählt ebenso die Vermittlung von hilfreichen Adressen, an die die Familien sich wenden können, wie beispielsweise Selbsthilfegruppen oder erweitere Beratungsstellen.

Bei einer **Anleitung** werden praktische Fähigkeiten und Handlungsabläufe vermittelt. Das Ziel dabei ist, dass sich die Kinder und Jugendlichen beziehungsweise die Eltern Handlungskompetenzen, die im Alltag notwendig sind, aneignen können. So kann ein Selbstpflegedefizit ausgeglichen werden. Beispiele hierfür wären die Anwendung eines Dosieraerosols, die korrekte Verwendung eines Pens zur Insulinapplikation oder die sichere Handhabung einer Trachealkanüle. Eine Anleitung verläuft in einem Prozess mit mehreren Schritten. Zu Beginn werden der Anleitungsbedarf, die Voraussetzungen und etwaige Widerstände eingeschätzt, bevor im nächsten Schritt die Planung der Anleitungssituation erfolgt. Dafür werden geeignete Methoden, Materialien und Medien ausgewählt, bevor die beratende Pflegeperson die zu lernende Tätigkeit demonstriert. Danach folgt die Trainingsphase: Die Handlung soll unter Anleitung geübt werden, bis eine selbstständige Durchführung möglich ist. Die Evaluation, Beurteilung und Sicherung der erworbenen Kenntnisse und Fertigkeiten erfolgt in einem oder mehreren Reflexionsgesprächen. Folgende Abbildung soll den Prozess der Anleitung noch einmal verdeutlichen:

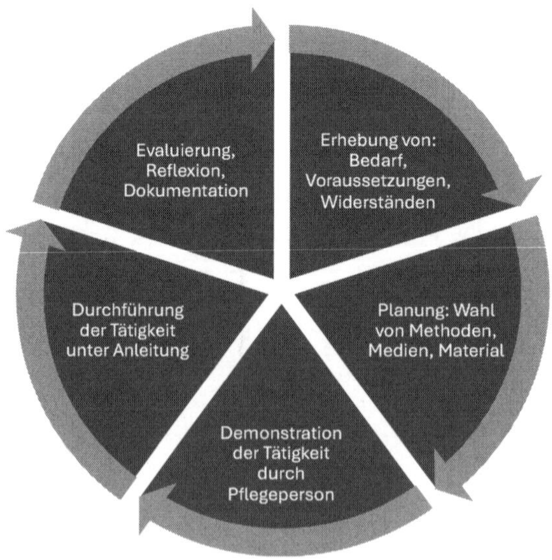
Erhebung von: Bedarf, Voraussetzungen, Widerständen
Planung: Wahl von Methoden, Medien, Material
Demonstration der Tätigkeit durch Pflegeperson
Durchführung der Tätigkeit unter Anleitung
Evaluierung, Reflexion, Dokumentation

Abbildung 11: Ablauf einer Anleitung nach Schütz (2019)

Bei einer **Schulung** werden zielgerichtet Wissen, Fähigkeiten und Fertigkeiten vermittelt. Ein wesentlicher Aspekt bei einer Schulung ist die Ergebnissicherung. Patient*innen sollen einerseits Selbstmanagement erlernen, andererseits aber auch, wie sie eine beispielsweise durch chronische Erkrankung veränderte Lebenssituation bewältigen. Eine Schulung setzt sich aus folgenden Schritten zusammen:

- Einschätzung durch Erfassung des Vorwissens
- Gemeinsame Vereinbarung von Zielen
- Planung und Durchführung der Schulung
- Evaluation zur Ergebnissicherung, eventuell mithilfe einer Wissensüberprüfung
- Dokumentation

Als Beispiel kann hier die Diabetesschulung genannt werden. Betroffene Kinder und Jugendliche sollen lernen, wie sie ihr Leben mit Diabetes mellitus weitgehend unabhängig und eigenverantwortlich gestalten können. Mit eingeschlossen wird in solche Schulungen auch stets das Familiensystem. Vermittelt werden unter anderem Informationen über die Erkrankung selbst, den Umgang mit Hypo- oder Hyperglykämien, die Prävention von Folgeschäden und auch der richtige Umgang mit dem Insulinpen.

Beratungsgespräche in der Kinder- und Jugendlichenpflege erfordern die Beachtung einiger wichtiger Grundsätze. So ist es eingangs wichtig, eine vertrauensvolle Beziehung zu dem Kind aufzubauen, die durch Empathie und eine wertschätzende Echtheit gekennzeichnet ist. Für das Gespräch selbst sollte auf ein angenehmes, beratungsförderndes Klima geachtet werden, wobei darauf zu achten ist, eine Atmosphäre zu schaffen, in der auch Raum für Diskussionen ist. Die übermittelten Informationen sollten in kleineren Beratungseinheiten vermittelt werden, um eine Überforderung zu vermeiden. Dabei sollte eine Beratungssequenz maximal dreißig Minuten dauern. Durch realistische, gemeinsam formulierte Zielsetzungen und das Aufzeigen von Erfolgen kann die Motivation gefördert werden. Sowohl die Kinder und Jugendlichen als auch die Eltern werden mit der Zeit zu Expert*innen für die Krankheit, was individuell zugeschnittene Beratungssequenzen notwendig macht. Entscheidend für die erfolgreiche Durchführung einer Beratung ist die Wahl des passenden, pädagogisch günstigen Moments, also jener Situation, in der die Patient*innen hoch motiviert und bereit für eine Beratung sind. Diesen Moment gilt es durch aufmerksame Beobachtung zu identifizieren. Auch aus der Suche nach einer Antwort kann manchmal eine Beratungssituation werden, genauso wie während einer Pflegehandlung durch Erklären der Handlungsschritte Informationen weitergegeben werden (Schütz, 2019). Die Beratung selbst kann von einem einzelnen Gespräch bis zu einer längerfristigen Begleitung variieren. Sie kann sich auf eine Person oder auf mehrere Personen beziehen und in direkter oder indirekter Anwesenheit des Kindes ablaufen. Dabei gilt es zu beachten, dass die Eltern oft aus

Angst vor Überforderung eine Abgrenzung der Kinder einfordern. Durch den Einsatz von altersgerechter Sprache, Lautstärke, Stimmlage und der Verwendung von Erklärungsmodellen und Hilfsmitteln kann dieser Befürchtung entgegengewirkt werden. Die beratende Pflegeperson kann den Kindern und Jugendlichen sowie den Eltern dabei helfen, ihre aktuelle Situation zu reflektieren, und schafft damit eine Ausgangsbasis für weitere Entscheidungen und Handlungen. Die Beratung wirkt dabei nicht nur im Moment selbst, sondern wird aufgrund ihrer nachhaltigen Wirkung auch als Begleitung verstanden. Das einzelne Beratungsgespräch wirkt dabei als akute Intervention, als Begleitung wird der gesamte Prozess bezeichnet. Zwischen den einzelnen Beratungsterminen werden Lösungen überprüft, umgesetzt und bei Bedarf angepasst. Der Umgang mit einer Erkrankung ist stets mit Lernprozessen verbunden. Hinzu kommt oft eine psychosoziale Vulnerabilität der Familien. Diese ergibt sich aus der Mehrfachbelastung, wenn krankheitsbedingte Faktoren mit alltäglichen Anforderungen wie Haushaltsführung oder auch der Verantwortung für Geschwisterkinder einhergehen. Betroffene Familien berichten in diesem Zusammenhang ebenso über gesellschaftliche Marginalisierung. Diese wird als Einsamkeit im Sinne eines sozialen Ausschlusses verstanden. Familien, die beispielsweise durch eine chronische Erkrankung des Kindes bereits als vulnerabel gelten, werden durch diesen Ausschluss noch vulnerabler. Die Beratung hat zum Ziel, Menschen in solch einer Lebenssituation zu unterstützen. Das Wissen um die Vulnerabilität bietet zeitgleich Möglichkeiten, effizient damit umzugehen und Gegenmaßnahmen zu entwickeln. Einzelne Familienmitglieder sollen vor Überlastung geschützt werden, die kindliche Entwicklung und das Kindeswohl rücken in den Vordergrund. Die Familie wird bei Anpassungsprozessen unterstützt, es werden Lösungsoptionen entwickelt, überprüft und bei Bedarf erweitert (K. S. Rohde, 2022). Für eine effektive und nachhaltige Beratung ist die interdisziplinäre Zusammenarbeit im Team unerlässlich. Alle Mitglieder des Teams müssen über den Beratungsfortschritt informiert sein und über denselben Kenntnisstand verfügen. Gelingt dies, kann die Familienedukation zur Verbesserung der Gesundheit und der Lebensqualität der betroffenen Familiensysteme beitragen (Schütz, 2019).

6.2 Ansätze und Konzepte in der Beratung

Beratung in der Schulgesundheitspflege kann auf unterschiedliche theoretische Ansätze und methodische Zugänge zurückgreifen. Jede dieser Herangehensweisen verfolgt dabei eigene Schwerpunkte, setzt verschiedene Methoden ein und bietet spezifische Möglichkeiten, Kinder, Jugendliche und deren Familien in belastenden Situationen zu unterstützen. Im Folgenden werden ausgewählte Beratungsansätze vorgestellt, die in der pflegerischen Praxis besonders relevant sind. Sie reichen von systemischen Zugängen über lösungs- und ressourcenorientierte Perspektiven bis hin zur Beratung bei Verhaltensänderungen und zur personzentrierten Gesprächsführung. Durch die Auseinandersetzung mit diesen Ansätzen wird deutlich, wie vielfältig Beratung gestaltet werden kann und welche Rolle Kommunikation, Beziehungsgestaltung und die Aktivierung von Ressourcen im Beratungsprozess spielen.

6.2.1 Die systemische Beratung

Die systemische Beratung stammt aus dem Bereich der Systemtheorie und richtet sich im Kontext der Gesundheits- und Krankenpflege auf die Arbeit mit Familien. Die Familie wird dabei als System betrachtet, als eine Gruppe von Elementen, die miteinander in Verbindung stehen. Bei der Durchführung einer systemischen Beratung geht es darum, nicht nur der betroffenen Person zu einer Lösung zu verhelfen, sondern das gesamte System, in das die Person eingebettet ist, miteinzubeziehen. Dabei wird gezeigtes Verhalten nicht als Ergebnis eines Familienmitglieds gesehen, sondern in Bezug auf die Wechselbeziehungen zu anderen Mitgliedern des Familiensystems verstanden. Es können innerhalb eines sozialen Systems sowohl Stärken als auch Schwächen entwickelt werden, beides wirkt sich jedoch immer auf das Gesamtsystem aus. Systeme innerhalb einer Familie sind dynamisch und verändern sich ständig, beispielsweise wenn es um die Betreuung eines chronisch kranken Kindes geht. Dies wirkt sich stets nicht nur auf die erkrankte Person, sondern auf die ganze Familie aus. Die Familie ist als soziales System auf Bindung ausgerichtet, die Kommunikation spielt eine wesentliche Rolle für die Stabilität einer Familie. Das Ziel der systemischen Beratung ist es, Stabilität zu erreichen. Daher möchte die systemische Beratung konkrete Lösungen für das gesamte System erarbeiten und zielt weniger auf die Persönlichkeitsentwicklung einzelner Personen ab. Die Beratungssituation soll die Rahmenbedingungen herstellen, um Probleme zu erkennen und Lösungen herbeizuführen. Ein zentraler Ansatzpunkt ist dabei die Suche nach Ressourcen. Oft sind diese vorhanden, können jedoch von den Mitgliedern des Systems nicht erkannt werden, die beratende Pflegeperson kann hierbei unterstützend eingreifen. Die Lebenswelt der betroffenen Personen und deren Biografien müssen dabei miteinbezogen werden, um Lösungen für das gesamte System zu erreichen. Dabei ist die wesentlichste Aufgabe der beratenden Pflegeperson, die Familie als System beim Erkennen von Optionen und Handlungsmöglichkeiten zu unterstützen. Dabei geht es bei der Vorgehensweise zunächst um die Gestaltung eines passenden Rahmens. Eine adäquate Körperhaltung, Gestik und Mimik vermitteln Sicherheit und Stabilität in der Beratungssituation und ermöglichen somit der betroffenen Person, sich mit der eigenen Instabilität und mit negativen Gefühlen auseinanderzusetzen.

Die systemische Beratung ist durch unterschiedliche Interventionen gekennzeichnet. Zu Beginn sollte der Beratungsauftrag geklärt werden. Sind mehrere Personen an der Beratung beteiligt, gestaltet sich diese Auftragsklärung entsprechend schwieriger. Die beratende Person hat den Auftrag, alle Informationen und Antworten zu bündeln. Die Verwendung eines Leitfadens, insbesondere für ein Erstgespräch, kann dabei hilfreich sein. Die Erstellung eines Genogramms – ein Gerüst, das durch grafische Darstellung die genetische und genealogische Familienzusammensetzung zeigt – kann eine Hilfestellung für die Ausgangslage des Gespräches sein. Um Informationen über das Denken und Verhalten aus der Perspektive von Mitgliedern des Familiensystems zu erhalten, sollte die Fragestellung zirkulär angelegt sein. Ein zentraler Aspekt in der systemischen Beratung ist das Reframing. Dabei sollen Inhalte und Beschreibungen durch die beratende Person immer wieder hinterfragt werden, um sie aus einer anderen Perspektive zu betrachten (Hacker et al., 2021; Schieron, 2021a).

6.2.2 Die lösungsorientierte Beratung

Die lösungsorientierte Beratung hat ihren Ursprung in der Systemtherapie und der Kurzzeittherapie. Sie basiert auf einem humanistischen Menschenbild, das davon ausgeht, dass Menschen aktive Gestalter*innen ihrer Existenz sind und ihrem Leben Sinn geben möchten. Die lösungsorientierte Beratung setzt dann ein, wenn durch bestimmte Herausforderungen im Leben eines Menschen ein Problem entsteht, das es zu lösen gilt. Dabei stützt man sich auf verschiedene Bestandteile der Systemtheorie, wie den Konstruktivismus oder die Zirkularität. Der Konstruktivismus geht davon aus, dass Probleme Konstruktionen sind, die verändert werden können, die Zirkularität besagt, dass auch kleine Veränderungen bereits einen Veränderungsprozess bewirken können. Die Grundannahme ist, dass Menschen grundsätzlich in der Lage dazu sind, ihr Leben aus eigener Kraft positiv zu gestalten.

Im lösungsorientierten Beratungsansatz wird davon ausgegangen, dass aufgrund der begrenzten Zeit, die für eine Beratung zur Verfügung steht, auf eine ausführliche Problemanalyse verzichtet werden und stattdessen direkt mit der Erarbeitung einer Lösung begonnen werden sollte. Es wird davon ausgegangen, dass eine rasche Problemlösung wirkungsvoller ist, um rascher wieder in den Alltag zurückkehren zu können. Die beratende Person fokussiert sich auf die Ressourcen und Kompetenzen der betroffenen Person und versucht, einen Perspektivenwechsel zu erreichen: weg vom Problem und hin zur Lösungsentwicklung. Es soll ein Lernprozess ermöglicht werden, wo eigene Gestaltungsmöglichkeiten wahrgenommen werden und die Selbstwirksamkeit bestärkt wird. Zu den wichtigsten Aufgaben innerhalb einer lösungsorientierten Beratungssituation zählen die Ressourcensuche, -fokussierung und -aktivierung. Die betroffenen Personen sollen von der beratenden Pflegeperson bei der Bewältigung von herausfordernden Lebenssituationen unterstützt werden. Geäußerte Bedürfnisse der betroffenen Person sollen nicht interpretiert werden, um sich nicht vorschnell eine Meinung zu bilden. Das Einnehmen einer nicht interpretativen Grundhaltung ist ein dauerhafter Prozess, der Schritt für Schritt erlernt werden muss.

Die lösungsorientierte Beratung besteht aus sechs Phasen. In der ersten Phase, der **Synchronisation**, lernen sich Patient*in und Berater*in kennen. Zur Einschätzung der Situation schildert die betroffene Person das zugrunde liegende Problem. Man einigt sich auf die Beratung und das weitere Vorgehen, wie Zeit, Ort, Dauer und Intervalle, wird festgelegt. In der zweiten Phase, der **Lösungsvision**, stehen die Wünsche und Bedürfnisse der betroffenen Person im Mittelpunkt. Die Ziele der Beratung werden erarbeitet, dabei vermittelt die beratende Person zwischen den Wünschen der betroffenen Person und den professionellen Möglichkeiten. Dabei soll die Vision einer zufriedenstellenden Zukunft entwickelt werden. Die dritte Phase, die **Lösungsverschreibung**, bezieht sich auf die Umsetzung der Visionen. Konkrete Lösungsmöglichkeiten werden gemeinsam ausgearbeitet, Fachberatung und Anleitung werden professionell vermittelt. In der vierten Phase, der **Lösungsbegleitung**, wird die zu beratende Person bei den Lösungsaktivitäten begleitet und unterstützt. Im gewohnten Umfeld versuchen die betroffenen Personen, die vereinbarten Strategien umzusetzen. Die fünfte Phase, die **Lösungsevaluation**, beinhaltet die Überprüfung der Lösungsumsetzung. Es erfolgt eine professionelle Einschätzung durch die beratende Pflegeperson, ob die Probleme mit dem erarbeiteten Lösungsansatz bewältigt werden können oder ob die Ausarbeitung alternativer Lösungsmöglichkeiten notwendig ist. Auch kleinste positive Aspekte werden herausgearbeitet. In der letzten Phase, der **Lösungssicherung**, wird das Erreichte gefestigt und es wird zu weiterem Handeln ermutigt. Der Beratungsprozess kann als beendet gesehen werden (Becker, 2017; Hacker et al., 2021; Schieron, 2021a). Die lösungsorientierte Beratung arbeitet nach Lehrsätzen, die als Grundprinzipien für die Arbeit in der Praxis fungieren. Die folgende Abbildung beschreibt die acht Grundprinzipien des Beratungsansatzes:

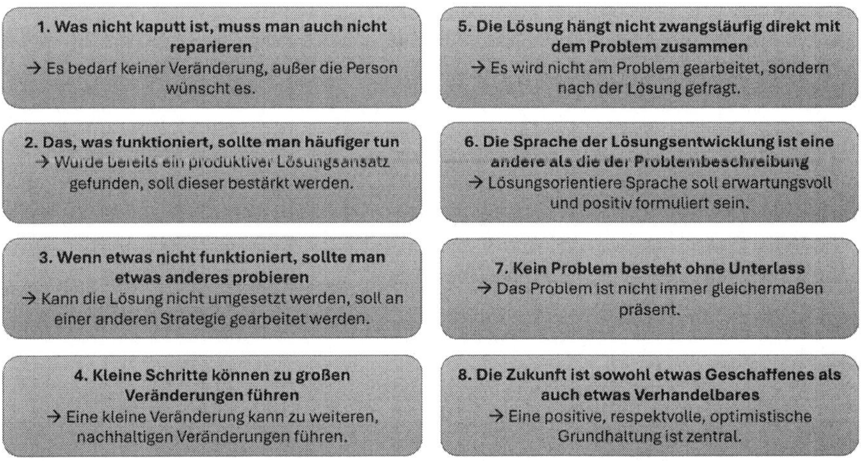

Abbildung 12: Grundprinzipien der lösungsorientierten Beratung nach Hacker et al. (2021)

Die beratende Person hat die Aufgabe, die betroffene Person bei der Formulierung des Problems zu unterstützen, um danach konkrete Maßnahmen ableiten zu können. Dazu werden bestimmte Techniken eingesetzt. Durch **aktives Zuhören** kann adäquat auf Bedürfnisse und Anliegen eingegangen werden. Die betroffene Person erfährt Wertschätzung, was gerade zu Beginn, aber auch im weiteren Verlauf zentral für die Beziehungsgestaltung ist. Die unterschiedliche **Formulierung von Fragen** ermöglicht eine zielgerichtete Kommunikation, Anliegen können geklärt werden, der Fokus kann in die richtige Richtung gelenkt und ein Perspektivenwechsel ermöglicht werden. Informationen können eingeholt, Fragen geklärt und Sichtweisen zum Umgang mit einer Situation verändert werden.

Für eine gelingende Beratungssituation sollten offene Fragestellungen gewählt werden, mithilfe der W-Fragen (Wer, Was, Wann, Wo, Wie) kann der Fokus direkt auf den Sachverhalt gelenkt werden. Warum-Fragen sollten vermieden werden, da sie sich eher mit der Ursache des Problems und nicht mit der Lösung auseinandersetzen. Die Grundhaltung in der lösungsorientierten Beratung ist eine wertschätzende und nicht urteilende, wodurch soziale Bindung gefördert und der Selbstwert verbessert wird. Die zu beratenden Personen sollen dazu ermutigt werden, ihre eigenen Ressourcen zu aktivieren und so die gemeinsam erarbeiteten Lösungsansätze erfolgreich in den Alltag zu integrieren (Hacker et al., 2021).

6.2.3 Die ressourcenorientierte Beratung

Bei der ressourcenorientierten Beratung wird primär nach bereits vorhandenen oder entwickelbaren Ressourcen zur Bearbeitung eines Problems gesucht. Im Bereich der Gesundheits- und Krankenpflege werden unter Ressourcen materielle oder immaterielle Werte und Güter von Personen oder Familien und zwischenmenschlichen Beziehungen verstanden, die einer Person als Stärke zur Verfügung stehen. Dabei bilden Ressourcen die Grundlage dafür, dass ein Mensch handlungsfähig ist. Die ressourcenorientierte Beratung stellt somit die Unterstützung zum Ausgleich fehlender Ressourcen oder die Verbesserung vorhandener Ressourcen in den Mittelpunkt. Als Ressource gilt dabei alles, was zu einer eigenständigen Gestaltung oder Bewältigung des Lebens beitragen kann. Dazu zählen externe Ressourcen, wie soziale oder technische Hilfsmittel, Wohnraum, das Einkommen oder soziale Netzwerke sowie interpersonelle Ressourcen wie soziale Bindungen und intrapersonelle Ressourcen wie Fähigkeiten und Fertigkeiten. Zur Beratungssituation kommt es hier bei Ressourcenverlusten oder Ressourcendefiziten, im Zentrum der Beratung stehen die persönliche Überforderung sowie ineffiziente Vermittlungsversuche zwischen persönlichen Ressourcen und Umweltressourcen. Der Beratungsansatz versucht, den Fokus auf vorhandene Stärken und Potenziale der betroffenen Person zu richten und diese zeitgleich zu aktivieren und zu sichern. Verfügt eine Person über sehr wenige Ressourcen, wird versucht, die Negativspirale zu durchbrechen und aufzuhalten, um in weiterer Folge einen Ressourcengewinn anzustreben. Verfügt die betroffene Person bereits über ein breiteres Reservoir an Ressourcen, rückt deren gezielter Einsatz in den Mittelpunkt der Beratung (Engel, 2020; Schieron, 2021b).

6.2.4 Die Beratung bei Verhaltensänderung

Bei diesem Beratungsansatz stehen Selbstmanagement und Adhärenz im Mittelpunkt, der Fokus liegt hier auf der kognitiven Verhaltensberatung als einer Subform der Beratung bei Verhaltensänderung. Das Ziel ist es, eine kognitive und emotionale Veränderung zu erwirken, um eine andauernde Änderung des Verhaltens zu erreichen. Dafür setzt die Beratung an jenem Punkt an, der verändert werden soll. Ein entscheidender Faktor für den Erfolg des Beratungsgespräches ist ein geschützter Rahmen. Darin soll eine vertrauensvolle Beziehung zwischen der Pflegeperson und der zu beratenden Person aufgebaut werden, Empathie, Authentizität und Fachkompetenz gelten dabei als Grundvoraussetzungen. Gemeinsam werden Entscheidungen über die Häufigkeit der Beratungssequenzen und beispielsweise Übungssequenzen für zu Hause getroffen. Ziele werden gemeinsam festgelegt, dabei wird das momentan belastendste Problem in den Fokus der Priorität gelegt. Die beratende Pflegeperson unterstützt in der Planung und Umsetzung einer Veränderungsstrategie, wobei die erlernten Fähigkeiten bei erneut auftretenden ähnlichen Problemstellungen in der Zukunft erneut eingesetzt werden sollen. Der Ablauf der Beratungssequenz gliedert sich in eine Einführung, einen Mittelteil und eine Zusammenfassung. Im Mittelteil werden die gegenwärtigen Probleme und eventuell durchzuführende Übungen besprochen, durch eine Zusammenfassung zum Schluss soll die Entwicklung einer Selbstmanagementfähigkeit gefördert werden. Bei der Verhaltensänderung nehmen die betroffenen Personen eine partizipierende Rolle ein. In diesem Zusammenhang spielt die Adhärenz eine wesentliche Rolle bei der Erreichung eines Ziels. Zur Förderung der Adhärenz können beratende Pflegepersonen Unterstützungsmöglichkeiten wie Informationsbroschüren für zu Hause, Comics oder elektronische Merkhilfen einsetzen.

Ein Ansatz zur Gesprächsführung bei der Beratung zur Verhaltensänderung ist die motivierende Gesprächsführung, das **Motivational Interviewing**. Der Ansatz kommt ursprünglich aus der Suchtberatung und versucht, selbst minimale positive Ansätze zur Verhaltensänderung aufzugreifen und die betroffenen Personen dahingehend zu unterstützen, diese Ansätze wachsen zu lassen und so eine Verhaltensänderung herbeizuführen. Das Ziel ist es, persönliche Gründe für die Veränderung hervorzurufen, die Eigenmotivation zu stärken und eigene Ressourcen adäquat einzusetzen. Die Gesprächsführung ist gekennzeichnet durch offene Fragestellungen, aktives Zuhören und Verbalisierung der Emotionen der betroffenen Personen. Das Motivational Interviewing läuft in vier Phasen ab. In der ersten Phase soll ein spannungsfreier Kontakt aufgebaut werden, damit eine vertrauensvolle Beziehung entstehen kann. Durch einleitende Fragen wird der Beratungsbedarf erhoben. In der zweiten Phase gilt es, die Anliegen von Berater*in und zu beratender Person abzuklären, wobei die Anliegen der zu beratenden Person dabei im Vordergrund stehen sollten. Die dritte Phase ist gekennzeichnet durch genaues Zuhören der Berater*in. Dadurch kann die Motivation zur Verhaltensänderung eingeschätzt werden. In der vierten Phase werden gemeinsam Veränderungsschritte geplant. Neue Verhaltensweisen und erreichbare, konkrete Ziele werden vereinbart, gleichzeitig soll aber der Erfolgsdruck geringgehalten werden. Nachfolgende Grafik verdeutlicht noch einmal die vier Phasen des Motivational Interviewing:

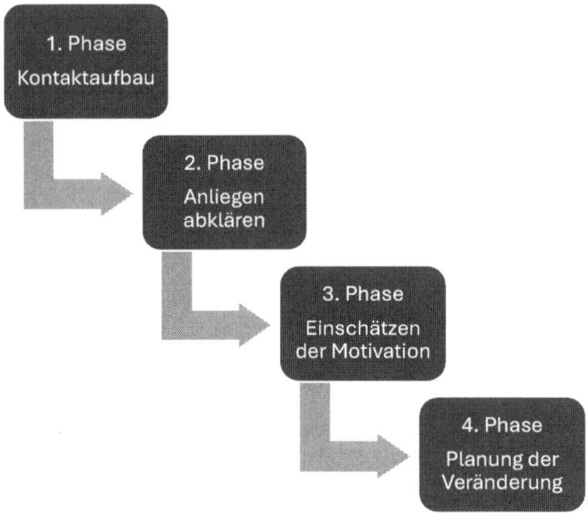

Abbildung 13: Motivational Interviewing nach Küstner (2017)

Die betroffenen Personen entscheiden eigenverantwortlich, welche Inhalte für sie wichtig sind und welche Konsequenzen daraus gezogen werden. Berater*innen geben Impulse, respektieren die Ansichten der zu beratenden Personen und können damit die Compliance erhöhen (Hacker et al., 2021; Küstner, 2017).

6.2.5 Personzentrierte Gesprächsführung

Die Personzentrierung geht von einem ganzheitlichen Ansatz aus, bei dem Respekt und Individualität im Vordergrund stehen. Gekennzeichnet ist dieser Ansatz durch das individuelle Recht auf Selbstbestimmung, gegenseitiges Verständnis und die Berücksichtigung der Präferenzen und Bedürfnisse der zu beratenden Person. Das Ziel ist es, gemeinsam Ziele zu entwickeln und eine partnerschaftliche Beziehung entstehen zu lassen. Essenziell für die personzentrierte Gesprächsführung ist es, ein Verständnis für die subjektive Wirklichkeit des Gegenübers zu entwickeln und das individuelle Krankheitserleben zu berücksichtigen. Das Gespräch soll sich nicht um das vorliegende Problem drehen, sondern um die Identifikation der persönlichen Ressourcen und die Individualität. Im Zentrum steht die Entwicklung von Lösungsmöglichkeiten. Voraussetzungen, dass ein solches Gespräch gelingen kann, sind Empathie, Wertschätzung und Kongruenz. Es geht darum, aktiv zuzuhören und der zu beratenden Person rückzumelden, dass sie verstanden wurde. Durch Paraphrasieren kann das Gesagte mit eigenen Worten wiedergegeben werden. Um Wertschätzung auszudrücken, wird nicht nur die Sichtweise der anderen Person toleriert und respektiert, sondern es wird auch auf die Körpersprache geachtet. Nonverbale Zeichen wie Mimik, Gestik oder Körperhaltung sowie ein freundlicher Gesichtsausdruck signalisieren Interesse. Durch das Einhalten dieser Rahmenbedingungen können Ressourcen aktiviert, Lösungen generiert und Handlungsmöglichkeiten aufgezeigt werden (Hacker et al., 2021).

6.3 Beratung im Setting der Schulgesundheitspflege

Die Themen Gesundheit, Krankheit und Verletzung bei Kindern und Jugendlichen sind relevante Themen, die sich in der Gesundheits- und Kinderkrankenpflege wiederfinden. Ebenso relevant sind diese Themen im Setting Schule. Kinder und Jugendliche erkranken oft akut während des Schulbesuchs, verletzen sich oder sehen sich mit der Herausforderung konfrontiert, ihren Schulalltag mit einer chronischen Erkrankung zu bestreiten. Mit der School Nurse wurde ein Berufsbild geschaffen, das diesen Anforderungen im Rahmen der professionellen Gesundheits- und Krankenpflege gerecht wird. Gesundheit und Bildungserfolg stehen in Zusammenhang, was bedeutet, dass positive gesundheitliche Voraussetzungen auch eine positive Auswirkung auf den Bildungserfolg haben können. Im Umkehrschluss fördern auch gute schulische Ergebnisse das subjektive Wohlbefinden, was sich positiv auf die Gesundheit der Kinder und Jugendlichen auswirken kann. Der Tätigkeitsbereich der School Nurse stellt hohe Anforderungen an die Pflegepersonen: Neben der Fähigkeit zum eigenständigen, eigenverantwortlichen Arbeiten benötigt es Kompetenzen für körperliche Untersuchungen oder die Versorgung von Verletzungen ebenso wie eine umfassende Beratungs- und Informationskompetenz. Die Schule hat sich von einem reinem Lernraum zu einem relevanten Lebensraum entwickelt, wo Kinder und Jugendliche einen großen Teil ihrer Zeit verbringen. Das bietet den School Nurses viele Möglichkeiten, Schüler*innen altersspezifisch strukturiert und über einen langen Zeitraum zu begleiten. Chronische Krankheiten gewinnen im Schulalltag aufgrund ihrer Auswirkungen auf die weitere Entwicklung und die schulischen Leistungen immer mehr an Bedeutung. Nur bei akuten Problemen bleiben Kinder in der

Regel der Schule fern, die chronische Krankheit ist somit beim täglichen Schulbesuch präsent. Die Kinder und Jugendlichen müssen oftmals Medikamente einnehmen, medizinisch relevante Daten messen oder Therapiepläne einhalten. In diesem Zusammenhang spielt die School Nurse eine zentrale Rolle. Die individuelle Arbeit mit den Kindern und Jugendlichen erfolgt dabei angepasst an das jeweilige Alter, was eine Reihe von Herausforderungen mit sich bringt. Für das Beratungsgespräch selbst ergeben sich in diesem Zusammenhang einige wichtige Richtlinien, die es zu beachten gilt. Kinder und Jugendliche haben das Recht auf eine angemessene Beratung, diese erfolgt entweder mit der School Nurse allein oder gemeinsam mit Angehörigen. Sind Angehörige bei der Beratung anwesend, so ist darauf zu achten, dass das Kind trotzdem im Fokus des Beratungsprozesses bleibt und nicht ignoriert wird. Dabei gilt es auch, gerade wenn das Gespräch an eine erwachsene Person gerichtet wird, zu bedenken, welche Auswirkungen das Gesagte beziehungsweise Gehörte eventuell auf das Kind haben könnte. Bei älteren Kindern und Jugendlichen ist auf die individuellen Wünsche zu achten. Manche möchten lieber allein, ohne Eltern oder Angehörige, beraten werden. Die weitere Compliance, Therapieadhärenz und Bereitschaft, Verantwortung zu übernehmen, hängen stark davon ab, ob und wie mit ihnen kommuniziert wird. Kinder und Jugendliche haben ein sehr gutes Gespür dafür, ob ein Gespräch gerade gewollt ist oder nicht. Der Zeitpunkt für ein Beratungsgespräch sollte demnach so gewählt werden, dass ausreichend Zeitressourcen vorhanden sind. Gerade bei Kindern sollte erkannt werden, auf welchem Sprachniveau sie sich befinden, damit die eigene Sprache entsprechend angepasst werden kann (Kocks, 2021; Rohde, 2013).

Ebenso relevant ist die Auswahl der geeigneten pädagogischen Mittel zur Durchführung der Beratungssequenz. Finden häufiger Beratungen zu bestimmten Themen statt, ist es ratsam, sich einen Methodenkoffer zu erstellen, sich also eine Sammlung an Methoden und Materialien zurechtzulegen, die jederzeit eingesetzt werden können. Das können beispielsweise Broschüren, Flyer, Poster oder Übungsmaterialien für verschiedene Anleitungssituationen sein (zum Beispiel Puppen, Verbände, Pens). Methoden, die bei Kindern und Jugendlichen innerhalb einer Beratungssequenz gut eingesetzt werden können, wären beispielsweise Rollenspiele, Demonstrationen, Spiele wie ein Puzzle oder Memory oder auch Cartoons. Im Vordergrund steht dabei oft die Kreativität der Beratenden. So können beispielsweise auch aus ausgemustertem Material Lernutensilien gebastelt werden; einfache, selbst erstellte Zeichnungen oder Skizzen sind ebenso hilfreich wie das Erstellen kurzer Merklisten. Pocketcards zu verschiedensten Themen, beispielsweise zu einem Kurzgespräch zum Thema Epilepsie, können von Pflegepersonen erstellt werden. Sie enthalten die wichtigsten Informationen zum Thema in standardisierter Form. Als Erweiterung dazu können Checklisten erarbeitet werden, die zum einen Kurz-Infos in übersichtlicher Form enthalten, zum anderen aber auch die Möglichkeit des „Abhakens" geben. Informative Poster können in einer kurzen Lesezeit wichtige Informationen vermitteln und sind, wenn sie etwa in den Gängen der Schule aufgehängt werden, für alle Schüler*innen gut sichtbar. Broschüren, die wichtige Informationen zum jeweiligen Krankheitsbild, aber auch zu Kontaktstellen wie Selbsthilfegruppen beinhalten, sollten in keiner Beratungssequenz fehlen. Die Broschüren können entweder selbst erstellt werden oder es kommt fertiges Material zum Einsatz, auch eine Kombination von beidem ist möglich. Das Erstellen einer Broschüre ist anspruchsvoll und sollte innerhalb einer Arbeitsgruppe erfolgen. Expert*innen sollten befragt werden und es gilt, auf die Verwendung evidenzbasierter Literatur zu achten. Eine Broschüre sollte ebenso immer in das Beratungsgespräch mit eingebaut werden und nicht ohne weiteres Eingehen auf den Inhalt ausgegeben werden. Je nach Alter, Sprachkompetenz und geistiger Leistungsfähigkeit ist es sinnvoll, unterschiedliche Broschüren zu einem Thema anbieten zu können. Ratsam ist es, nicht mehr als fünf Broschüren auf einmal auszugeben, um eine Überforderung zu vermeiden (Schütz, 2019; Zegelin et al., 2019).

6.4 Edukation durch die School Nurse am Beispiel des Krankheitsbildes Asthma bronchiale

Asthma bronchiale ist eine der häufigsten chronischen Erkrankungen bei Kindern. Es handelt sich um eine dauerhafte Entzündung der Bronchialschleimhaut, bei der das Bronchialsystem verstärkt auf äußere oder innere Reize reagiert. Durch das Anschwellen der Schleimhaut und eine übermäßige Schleimproduktion kommt es zur anfallsartigen Verengung der Bronchien und einer Erhöhung des Atemwiderstandes. Zu den auslösenden Faktoren zählen allergische Reaktionen, Entzündungen der Atemwege, körperliche Anstrengung, physikalisch-chemische Reize oder Kombinationen davon. Ein akuter Asthmaanfall ist gekennzeichnet durch Husten, Tachypnoe, Dyspnoe, eine verlängerte Ausatemphase, pfeifende und giemende Ausatemgeräusche, ein blasses Hautbild und den Einsatz der Atemhilfsmuskulatur. Durch die langfristige Überblähung des Thorax und die erschwerte Atmung sind betroffene Kinder in einigen Lebensaktivitäten stark eingeschränkt. In zumindest 70 % der Fälle bricht die Erkrankung vor dem 5. Lebensjahr aus. Dadurch stellt die Erkrankung nicht nur eine enorme Belastung für die Kinder dar, sondern auch für das gesamte Familiensystem und Gesundheitssystem (Hoehl, 2019a). Kinder, die unter Asthma leiden, sind anfälliger für körperliche und emotionale Einschränkungen und verpassen oft mehr Schultage als nicht erkrankte Kinder, somit ist die Krankheit auch häufig Auslöser für verminderte schulische Leistungen. Dies führt zu einem höheren Risiko für schlechte schulische Leistungen und eine beeinträchtigte intellektuelle

Entwicklung. Die Umsetzung einer qualitativ hochwertigen Versorgung für betroffene Kinder gestaltet sich oft als eine Herausforderung. Mangelnde Therapietreue und unzureichende Kontrollen können die optimale Versorgung beeinträchtigen. School Nurses spielen in ihrem Tätigkeitsbereich eine wesentliche Rolle bei der Gesundheitsförderung der Schüler*innen, was sich langfristig nicht nur auf die Entwicklung, sondern auch auf die schulischen Leistungen der Kinder auswirkt. Die Einbeziehung von School Nurses in die Asthmabehandlung der Kinder kann zu einer verbesserten Therapieadhärenz, einer verbesserten Symptomüberwachung und einer geringeren Krankheitslast führen. Schulabwesenheiten können reduziert werden, das Bewusstsein der Schüler*innen für das Krankheitsbild kann verbessert und die Fähigkeit zur Selbstfürsorge gefördert werden. Auch die Teilnahme an außerschulischen Aktivitäten kann dadurch erhöht werden. Dabei können School Nurses wichtige Aufgaben sowohl in der Versorgung von symptomatischen Kindern als auch in der Beratung übernehmen. So können beispielsweise die Edukation der richtigen Inhalationstechnik und die Informationsvermittlung über die Notwendigkeit der Medikamenteneinnahme positive Auswirkungen auf die Gesundheit der betroffenen Kinder haben. Die Beeinträchtigung verschiedener Lebensaktivitäten, Angst vor wiederkehrenden Asthmaanfällen, eine Beeinträchtigung der Sozialkontakte und Veränderungen im Familiensystem aufgrund der chronischen Erkrankung sind Themen, die von den beratenden Pflegepersonen in edukative Gespräche aufgenommen werden sollten. School Nurses können bei der Einhaltung des Therapieplans unterstützen, indem sie bei atemgymnastischen Übungen, Entspannungstechniken und der korrekten Anwendung der Medikamente unterstützen. Der Einsatz eines Tagesbuches, wo das Kind die Einnahme der täglichen Medikation und mögliche Anfälle mit Begleitumständen einträgt, kann bei der Therapieadhärenz unterstützen. Beratungsinhalte wie die Allergenvermeidung, der Einfluss von Umweltfaktoren, Sport und Infektvermeidung müssen hierbei nicht nur an das Kind, sondern an das gesamte Familiensystem übermittelt werden. Eltern sind in der Bewältigung der Lebenssituation oft stark gefordert, die Angst vor dem nächsten Asthmaanfall kann sich auf das Kind übertragen und das psychische Gleichgewicht durcheinanderbringen. Daher sollte auch auf die psychische Gesamtsituation der Familie Rücksicht genommen werden und je nach individueller Situation auch über Selbsthilfegruppen oder psychologische Hilfen beraten werden. Um diese Beratungskompetenzen umzusetzen, benötigt es jedoch auch eine entsprechende Fachkompetenz. Der Besuch von Fort- und Weiterbildungen zum Thema Asthma bronchiale ist empfehlenswert, um eine optimale Versorgung von betroffenen Kindern zu gewährleisten. Die Vermittlung von aktuellen evidenzbasierten Empfehlungen zur Asthmabehandlung und -schulung sollte dabei im Mittelpunkt der Angebote stehen. Umgesetzt werden können solche Fort- und Weiterbildungsprogramme beispielsweise als Webinare oder in Präsenzform. Schriftliche Materialien, Demonstrationen, beispielsweise zur korrekten Verabreichung von Inhalationsmedikamenten, Podiumsdiskussionen oder Rollenspiele können bei der Wissensvermittlung unterstützen. Die Pathophysiologie des Krankheitsbildes, die Identifikation und Überwachung von Symptomen, die Prävention von auslösenden Faktoren, das Management von Exazerbationen und die Verabreichung von Medikamenten sollen zentrale Aspekte solcher Programme sein. Gerade für das Thema der Medikamentenverabreichung spielen Fortschritte in der Technologie und Neuerungen bei Behandlungs- und Präventionsstrategien eine tragende Rolle (Al Kindi et al., 2021; Hoehl, 2019a; Hoque et al., 2022; MacGeorge et al., 2022).

Eine zentrale Strategie zur Förderung positiver Gesundheitsergebnisse ist das Selbstmanagement. Wenn Kinder Verantwortung für ihre eigene Gesundheit übernehmen, stärkt das nicht nur die Therapieadhärenz, sondern führt auch zu einem reibungsloseren Übergang in Pubertät und Erwachsenenleben. Die Förderung des Selbstmanagements von Kindern sollte daher in der Beratung durch die School Nurse priorisiert werden, um ein gesundes und aktives Leben zu fördern. Unter dem Begriff des Selbstmanagements werden dabei jene Verhaltensweisen verstanden, die Kinder und Jugendliche anwenden können, um ihren Asthma-Outcome zu kontrollieren, einschließlich der Prävention von Symptomen und der Behandlung akuter Symptome. School Nurses können dabei eine entscheidende Rolle spielen, um das Bewusstsein, das Wissen und die Fähigkeiten rund um das Thema Asthma bronchiale zu stärken. Das Bewusstsein der Kinder für die Symptome und die Fähigkeit, die Erkrankung im Alltag zu bewältigen, werden ausgebaut, was zu einer Verbesserung der Selbstmanagement-Kompetenz führt. Die Teilnahme an edukativen Programmen zum Thema Asthma bronchiale kann bei den erkrankten Kindern ebenso zu einem Rückgang der Symptomatik und somit zu einer verbesserten Lebensqualität führen. Solche Edukationsprogramme sollten regelmäßig stattfinden, um erworbenes Wissen und erlernte Fähigkeiten zu wiederholen und weiter zu vertiefen. Durch dem Alter angemessene Edukationsgespräche können School Nurses die Selbstwirksamkeit der Kinder steigern und tragen so maßgeblich zu einer Verbesserung der Gesundheit, des Wohlbefindens, der Alltagskompetenz und der schulischen Leistungen bei (Isik et al., 2021; Leonard et al., 2024).

6.5 Edukation durch die School Nurse am Beispiel des Krankheitsbildes Diabetes mellitus Typ 1

Diabetes mellitus Typ 1 betrifft hauptsächlich Kinder und Jugendliche. Aufgrund einer meist autoimmunologisch bedingten Schädigung der insulinproduzierenden Zellen des Pankreas kommt es zu einem absoluten Insulinmangel. Als chronische Erkrankung begleitet Diabetes mellitus Typ 1 die betroffenen Kinder und Jugendlichen ein Leben lang. Die Herausforderung der Anpassung an eine neue Lebenssituation betrifft dabei das ganze Familiensystem. Die Blutzuckerkontrollen, Insulininjektionen und Berechnungen der Kohlenhydrateinheiten können als belastend und einschränkend empfunden werden, was zur Gefahr einer verminderten Therapieadhärenz führen kann. Eine eingeschränkte Compliance erhöht die Gefahr für Folgeerkrankungen. Anhaltend hohe Blutzuckerwerte können langfristig zu Gefäßschädigungen und in weiterer Folge zu Sehbeeinträchtigungen, Nierenfunktionsstörungen und Taubheitsgefühlen in den Extremitäten führen. Um Folgeschäden zu vermeiden, benötigt es eine strukturierte Routine in der Bewältigung der Erkrankung und die erfolgreiche Einbettung in die Aktivitäten des Alltags, darunter auch des Schulalltages. Ein unterstützendes Umfeld in der Schule ist für das Wohlbefinden und den Lernerfolg der betroffenen Kinder und Jugendlichen unerlässlich und soll den körperlichen und emotionalen Belastungen entgegenwirken.

Dabei ergeben sich jedoch einige Herausforderungen. Schüler*innen mit Diabetes mellitus Typ 1 haben häufig Angst vor Hypoglykämien, was sich auf die Teilnahme an schulischen Aktivitäten, Sport und Schulausflügen auswirken kann. Das unterstreicht die Signifikanz gut ausgebildeter School Nurses, die durch angemessene Aufklärung und Vorbereitung einen wesentlichen Beitrag zur Integration in die Klasse leisten können. School Nurses beraten dabei nicht nur die Kinder und Jugendlichen mit ihrem Familiensystem, sondern auch Lehrpersonen, Mitschüler*innen und anderes Schulpersonal. Gerade Lehrpersonen fühlen sich angesichts eines diabetesbedingten Notfalls unsicher, was die Bedeutung von Aufklärung durch geschultes Fachpersonal unterstreicht. Erhalten Lehrpersonen eine angemessene Schulung im Umgang mit der Erkrankung, können sie effektiver auf die Bedürfnisse der Schüler*innen eingehen und vorhandene Unsicherheiten und Ängste minimieren. Eine offene Kommunikation zwischen School Nurses, Lehrpersonal und Familien soll dabei sicherstellen, dass eventuelle Veränderungen des Gesundheitszustandes umgehend berücksichtigt und so potenzielle medizinische Notfälle verhindert werden und eine sichere und integrative Lernumgebung geschaffen wird (Chatziklonidou et al., 2025; Hoehl, 2019b).

Um dies zu gewährleisten, benötigen School Nurses ein umfangreiches Fachwissen, um aktuelles evidenzbasiertes Wissen weitergeben zu können. Im Rahmen der Koordination eines auf die betroffene Person individuell passenden Betreuungsplanes können Barrieren abgebaut, das Selbstmanagement der betroffenen Kinder und Jugendlichen kann verbessert und schulische Abwesenheiten können verhindert werden. Eine wichtige Rolle spielen School Nurses auch bei der Prävention und Behandlung von Hypoglykämien. Kommt es zu einem medizinischen Notfall, bei dem die betroffene Person möglicherweise nicht dazu in der Lage ist, sich selbst zu helfen, können School Nurses rasch eingreifen und Komplikationen verhindern.

Gerade die Kontrolle des Blutzuckers hat nicht nur signifikante Auswirkungen auf potenzielle Notfälle, sondern auch auf Alltagssituationen wie die Teilnahme am Turnunterricht oder an außerschulischen Aktivitäten.

Ein ebenso entscheidender Faktor, den es in der Behandlung und Beratung von Kindern und Jugendlichen mit Diabetes mellitus Typ 1 zu beachten gilt, ist der Einfluss der chronischen Erkrankung auf die Entwicklungsaufgaben in Adoleszenz und jungem Erwachsenenalter. In der Phase der Adoleszenz werden oft die Weichen für die persönliche, soziale und berufliche Zukunft gelegt. Erkrankte Kinder und Jugendliche müssen sich zusätzlich zu diesen Entwicklungsaufgaben mit den Anforderungen ihrer Krankheit auseinandersetzen, sind verantwortlich für ihre Therapie und müssen sich emotional damit auseinandersetzen, dass die Krankheit ein Teil des Lebens ist. Der Erfolg dieses Sich-Auseinandersetzens hängt unter anderem mit den intra- und interpersonellen Schutzfaktoren zusammen, also der psychischen Stabilität, der Unterstützung des Familiensystems und stabilen sozioökonomischen Verhältnissen. Nicht zuletzt kann auch die School Nurse einen wesentlichen Beitrag zu jenen Schutzfaktoren leisten. Gerade Jugendliche mit Diabetes mellitus Typ 1 beginnen zunehmend, nicht nur die Chronizität und Bedeutung ihrer Erkrankung zu verstehen, sondern auch mögliche Bedrohungen durch Folgeerkrankungen. Dies bedeutet jedoch nicht, dass sie die Therapie entsprechend konsequent umsetzen. Oft fehlt es noch an Impulskontrolle und Selbstdisziplin, besonders dann, wenn es trotz eigener Anstrengungen nicht gelingt, die Therapieziele zu erreichen. Hier besteht die Gefahr der Resignation und dass die Jugendlichen sich ihrer Krankheit ausgeliefert fühlen. Die eigenverantwortliche Therapie stellt dabei nur eine Herausforderung für Jugendliche dar, endokrine Veränderungen, unvorhergesehene körperliche Aktivitäten, ein gestörtes Essverhalten oder selbstgefährdendes Verhalten, wie der Konsum von Drogen, können eine zusätzliche Hürde sein. Daher ist es, auch gerade für die betreuende School Nurse, von großer Bedeutung, auch die psychosoziale Situation der Jugendlichen in die Beratung miteinzubeziehen und frühzeitig auf Anzeichen von psychischer Überforderung oder Belastung zu reagieren. Gerade Jugendliche mit chronischen Erkrankungen sind gefährdet, an psychischen Beschwerden wie einer Depression oder Angststörungen zu erkranken. Zu hohe Anforderungen an die Selbstdisziplin oder die Strukturierung des Alltags können ebenso zu einer psychischen Belastung führen wie die Auseinandersetzung mit der Chronizität und möglichen Folgeerkrankungen. Autonomiekonflikte mit den Eltern, die Angst vor Ausgrenzung und Ablehnung durch Gleichaltrige und Zukunftssorgen im Hinblick auf Beruf und Partnerschaft können das psychische Wohlbefinden beeinflussen. Dabei ist der Einfluss von psychischen Belastungen und Disstress auf das Diabetesmanagement nicht zu unterschätzen. Psychischer Stress kann den Glukosespiegel direkt beeinflussen, ungünstige psychosoziale Bedingungen können einer fachgerechten Therapie im Wege stehen. Misserfolge und Einschränkungen in der Lebensführung können zu Überforderung bei den Jugendlichen und ihren Eltern führen. Durch motivierende und wertschätzende Beratungen können Belastungen entsprechend reduziert werden. Die Jugendlichen sollten, ihrem Entwicklungsstand entsprechend, Therapieverantwortung übernehmen, ohne aber dabei allein gelassen zu werden. Dabei ist es in der Beratung oft notwendig, den Eltern zu helfen, ihren Kindern ein eigenständiges Leben mit der Erkrankung zuzutrauen. Die Familie soll beraten werden, wie eine angemessene Unterstützung aussehen kann, ohne zu sehr in die Privatsphäre der Jugendlichen einzudringen. Edukative Schulungen für mehrere Personen sollten möglichst in altershomogenen Gruppen durchgeführt werden. Dadurch können innerhalb der Gleichaltrigen oft eigene Wege gefunden werden, alterstypische Entwicklungsaufgaben trotz der Erkrankung erfolgreich zu bewältigen (Lange et al., 2022; Wilt, 2022).

Die fachgerechte Betreuung von Kindern und Jugendlichen mit Diabetes mellitus Typ 1 erfordert eine professionelle, enge Zusammenarbeit zwischen School Nurse, betroffener Person, dem Familiensystem und weiteren Mitgliedern des schulischen Teams. Auch die Unterstützung beim Aufbau eines Netzwerks gehört zum Aufgabenbereich der School Nurse. Es soll ein kontinuierlicher Dialog zwischen der Schule und der Familie aufrechterhalten werden, der eine wechselseitige Kommunikation und den Informationsaustausch über betroffene Schüler*innen ermöglicht. So kann dazu beigetragen werden, dass alle Mitglieder dieses multiprofessionellen Teams den gleichen Informationsstand haben. Dafür sollen regelmäßige Treffen organisiert werden, wo einerseits Details besprochen werden können, wie beispielsweise, dass der Sportunterricht nicht vor dem Mittagessen stattfinden sollte, aber auch kontinuierliches Feedback seinen Platz findet. Das Vorhandensein eines Betreuungsplans, der beispielsweise Insulindosen, Medikamentengaben, akzeptable Blutzuckerwerte und Symptome abnormer Blutzuckerwerte enthält, kann von der School Nurse verantwortet werden und führt zu einer erhöhten Wachsamkeit beim Erkennen von Komplikationen. Betroffene Schüler*innen sollen dabei aktiv in alle Planungen integriert werden, um ein Gefühl der Kontrolle zu erlangen und selbst Entscheidungen treffen zu können. Es gilt, Partizipation und Sicherheit zu vermitteln, um die Selbstkompetenz zu stärken und ein erfolgreiches Diabetesmanagement zu gewährleisten (Thorstensson et al., 2016).

6.6 Beratung zur mentalen Gesundheit und Mobbingprävention durch die School Nurse

Mobbing unter Kindern und Jugendlichen stellt in Schulen eine ernstzunehmende Herausforderung dar. Obwohl Mobbing grundsätzlich überall dort auftreten kann, wo Menschen in sozialen Gruppen miteinander interagieren, steht der Ort Schule im Fokus der Mobbingforschung. Dies entstand nicht zuletzt dadurch, dass sich die Institution Schule von einem Ort der reinen Wissensvermittlung zu einem Ort des sozialen Miteinanders weiterentwickelt hat. Die Anfänge der systematischen Forschung zum Thema Mobbing liegen in den 1970er-Jahren im skandinavischen Raum. Dort wurden nicht nur erste größere Studien zum Thema Mobbing durchgeführt, sondern es wurde auch die Definition des Begriffes geprägt. Demnach versteht man unter Mobbing eine spezifische Form der interpersonalen Gewalt, bei der eine schwächere Person wiederholt und über einen längeren Zeitraum verletzenden Handlungen von einer oder mehreren Personen hilflos ausgesetzt ist. Dabei wird besonderes Augenmerk auf drei Merkmale gelegt: die Verletzungsabsicht – das Mobbing dient der Schädigung einer Person oder Gruppe –, die Wiederholung der Übergriffe – die verletzenden Handlungen müssen wiederholt über einen längeren Zeitraum stattfinden – und das Machtungleichgewicht – das Machtverhältnis besteht hierbei zugunsten der mobbenden Gruppe oder Person. Mobbing kann sich dabei in vier verschiedenen Erscheinungsformen zeigen:

- **Physisches Mobbing:** Handlungen, die darauf abzielen, die andere Person körperlich zu verletzen
- **Verbales Mobbing:** Verletzende oder kränkende Äußerungen, die gegen die Zielperson gerichtet sind
- **Relationales Mobbing:** die bewusste Zerstörung von sozialen Beziehungen der gemobbten Person, beispielsweise durch das Verbreiten von Gerüchten
- **Cybermobbing:** wiederholtes schädigendes Verhalten unter Verwendung digitaler Medien

Die Prävalenzrate von Mobbing in der Schule zu erheben, gestaltet sich herausfordernd, da viele Schüler*innen die Vorfälle verdrängen oder in ihrer Wahrnehmung verzerren. Die Folgen von Mobbing können alle Dimensionen des Wohlbefindens beeinträchtigen. Betroffene Schüler*innen nehmen die Schule als unsicheren Ort wahr, an dem sie wenig Unterstützung aus ihrem sozialen Umfeld erhalten. Folglich zeigen sich eine niedrigere Schulzufriedenheit, ein schwächer ausgeprägtes Zugehörigkeitsgefühl und eine höhere Zahl an unentschuldigten Fehlzeiten. Mobbing wird neurobiologisch als Stressor verstanden, der zu einer Überproduktion von Stresshormonen führen kann, was sich wiederum auf die Funktion gedächtnisrelevanter Hirnareale auswirkt. Schulische Leistungen können so durch Mobbing direkt negativ beeinflusst werden (Wachs & Schubarth, 2022). Mobbingerfahrungen im Kindes- und Jugendalter korrelieren nicht nur mit einem potenziell erhöhten Risiko von psychischen Erkrankungen im Erwachsenenalter, sie stehen auch im Zusammenhang mit einem erhöhten Risiko für suizidales Verhalten. Gemobbte Kinder und Jugendliche leiden des Weiteren etwa doppelt so häufig an psychosomatischen Beschwerden wie nicht betroffene Kinder und Jugendliche. Die Förderung eines gesunden und sicheren Schulumfelds ist daher essenziell und ein Bereich, der durch School Nurses aktiv mitgestaltet werden sollte. Oftmals treten betroffene Schüler*innen aufgrund von psychosomatischen Beschwerden erstmals mit der School Nurse in Kontakt und nicht wegen des Mobbings selbst. Daher ist es von großer Bedeutung, dass School Nurses diese Beschwerden nicht nur als Folge einer Mobbingerfahrung erkennen können, sondern auch angemessen auf jene Begegnungen vorbereitet sind. Das Erkennen von entsprechenden Zeichen und die Schaffung eines sicheren Umfeldes, in dem die Opfer ihre Mobbingerfahrungen sicher offenlegen können, sind wichtige Schritte in der Betreuung. Durch den Aufbau einer vertrauensvollen Beziehung und das regelmäßige aktive Nachfragen zu Wohlbefinden und eventuellen Mobbingerfahrungen ermöglicht es School Nurses, unterstützend einzugreifen und auch Kontakt zu weiteren Stellen aufzunehmen. Die Institution Schule und dabei insbesondere die School Nurses nehmen eine zentrale Rolle in der Mobbingprävention ein. Die Schule ist einerseits, beispielsweise durch Leistungs- und Selektionsdruck, oft der Ort, wo Mobbing produziert wird, ist aber andererseits als öffentliche Bildungseinrichtung prinzipiell dazu verpflichtet, der Mobbingprävention mit entsprechender pädagogischer Professionalität und Kompetenz nachzukommen.

Effektive Mobbingprävention sollte auf mehreren Ebenen passieren: auf Schüler*innen-, Klassen- und Schulebene. Auf **Schüler*innenebene** gehören dazu die Förderung von Zivilcourage, sozialer Kompetenz, Konflikt- und Kooperationsfähigkeiten und Empathie. Die Betonung von individuellen Lernfortschritten und die Verbesserung des Leistungsvermögens durch Lernförderung können hier ein wichtiger Ansatzpunkt für ein positives Selbstkonzept sein.

Auf **Klassenebene** sollte auf eine positive Schüler*innen-Lehrer*innen-Beziehung geachtet werden. Eine vertrauensvolle und wertschätzende Beziehung sowohl zu Lehrer*innen als auch zur School Nurse kann dazu beitragen, dass betroffene Kinder und Jugendliche sich bei Mobbingvorfällen an sie wenden. So kann bei Mobbingverdacht oder tatsächlichem Mobbing rechtzeitig und effektiv eingegriffen werden. Soziales Lernen innerhalb des Klassenverbandes fördert einen offenen Rahmen, in dem Zusammenarbeit, Kompromissfähigkeit, Geduld und Kritikfähigkeit trainiert werden. Es ist dabei zentral, ein gemeinsames Grundwerte- und Normensystem zu schaffen. Soziale Wertehaltungen und die Thematisierung von Gewalt und damit verbundenen Richtlinien sind dabei eng verbunden mit der Zusammenarbeit zwischen Eltern, Schüler*innen, Lehrer*innen und der School Nurse.

Auf **Schulebene** soll die Gestaltung des Lebensraumes Schule ein mobbingfreies Miteinander ermöglichen und fördern. Es muss eine Schulkultur entwickelt werden, die Schule als prosozialen Lern- und Erfahrungsraum sieht, der die soziale Persönlichkeitsentwicklung der Kinder und Jugendlichen anregt. Förderlich hierfür können die Ausweitung des Ganztagesangebots, Hausaufgabenhilfen oder diverse Aktionsgemeinschaften sein. Dadurch sollen sich persönliche Beziehungen auch über die Unterrichtszeit hinaus entwickeln. Die Erarbeitung einer Schulordnung mit klaren Regeln und Handlungsplänen im Umgang mit Mobbing ist dabei ebenso notwendig. Hilfreich können auch eine freundliche Gestaltung des Schulgebäudes und Schulhofes sein, Schüler*innen können hier bei der sozialen und kulturellen Gestaltung miteinbezogen werden (Blakeslee et al., 2023; Wachs & Schubarth, 2022).

Ein weiterer wesentlicher Punkt zur Prävention von Mobbing ist die Stärkung der mentalen Gesundheit der Kinder und Jugendlichen. Achtsamkeitsübungen, Maßnahmen zur Stressreduktion und spezielle Gruppen zur Aggressionsbewältigung und Sozialkompetenz können wirkungsvolle Maßnahmen hierfür sein. School Nurses fördern die psychische Gesundheit der Schüler*innen und gehören meist zu den ersten Personen im Setting Schule, die psychische Probleme erkennen. Screening-Instrumente können zusätzlich helfen, eventuelle Probleme zu identifizieren. Notwendig sind in diesem Bereich auch entsprechende Fort- und Weiterbildungen. Die Möglichkeit der Bearbeitung der Themen Angst, belastende Kindheitserlebnisse, Emotionsmanagement und kognitive Verhaltensinterventionen sollte, beispielsweise in Online-Kursen, flächendeckend zur Verfügung stehen, um eine optimale Betreuung der Kinder und Jugendlichen zu gewährleisten (Bohnenkamp et al., 2024; McKay et al., 2025).

6.7 Zusammenfassung

Das Kapitel stellt Informationsvermittlung, Edukation und Beratung in der Schulgesundheitspflege systematisch dar und verknüpft theoretische Grundlagen mit praxisnahen Vorgehensweisen. Ausgangspunkt ist die Begriffsbestimmung professioneller Beratung als zielgerichtete, evidenzbasierte Gesprächsführung, die pflegerelevante Probleme und Ressourcen gleichermaßen adressiert, auf Gesundheitsförderung, Prävention und Stärkung der Gesundheitskompetenz zielt und die Selbstbestimmung der Patient*innen in ihrem gesellschaftlichen Kontext stärkt. Daran schließt das Setting der Beratung an: Räumliche und zeitliche Rahmenbedingungen, eine störungsarme, vertrauensbildende Atmosphäre, Sitzanordnung ohne Hierarchisierung, ausreichende Gesprächszeit und die Berücksichtigung von Vorwissen, kognitiven Voraussetzungen und subjektiven Theorien bilden die Grundlage gelingender Beratungssequenzen.

Ein Schwerpunkt liegt auf der Beratung von Kindern und Jugendlichen vor dem Hintergrund zunehmender chronischer Erkrankungen und veränderter Familienstrukturen. Information, Anleitung und Schulung werden als unterschiedliche, aufeinander bezogene Formate präzisiert: Information als zielgerichtete Weitergabe von Fakten über vielfältige Medien, Anleitung als prozesshaftes Erlernen praktischer Fertigkeiten mit Bedarfsanalyse, Planung, Demonstration, Training und Evaluation sowie Schulung als strukturierte Vermittlung von Wissen, Fähigkeiten und Ergebnissicherung einschließlich Selbstmanagement. Für die Gesprächsgestaltung werden Beziehung, Empathie, alters- und situationsangemessene Sprache, kurze, überschaubare Einheiten sowie das Erkennen des pädagogisch günstigen Moments hervorgehoben. Beratung kann singulär oder als längerfristige Begleitung erfolgen, Vulnerabilitäten von Familien und die Bedeutung interdisziplinärer Zusammenarbeit sollen dabei berücksichtigt werden.

Im Abschnitt zu Ansätzen und Konzepten der Beratung werden zentrale Beratungszugänge beschrieben: Die systemische Beratung fokussiert die Familie als dynamisches, auf Bindung ausgerichtetes System, aktiviert Ressourcen und nutzt Auftragsklärung, Leitfäden, Genogramm, zirkuläres Fragen und Reframing. Die lösungsorientierte Beratung richtet den Blick von der Problemanalyse auf die rasche Lösungsentwicklung, stärkt Selbstwirksamkeit und Ressourcen entlang eines sechsstufigen Prozesses und stützt sich in der Kommunikation auf aktives Zuhören, gezielte, offene Fragen und eine wertschätzende, nicht urteilende Haltung. Die ressourcenorientierte Beratung richtet den Fokus auf materielle, inter- und intrapersonelle Ressourcen, gleicht Defizite aus und stabilisiert vorhandene Stärken. Die Beratung bei Verhaltensänderung betont den geschützten Rahmen, gemeinsame Zielpriorisierung, Adhärenzförderung und Selbstmanagement. Das Motivational Interviewing strukturiert den Ablauf in vier Phasen von kontaktaufbauender Beziehungsgestaltung bis zur gemeinsamen Veränderungsplanung. Die personzentrierte Gesprächsführung stellt Selbstbestimmung, Empathie, Wertschätzung und Kongruenz in den Mittelpunkt, um individuelle Ressourcen zu aktivieren und Lösungen zu ermöglichen.

Für das spezifische Setting Schule werden Rolle und Kompetenzprofil der School Nurse beschrieben: altersadäquate, kontinuierliche Begleitung, Beratungs- und Informationskompetenz, Auswahl kreativer pädagogischer Mittel und ein Methodenkoffer aus Materialien, Pocketcards, Checklisten und Postern. Anhand von Asthma bronchiale und Diabetes mellitus Typ 1 wird die Umsetzung edukativer Maßnahmen konkretisiert.

Abschließend beschäftigt sich dieses Kapitel mit dem Thema Beratung zur mentalen Gesundheit und Mobbingprävention. Die Prävention erfolgt dabei auf Schüler*innen-, Klassen- und Schulebene durch Beziehungsarbeit, soziales Lernen, klare Regeln und eine gesundheitsförderliche Schulkultur. Die School Nurse erkennt psychosomatische Signale, schafft sichere Gesprächsräume, fragt aktiv nach Wohlbefinden und vernetzt mit Unterstützungsangeboten.

6.8 Literaturverzeichnis

Al Kindi, Z., McCabe, C., & Mc Cann, M. (2021). School Nurses' Available Education to Manage Children with Asthma at Schools: A Scoping Review. *Journal of Pediatric Nursing*, 60, 46–57. https://doi.org/10.1016/j.pedn.2021.01.027

Becker, R. (2017). *Beratung als pflegerische Aufgabe: Arbeitsmaterialien für Unterricht und Praxis*. Kohlhammer.

Blakeslee, T., Snethen, J., Schiffman, R. F., Gwon, S. H., Sapp, M., & Kelber, S. (2023). Adolescent Characteristics, Suicide, and Bullying in High School. *The Journal of School Nursing*, 39(6), 463–474. https://doi.org/10.1177/10598405211038235

Bohnenkamp, J. H., Hoover, S. A., & McCullough, S. N. (2024). Impact of an Online Course to Improve School Nurses' Mental Health Competencies. *The Journal of School Nursing*, 40(4), 431–439. https://doi.org/10.1177/10598405221119518

Chatziklonidou, D., Rigatos, S., Fradelos, E. C., Toska, A., Saridi, M., Tzenalis, A., Koutelekos, I., & Albani, E. N. (2025). Role of a School Nurse in the Management of Type 1 Diabetes in Schools: Teachers' Perspectives. *Cureus* 17(3): e81526. https://doi.org/10.7759/cureus.81526

Engel, R. (2020). *Gesundheitsberatung in der professionellen Gesundheits- und Krankenpflege: Einführende Elemente, Methoden und Beispiele* (2. Auflage). Maudrich.

Hacker, M., Slobodenka, S., & Titzer, H. (2021). *Edukation in der Pflege* (2. Auflage). facultas.

Hoehl, M. (2019a). Pflege eines Kindes mit Asthma bronchiale. In: M., Hoehl & P., Kullick (Hrsg.), *Gesundheits- und Kinderkrankenpflege* (5., aktualisierte Auflage). Thieme. https://doi.org/10.1055/b-006-163248

Hoehl, M. (2019b). Pflege eines Kindes mit Diabetes mellitus. In: M., Hoehl & P., Kullick (Hrsg.), *Gesundheits- und Kinderkrankenpflege* (5., aktualisierte Auflage). Thieme. https://doi.org/10.1055/b-006-163248

Hoque, S., Luther, J., Mizrahi, R., Gerald, L. B., Phipatanakul, W., Lemon, S. C., Rosal, M. C., Byatt, N., Pbert, L., & Trivedi, M. (2022). School Nurse Perspectives on School-Supervised Asthma Therapy: A Qualitative Study. *Pediatric Allergy, Immunology, and Pulmonology*, 35(2), 65–73. https://doi.org/10.1089/ped.2022.0022

Isik, E., Fredland, N. M., Young, A., & Schultz, R. J. (2021). A School Nurse-Led Asthma Intervention for School-Age Children: A Randomized Control Trial to Improve Self-Management. *The Journal of School Nursing*, 37(6), 480–490. https://doi.org/10.1177/1059840520902511

Kocks, A. (2021). Schulgesundheitspflege. In: M., Schieron, C., Büker, & A., Zegelin (Hrsg.), *Patientenedukation und Familienedukation in der Pflege: Praxishandbuch zur Information, Schulung und Beratung*. Hogrefe. https://doi.org/10.1024/86041-000

Kustner, E. (2017). Motivierende Gesprächsführung: Problemlösungen bei Beratungen zur Verhaltensänderung. *Ernährung & Medizin*, 32(02), 71–74. https://doi.org/10.1055/s-0043-106593

Lange, K., Ernst, G., Kordonouri, O., Danne, T., & Saßmann, H. (2022). Typ-1-Diabetes im Jugendalter: Verantwortung übernehmen. *Der Diabetologe*, 18(2), 104–113. https://doi.org/10.1007/s11428-021-00853-6

Leonard, S. I., Turi, E. R., Céspedes, A., Liu, J., Powell, J. S., & Bruzzese, J.-M. (2024). Asthma Knowledge, Self-Efficacy, and Self-Management Among Rural Adolescents with Poorly Controlled Asthma. *The Journal of School Nursing*, 40(6), 608–617. https://doi.org/10.1177/10598405221116017

MacGeorge, C. A., King, K., Andrews, A. L., Sterba, K., Johnson, E., Brinton, D. L., Teufel, R. J., Kruis, R., & Ford, D. (2022). School nurse perception of asthma care in school-based telehealth. *Journal of Asthma*, 59(6), 1248–1255. https://doi.org/10.1080/02770903.2021.1904978

McKay, E. A., Mattheus, D., & Fontenot, H. B. (2025). Mental Health Interventions in Middle Schools: A 10-Year Review of Research. *The Journal of School Nursing*, 41(1), 56–74. https://doi.org/10.1177/10598405241265904

Rohde, K. (2013). Was macht Beratung in der Kinderkrankenpflege aus? *JuKiP – Ihr Fachmagazin für Gesundheits- und Kinderkrankenpflege*, 2(03), 123–125. https://doi.org/10.1055/s-0033-1347948

Rohde, K. S. (2022). Familienbezogene Beratung in der Pädiatrie. *JuKiP – Ihr Fachmagazin für Gesundheits- und Kinderkrankenpflege*, 11(04), 152–159. https://doi.org/10.1055/a-1866-8595

Schieron, M. (2021a). Grundlagen der Beratung. In: M., Schieron, C., Büker, & A., Zegelin (Hrsg.), *Patientenedukation und Familienedukation in der Pflege: Praxishandbuch zur Information, Schulung und Beratung*. Hogrefe. https://doi.org/10.1024/86041-000

Schieron, M. (2021b). Theoretische Ansätze. In: M., Schieron, C., Büker, & A., Zegelin (Hrsg.), *Patientenedukation und Familienedukation in der Pflege: Praxishandbuch zur Information, Schulung und Beratung*. Hogrefe. https://doi.org/10.1024/86041-000

Schütz, D. (2019). Patienten- und Familienedukation. In: M., Hoehl & P., Kullick (Hrsg.), *Gesundheits- und Kinderkrankenpflege* (5., aktualisierte Auflage). Thieme. https://doi.org/10.1055/b-006-163248

Thorstensson, S., Fröden, M., Vikström, V., & Andersson, S. (2016). Swedish school nurses' experiences in supporting students with type 1 diabetes in their school environment. *Nordic Journal of Nursing Research*, 36(3), 142–147. https://doi.org/10.1177/0107408315615020

Wachs, S., & Schubarth, W. (2022). Schule und Mobbing. In: T., Hascher, T.-S., Idel, & W., Helsper (Hrsg.), *Handbuch Schulforschung* (S. 1399–1416). Springer Fachmedien. https://doi.org/10.1007/978-3-658-24729-4_65

Wilt, L. (2022). The Role of School Nurse Presence in Parent and Student Perceptions of Helpfulness, Safety, and Satisfaction With Type 1 Diabetes Care. *The Journal of School Nursing*, 38(2), 161–172. https://doi.org/10.1177/1059840520918310

Zegelin, A., Sunder, N., & Segmüller, T. (2019). Patientenedukation in der Pflege – Themensammlung & Unterrichtsvorschläge (Teil 4). *PADUA*, 14(3), 197–202. https://doi.org/10.1024/1861-6186/a000500

7 Gesundheitsförderung und Prävention im Rahmen der Schulgesundheitspflege

Schulen sind zentrale Lebenswelten für Kinder und Jugendliche und bieten daher ein besonders geeignetes Setting für Gesundheitsförderung und Prävention. Neben der Vermittlung von Wissen und Kompetenzen haben sie einen wesentlichen Einfluss auf die physische, psychische und soziale Entwicklung der Schüler*innen. Angesichts zunehmender gesundheitlicher Herausforderungen wie Bewegungsmangel, Übergewicht oder psychischen Belastungen gewinnt die schulische Gesundheitsförderung zunehmend an Bedeutung. Die Schulgesundheitspflege trägt in diesem Kontext dazu bei, gesundheitliche Chancengleichheit zu fördern und Prävention systematisch im schulischen Alltag zu verankern.

Lernergebnisse nach Durcharbeiten dieses Kapitels:

- Die Leser*innen können den Zusammenhang zwischen Bildung und Gesundheit erläutern und internationale Unterschiede kritisch reflektieren.
- Die Leser*innen verstehen den Life Course Approach und können die Bedeutung für die Gesundheit von Kindheit und Jugend auf die schulische Gesundheitsförderung umlegen.
- Die Leser*innen kennen die Grundlagen des Settings-Ansatzes und können Chancen und Grenzen für den schulischen Kontext beschreiben.
- Die Leser*innen sind in der Lage, die Bedeutung von Partizipation und Empowerment von Kindern und Jugendlichen in der Gesundheitsförderung darzustellen und auf schulische Strukturen anzuwenden.

7.1 Allgemeine Einführung

Bildungseinrichtungen sind Orte, an denen Kinder und Jugendliche einen Großteil ihrer Zeit verbringen. Die persönlichen Erfahrungen, die in den Bildungseinrichtungen im Unterricht und im sozialen Miteinander gemacht werden, prägen die persönliche Entwicklung in hohem Maße. Die Schule ist somit Teil der Lebenswelt der Kinder und Jugendlichen, wo Bildung vermittelt wird und gesundheitliche Ressourcen gefördert werden können, da dieses Umfeld langjährigen Zugang zu Kindern und Jugendlichen aller sozialen Schichten bietet (Gesundheit Österreich GmbH, 2024). Der Begriff „soziale Schicht" meint eine Bevölkerungsgruppe innerhalb einer

Gesellschaft, welche durch gemeinsame Merkmale, wie Beruf, Bildung, Einkommen, Status und Lebensführung, gekennzeichnet ist (Kopp & Steinbach, 2018). Bezogen auf die Kinder und Jugendlichen im österreichischen Schulsystem lässt sich feststellen, dass 17 % der Schüler*innen einer niedrigen, 70 % einer mittleren und 13 % einer hohen sozialen Schicht zugeordnet werden können (Felder-Puig et al., 2023). Schule ist nicht nur ein Raum des Lernens, sondern auch ein Ort, an dem gesundheitliche Chancen für alle Kinder und Jugendliche eröffnet und gefestigt werden können (Gesundheit Österreich GmbH, 2024). In der Ottawa-Charta beschreibt die World Health Organization (WHO) Gesundheitsförderung als Prozess, der allen Menschen ein höheres Maß an Selbstbestimmung über ihre Gesundheit ermöglichen und sie dazu befähigen soll, ihre Gesundheit zu stärken. Gesundheit soll demnach ein alltäglicher Bestandteil des Lebens sein und kein Lebensziel (WHO, 1986). Der Ottawa-Charta zufolge liegt Gesundheitsförderung nicht ausschließlich in der Verantwortung des Einzelnen und der Gesundheitssektoren, sondern bei allen Politikbereichen (WHO, 1986). Diese politische Verantwortung über die Gesundheit der Bevölkerung kann über den Bildungssektor wirksam werden. Dafür ist es in erster Linie wichtig, zu verstehen, dass Schulen weitaus mehr als nur reine Lernorte sind. Sie sind auch Orte, an denen Gesundheitsbildung stattfinden kann, was sie zu zentralen Orten für Gesundheit und Wohlbefinden macht.

7.2 Bildungseinrichtungen als Orte der Gesundheitsförderung

Laut der Gesundheit Österreich GmbH (2024) zielt Gesundheitsförderung in Schulen darauf ab, die Selbstbestimmung und Gesundheitskompetenz von Kindern und Jugendlichen zu stärken. Junge Menschen sollen in Schulen dazu befähigt werden, Wissen über Gesundheit nicht nur aufzunehmen, sondern auch in ihr tägliches Leben zu integrieren, um im späteren Leben langfristig gesundheitsbewusste Entscheidungen treffen zu können. Das schulische Umfeld kann jedoch auch als ein Ort gesehen werden, an dem Risiken für die psychosoziale Gesundheit entstehen können. Beispiele hierfür können der hohe Leistungsdruck oder Bullying sein (Gesundheit Österreich GmbH, 2024).

Bullying beschreibt ein wiederholtes absichtliches Verhalten, das darauf abzielt, andere körperlich, emotional oder sozial zu schädigen, oft mit dem Ziel, Macht auszuüben (Redaktion Gesundheitsportal, 2021). Dies wirkt sich wiederum auf Lernerfolge und die Gesundheit der Kinder und Jugendlichen aus. Daten zu Gesundheit und Wohlbefinden von Kindern und Jugendlichen liefert die größte europäische Kinder- und Jugendgesundheitsstudie, die sogenannte HBSC-Studie (Health Behaviour in School-aged Children). Die letzte Erhebung zur HBSC-Studie erfolgte im Jahr 2021 und behandelte die Themen „Gesundheit und Wohlbefinden", „Gesundheits- und Risikoverhalten" und „Sonstige Gesundheitsdeterminanten".

Im Kapitel „Gesundheit und Wohlbefinden" zeigt sich eine Verschlechterung der psychischen Gesundheit von Kindern, Jugendlichen und jungen Erwachsenen, was auch auf die Auswirkungen der Corona-Pandemie sowie auf die Klimakrise zurückzuführen ist (Felder-Puig et al., 2023). Darüber hinaus wird im Ergebnisbericht beschrieben, dass sich die soziale Lage von Kindern und Jugendlichen auf die Gesundheit und das Wohlbefinden auswirkt, was in erster Linie auf den unterschiedlichen Zugang zu materiellen, sozialen und kulturellen Ressourcen zurückzuführen ist. Dies hindert Familien oft daran, verfügbare Gesundheitsangebote auszuschöpfen. Beim Thema „Gesundheitskompetenz" ergab die Auswertung, dass etwa 19 % der Mädchen und 23 % der Buben eine hohe Gesundheitskompetenz aufweisen, welche mit zunehmendem Alter steigt. Die Daten der Erhebung zeigen auch, dass sich Mädchen im Vergleich zu Buben weniger selbstwirksam fühlen und dieser Unterschied mit zunehmendem Alter zunimmt. Beim Thema Gewalt zeigen sich unterschiedliche Ausprägungen und Formen an Österreichs Schulen. Beispiele hierfür sind Mobbing oder Cybermobbing, körperliche Attacken oder Auseinandersetzungen innerhalb oder außerhalb der Schule, etwa auf dem Schulweg (Felder-Puig et al., 2023). Die Entwicklung der letzten Jahre zeigt, dass sich Schüler*innen von den schulischen Anforderungen immer mehr belastet fühlen. So stieg die Belastung durch schulische Anforderungen von 2010 bis 2022 um beinahe 20 % bei Schüler*innen der 11. Schulstufe (Felder-Puig et al., 2023).

Um die Gesundheit und das Wohlbefinden der Kinder und Jugendlichen zu fördern, gilt es protektive Faktoren auf individueller Ebene, aber auch auf Ebene der Schulorganisation zu schaffen. Das Bundesministerium für Bildung, Wissenschaft und Forschung hat in Kooperation mit unterschiedlichen Stakeholdern daher im Jahr 2019 die Initiative „Wohlfühlzone Schule" ins Leben gerufen. Das Ziel besteht darin, die Schule zu einem gesundheitsfördernden und gewaltfreien Lebensraum zu machen (Gesundheit Österreich GmbH, 2024). Die Charta der „Wohlfühlzone Schule" beschreibt Grundsätze für Gesundheitsförderungs- und Präventionsarbeit rund um psychosoziale Gesundheit und Mobbing. Dazu gehören die Förderung der psychosozialen Gesundheit, die Gestaltung eines schüler*innenzentrierten und partizipativen Unterrichts, Nulltoleranz gegenüber Gewalt, Achtsamkeit gegenüber Kultur und Vielfalt, die Ablehnung und Benennung von Diskriminierung sowie die Stärkung von Selbst-, Sozial- und Systemkompetenz und Kommunikation (BMBWF & FGÖ, 2019). Diese Initiative adressiert in erster Linie die psychische Gesundheit und das Wohlbefinden junger Menschen, was Kinder und Jugendliche im Setting Schule stärken soll. Die Bereiche der physischen Gesundheit und die Gesundheitskompetenz werden nicht adressiert. Griebler et al. (2023) fanden in ihrer Befragung heraus, dass rund 36 % der Österreicher*innen ab 18 Jahren eine eingeschränkte funktionale Gesundheitskompetenz aufweisen (Griebler et al., 2023). Dies macht deutlich, wie wichtig es ist, bereits in jungen Jahren entsprechende Kompetenzen zu vermitteln, um spätere Einschränkungen zu vermeiden. Kinder aus sozioökonomisch benachteiligten Familien sind besonders gefährdet. Sie ernähren sich häufiger ungesund, bewegen sich weniger und sind häufiger übergewichtig (Kuntz et al., 2018).

Der aktuelle COSI-Bericht (Childhood Obesity Surveillance Initiative) zeigt beispielsweise eine Zunahme von Übergewicht und Adipositas bei Kindern. Demnach ist jedes vierte Kind in Österreich übergewichtig (Bundesministerium für Soziales, Gesundheit, Pflege und Konsumentenschutz, 2021). Übergewicht im Kindesalter kann langfristige gesundheitliche Folgen nach sich ziehen und erhöht das Risiko, im Erwachsenenalter chronische Erkrankungen zu entwickeln. Neben den gesundheitlichen Auswirkungen verstärken diese Unterschiede auch soziale Ungleichheiten, die wiederum Bildungs- und Teilhabechancen beeinflussen können. In ihrem Rahmenarbeitsprogramm 2024–2028 schlägt die Gesundheit Österreich GmbH (2024) vor, in Bildungseinrichtungen speziell für diese Zielgruppen gesundheitsfördernde Rahmenbedingungen zu schaffen und entsprechende Kompetenzen zu vermitteln. Diese sollen auch die psychosoziale Gesundheit fördern. Dabei sind Maßnahmen, die langfristig gesetzt und in Schulentwicklungsprozesse integriert werden, wie beispielsweise der „Whole School Approach", besonders wirksam (Gesundheit Österreich GmbH, 2024). Gesundheitsförderung kann somit nicht als einmalige Aktivität verstanden werden, sondern muss in die Struktur und in die Kultur der Schule eingebettet werden.

Der „Whole School Approach" entstand ursprünglich aus der Initiative „Health Promoting Schools" der WHO. Die im Jahr 1995 ins Leben gerufene globale Schulgesundheitsinitiative zielt darauf ab, Gesundheitsförderungs- und Aufklärungsmaßnahmen auf lokaler, nationaler, regionaler sowie globaler Ebene zu mobilisieren und zu stärken. Die Initiative soll die Gesundheit von Schüler*innen, Lehrenden sowie Familien verbessern und zielt darauf ab, die Zahl an „gesundheitsfördernden Schulen" global zu erhöhen. Grundsätzlich orientiert sich die Global School Health Initiative an der Ottawa-Charta zur Gesundheitsförderung aus dem Jahr 1986, der Erklärung von Jakarta der 4. Internationalen Konferenz zur Gesundheitsförderung aus dem Jahr 1997 sowie der Empfehlung des WHO-Sachverständigenausschusses zur umfassenden Gesundheitserziehung und -förderung in Schulen, welche 1995 veröffentlicht wurde (WHO, 2025). Die Bezeichnung „Health Promoting School" bedingt ein gesundheitsförderndes Setting sowie die permanente Evaluierung und Weiterentwicklung der getroffenen gesundheitsförderlichen Maßnahmen. Ein gesundheitsförderndes Setting nach der WHO (2025) beinhaltet eine gesunde Schulpolitik, eine bewegungsförderliche Schulumgebung, eine soziale Schulumgebung, die Entwicklung von Gesundheitsfähigkeiten und -bildung, die Zusammenarbeit mit Erziehungsberechtigten und der Gemeinde sowie den Zugang zu Schulgesundheitsdiensten (WHO & UNESCO, 2018). In ihrem Paper „Making every school a health-promoting school" definiert die WHO den „Whole School Approach" als einen Ansatz, der über das Lernen und Lehren im Klassenzimmer hinausgeht und alle Aspekte des Schullebens umfasst. Dabei handelt es sich um einen kohärenten, kollektiven und kooperativen Ansatz, mit dem das Lernen, das Verhalten und das Wohlbefinden der Schüler*innen sowie die entsprechenden Rahmenbedingungen verbessert werden sollen (WHO & UNESCO, 2021). Dazu gehören sowohl strukturelle Maßnahmen wie eine gesundheitsfördernde Schulumgebung als auch pädagogische Ansätze, die den Erwerb von Gesundheitskompetenz unterstützen. Grundsätzlich hat sich die Ausrichtung der WHO, vor allem in Europa, in den letzten Jahren weg von der Vermeidung von übertragbaren Erkrankungen hin zur Vermeidung von nicht übertragbaren Krankheiten (NCDs) bewegt (WHO Regional Office for Europe, 2025). NCDs entstehen durch eine Kombination aus genetischen, physiologischen, umweltbedingten und verhaltensbezogenen Faktoren. Zu den wichtigsten Arten von NCDs zählen Herz-Kreislauf-Erkrankungen wie Herzinfarkte und Schlaganfälle, Krebserkrankungen, chronische Atemwegserkrankungen wie chronisch obstruktive Lungenerkrankungen und Asthma sowie Diabetes (WHO, 2024b). Die Prävention dieser Krankheiten beginnt bereits im Kindes- und Jugendalter, da hier wichtige Verhaltensweisen eingeübt und gefestigt werden, die im späteren Leben von entscheidender Bedeutung sind. Die WHO versucht, den Risikofaktoren von NCDs, darunter Bewegungsmangel und sitzendes Verhalten bei Kindern und Jugendlichen, mit dem „Whole School Approach" entgegenzuwirken (WHO & UNESCO, 2021). Somit werden Schulen zu Orten, an denen globale Gesundheitsförderung im Kleinen beginnt, da sie Voraussetzungen bieten, um den Lebensstil von Kindern und Jugendlich nachhaltig positiv zu prägen. Die Ansätze der WHO zur Gesundheitsförderung und Prävention im schulischen Kontext zeigen, dass Bildungseinrichtungen eine zentrale Rolle für die Gesundheit von Kindern und Jugendlichen spielen. Schulen sind Orte, an denen Wissen vermittelt wird und gleichzeitig die Möglichkeit besteht, gesundheitliche Weichen für die Zukunft zu stellen. Dies zeigt, dass Bildung und Gesundheit eng miteinander verknüpft sind und einander beeinflussen.

7.3 Bildung und Gesundheit

Frühkindliche Bildung und Betreuung sind für spätere Bildungserfolge sowie für die Gesundheit und das Wohlbefinden von Kindern, und später von Erwachsenen, unerlässlich (Bundesministerium für Bildung, Wissenschaft und Forschung, 2024). Untersuchungen aus unterschiedlichen Ländern sowie länderübergreifende Studien haben bereits den Zusammenhang zwischen Bildung und Gesundheit sowie Gesundheit und Bildung bestätigt (Chen et al., 2024; Paudel et al., 2019; Campoamor-Olegario et al., 2025; Newman et al., 2025). Die seit dem Jahr 2000 alle drei Jahre durchgeführte PISA-Studie (Programme for International Student Assessment) der OECD (Organisation for Economic Co-operation and Development) untersucht und vergleicht die Schulleistungen von 15-jährigen Schüler*innen in den Bereichen Mathematik, Lesen und Naturwissenschaft. Im Jahr 2022 fand die letzte Erhebung statt, an der 81 Länder teilnahmen. Die Ergebnisse dieser Erhebung wurden im Jahr 2023 publiziert. Im darauffolgenden Jahr wurden die Untersuchungsergebnisse zu den Finanzkenntnissen, dem kreativen Denken und der Bereitschaft zum lebenslangen Lernen veröffentlicht. Derzeit wird der neunte Bewertungszyklus von PISA 2025 durchgeführt. Die Veröffentlichung der Ergebnisse ist für das Jahr 2026 vorgesehen (OECD, 2025). Bei der PISA-Studie von 2019 (Volume III) untersuchte die OECD nicht nur die Lernleistung der Schüler*innen in den verschiedenen Ländern, sondern auch die Rolle der Schule im Leben der Schüler*innen. Themen dieser Untersuchung waren Lebenszufriedenheit, psychisches und physisches Wohlbefinden, Motivation, soziale Beziehungen und schulische Unterstützungssysteme. Die OECD betrachtet in der Auswertung der PISA-Studie (Volume III) Gesundheit nicht als medizinisches Ergebnis, sondern als Wohlbefinden. Der Bericht gliedert sich in unterschiedliche Kapitel, welche die Untersuchungsschwerpunkte darstellen, darunter das Schulklima und Wohlbefinden der Schüler*innen, Mobbing, Disziplinarklima, Schulschwänzen und Verspätungen, Begeisterung der Lehrenden, Verhalten der Lehrenden und Lernen der Schüler*innen, Zusammenarbeit und Wettbewerb unter den Schüler*innen, Zugehörigkeitsgefühl zur Schule, Beteiligung der Eltern an schulischen Aktivitäten, Lebenszufriedenheit und Sinnhaftigkeit des Lebens, Gefühle der Schüler*innen, Selbstwirksamkeit und Angst vor dem Scheitern sowie Wachstumsdenken (OECD, 2019). Im Kapitel „Sense of belonging at school" zeigte die Erhebung, dass sich die Schüler*innen mehrheitlich der Schule sozial verbunden fühlen. Schüler*innen aus sozioökonomisch benachteiligten, ländlichen und öffentlichen Schulen gaben jedoch häufiger an, sich weniger stark zugehörig zu fühlen, als Schüler*innen aus begünstigten, städtischen und privaten Schulen. Dieses Ergebnis spiegelt sich auch in der Beteiligung der Eltern wider. In sozioökonomisch begünstigten Schulen ging die Initiative häufiger von den Eltern aus, um die Fortschritte ihrer Kinder mit den Lehrenden zu besprechen, wohingegen in Schulen mit sozioökonomisch benachteiligten Familien die Initiative von den Lehrenden ausging. Ein ähnliches Bild zeigt sich im Kapitel „Students' self-efficacy and fear of failure", wo beschrieben wird, dass Schüler*innen aus sozioökonomisch begünstigten Familien mehr Vertrauen in ihre Fähigkeiten haben als benachteiligte Mitschüler*innen (OECD, 2019). Zusammenfassend kann daher festgehalten werden, dass der sozioökonomische Status Auswirkungen auf das Zugehörigkeitsgefühl und das Selbstvertrauen der Schüler*innen hat, was sich wiederum auf den Lernerfolg und das spätere Leben auswirkt. Hier zeigt die PISA-Studie, dass sich das

Zugehörigkeitsgefühl auf die Lesefähigkeit sowie auf Zukunftspläne auswirkt. So haben Schüler*innen, die sich zugehörig fühlen, eher den Wunsch, eine Hochschule zu besuchen, als ihre Mitschüler*innen mit einem geringeren Zugehörigkeitsgefühl (OECD, 2019). Diese Ergebnisse spiegeln sich auch in anderen Erhebungen (Campoamor-Olegario et al., 2025; Chen et al., 2024; Newman et al., 2025; Paudel et al., 2019) wider und zeigen, dass Bildung nicht nur einen individuellen, sondern auch einen gesamtgesellschaftlichen Einfluss auf Gesundheit und Wohlbefinden hat.

Grundsätzlich lässt sich feststellen, dass Menschen mit einem niedrigen Bildungsabschluss häufiger von Krankheiten betroffen sind als Menschen mit einem hohen Bildungsstatus (Tippelt & Schmidt-Hertha, 2018). Des Weiteren bergen frühzeitige Schul- oder Ausbildungsabbrüche individuelle und gesellschaftliche Risiken. Bildungsabbrüche verringern beispielsweise die späteren Lebens- und Berufschancen und erhöhen das Risiko von Gesundheitsgefährdungen sowie von sozialer Ausgrenzung über die gesamte Lebensspanne hinweg (Bundesministerium für Soziales, Gesundheit, Pflege und Konsumentenschutz, 2021). Diese Unterschiede zeigen sich sowohl in körperlichen als auch in psychischen Erkrankungen und spiegeln sich in gesundheitlichen Ungleichheiten wider, die über die gesamte Lebensspanne bestehen können. Dieser Zusammenhang lässt sich damit erklären, dass die Möglichkeiten zur gesellschaftlichen Partizipation und die Verfügbarkeit gesundheitsbezogener Ressourcen mit zunehmender Qualität des Bildungsabschlusses steigen beziehungsweise mit abnehmender Qualität sinken (Tippelt & Schmidt-Hertha, 2018). Bildung eröffnet damit nicht nur Chancen auf dem Arbeitsmarkt, sondern erweitert auch die Handlungsspielräume im Hinblick auf gesundheitsrelevante Entscheidungen wie beispielsweise in den Bereichen Ernährung, Bewegung oder Inanspruchnahme von Vorsorgeleistungen.

Grundsätzlich lassen sich drei wesentliche Einflussfaktoren des Zusammenhangs zwischen Gesundheit und Bildung identifizieren. Erstens führt Bildung zu mehr Wissen über Gesundheit, was bedeutet, dass Menschen mit höherem Bildungsgrad eher in der Lage sind, gesundheitliche Risiken zu erkennen, präventive Maßnahmen zu ergreifen und medizinische Informationen kritisch einzuordnen. Zweitens beeinflusst der Bildungsstatus die Beschäftigungsmöglichkeiten, was ein höheres Einkommen, bessere Arbeitsplatzbedingungen und arbeitsbezogene Ressourcen bedeutet und in weiterer Folge Auswirkungen auf die Gesundheit hat. Neben materieller Sicherheit tragen auch geringere Arbeitsbelastungen und ein höheres Maß an Autonomie im Berufsleben dazu bei, die Gesundheit langfristig zu schützen. Der dritte Einflussfaktor von Bildung und Gesundheit zeigt, dass Bildung mit sozialen und psychologischen Faktoren verbunden ist, wie beispielsweise mit Kontrollbewusstsein, gesellschaftlichem Status und sozialen Unterstützungssystemen (Leitenmüller et al., 2020).

Wie bereits erwähnt, weisen 36 % der Österreicher*innen ab 18 Jahren eine eingeschränkte funktionale Gesundheitskompetenz auf (Kuntz et al., 2018). Dies bedeutet, dass mehr als ein Drittel der Bevölkerung Schwierigkeiten hat, gesundheitsbezogene Informationen angemessen zu verstehen, kritisch zu bewerten und im Alltag praktisch umzusetzen (Griebler et al., 2023). Das WHO Regional Office for Europe fordert eine Schulumgebung, die diese Themen adressiert und somit die Gesundheitskompetenz von Kindern und Jugendlichen stärkt. Dadurch kann Gesundheitskompetenz systematisch gefördert und langfristig gefestigt werden (WHO & UNESCO, 2021).

Im Allgemeinen bezeichnet „Gesundheitskompetenz" oder „Health Literacy" die Fähigkeit, gesundheitsbezogene Informationen zu finden, zu verstehen, anzuwenden und zu nutzen, um effektive Gesundheitsentscheidungen zu treffen und angemessene Gesundheitsmaßnahmen für sich selbst und andere zu ergreifen. Sie umfasst persönliche Kompetenzen im Hinblick auf den Zugang zu, die Bewertung und die Anwendung von Gesundheitsinformationen und -dienstleistungen. Darüber hinaus wird Gesundheitskompetenz zunehmend auch als gesellschaftliche Ressource verstanden, die nicht nur individuelle Handlungsmöglichkeiten erweitert, sondern auch einen wesentlichen Beitrag zur öffentlichen Gesundheit leistet (WHO, 2024a). Die Gesundheitskompetenz eines Menschen steht in engem Zusammenhang mit soziodemografischen Faktoren. Insbesondere Herkunft und Bildungsniveau beeinflussen die Chancen, Gesundheitswissen zu erwerben und anzuwenden. Beide Faktoren bestimmen maßgeblich, welche Möglichkeiten Kindern und Jugendlichen im Bildungssystem offenstehen und wie gut sie befähigt werden, gesundheitsrelevante Informationen zu verstehen und in ihrem Alltag umzusetzen. Generell besteht ein Zusammenhang zwischen der Herkunft eines Menschen und seinen Bildungserfolgen. Kinder aus sozial benachteiligten Familien, mit Migrationshintergrund oder ohne ausreichende Deutschkenntnisse sowie Kinder von Eltern mit niedrigem Bildungsniveau erzielen oft schlechtere Schulleistungen (Bundesministerium für Bildung, Wissenschaft und Forschung, 2024). In Österreich wird der höchste Bildungsabschluss der Eltern, genauer der des Elternteils mit dem höheren Bildungsabschluss, herangezogen, um auf die Bildungsnähe der Familie zu schließen. Durch diesen Indikator können die Bildungschancen der Kinder benannt werden, da der familiäre Bildungshintergrund eng mit den Lern- und Entwicklungsmöglichkeiten verknüpft ist. Erkennbar ist, dass sich der Bildungsstand der Gesamtbevölkerung vom Bildungsstand der Bevölkerung mit Migrationshintergrund unterscheidet. So schließen beispielsweise 4 % der einheimischen Jugendlichen maximal eine Pflichtschule ab, während 32 % der Migrant*innen der ersten Generation und 31 % der Migrant*innen der zweiten Generation maximal einen Pflichtschulabschluss haben (Bundesministerium für Bildung, Wissenschaft und Forschung, 2024).

Dies bestätigt die Aussage, dass Kinder mit Migrationshintergrund oft schlechtere Schulleistungen erzielen, was möglicherweise im Zusammenhang mit ihrer Bildungsherkunft steht. Generell ist anzumerken, dass das Bildungsniveau in Österreich in den letzten Jahren in allen drei Gruppen gestiegen ist, was auch einen Einfluss auf das Einkommen und auf die Lebensqualität der Bevölkerung hatte. Es zeigt sich jedoch, dass Eltern mit Migrationshintergrund deutlich häufiger maximal einen Pflichtschulabschluss haben. Während der Anteil der Eltern mit maximal Pflichtschulabschluss unter einheimischen Kindern stabil bei lediglich 4 % liegt, beträgt dieser Anteil bei Kindern mit Migrationshintergrund etwa ein Drittel. Dieser Unterschied verweist auf bestehende strukturelle Ungleichheiten, die das Bildungssystem trotz positiver Entwicklungen noch nicht vollständig überwinden konnte. Jedes dritte einheimische Kind hat mindestens einen Elternteil mit tertiärem Bildungsabschluss. Für jedes fünfte Kind mit Migrationshintergrund gilt das ebenfalls (Bundesministerium für Bildung, Wissenschaft und Forschung, 2024).

Das Haushaltseinkommen ist ein weiterer Indikator für den sozioökonomischen Status einer Familie und wird ebenfalls als Faktor für den Bildungserfolg eines Kindes herangezogen. Familien mit höherem Einkommen verfügen in der Regel über zusätzliche Ressourcen, die gezielt in die Bildung ihrer Kinder investiert werden können. Ein höherer sozioökonomischer Status geht mit einem größeren ökonomischen Kapital einher, das Nachhilfe oder private Lernmittel ermöglicht, sowie mit einem größeren kulturellen Kapital, zum Beispiel in Form von Büchern zu Hause oder Theaterbesuchen (Bundesministerium für Bildung, Wissenschaft und Forschung, 2024). Diese Unterschiede im ökonomischen und kulturellen Kapital wirken sich unmittelbar auf die Lernumgebung und die Bildungsbiografie der Kinder aus, was die Berufschancen, die damit einhergehenden physischen und psychischen Beanspruchungen sowie die Beteiligung am sozialen, kulturellen und politischen Leben und die Gesundheitskompetenz beeinflusst (Bundesministerium für Bildung, Wissenschaft und Forschung, 2024).

Einkommen, Geschlecht und Bildung haben ebenso einen hohen Einfluss auf den subjektiven Gesundheitszustand. Sowohl Frauen als auch Männer bewerten ihren Gesundheitszustand umso positiver, je höher ihr Einkommen ist. Dies zeigt sich auch bei der Bildung. Je höher das Bildungsniveau, desto positiver wird die subjektive Gesundheit eingeschätzt (Klimont & Prammer-Waldhör, 2020). Bildung, Herkunft, Einkommen und Gesundheit sind eng miteinander verflochten. Dies macht deutlich, dass gesundheitliche Chancen nicht zufällig entstehen, sondern oft abhängig von sozialen Rahmenbedingungen sind. Wichtig ist, diese Bereiche und auch die einzelnen Lebensphasen nicht getrennt voneinander zu betrachten, da sich vieles bedingt und sich gegenseitig beeinflusst.

7.4 Life Course Approach to Health

Der „Life Course Approach" betrachtet Gesundheit ganzheitlich über alle Lebensphasen hinweg, statt sich nur auf einzelne Krankheiten oder Altersgruppen zu konzentrieren. Er rückt damit die Entwicklung von Gesundheit als einen kontinuierlichen Prozess in den Vordergrund und zeigt, dass jede Lebensphase in engem Zusammenhang mit vorangegangenen und nachfolgenden Phasen steht. Der Ansatz geht davon aus, dass Gesundheit und Wohlbefinden durch biologische, psychologische, soziale, ökologische und generationenübergreifende Faktoren beeinflusst werden (Kuruvilla et al., 2018). Entwickelt wurde der „Life Course Approach" in den 1920er- und 1930er-Jahren im Rahmen einer Längsschnittstudie zur kindlichen Entwicklung. Seither wird er stetig weiterentwickelt (Kuruvilla et al., 2018). Dem Soziologen und Entwickler des Ansatzes G. Elder (1998) zufolge verläuft die menschliche Entwicklung nicht linear und individuell isoliert, sondern wird von historischen Ereignissen, sozialer Einbettung, Timing und der eigenen Handlungsmacht geprägt. Die Life-Course-Theorie verbindet Entwicklungspsychologie, Soziologie und Geschichtswissenschaft und bietet somit einen umfassenden Rahmen für die Analyse von Lebensläufen (Elder, 1998).

Beim „Life Course Approach to Health" steht die Funktionsfähigkeit des Menschen im Mittelpunkt. Die Funktionsfähigkeit meint die Fähigkeit, das eigene Leben nach den persönlichen Vorstellungen und Werten zu gestalten, was je nach Lebensphase stark variieren kann. Bei Kleinkindern umfasst sie beispielsweise die Möglichkeit zu spielen und sich gesund zu entwickeln, während sie bei älteren Menschen die Wahrung von Selbstständigkeit und Unabhängigkeit beinhaltet. Somit ist Funktionsfähigkeit nicht starr definiert, sondern stets kontext- und altersabhängig zu betrachten. Die Funktionsfähigkeit hängt mit der intrinsischen Kapazität, also der Gesamtheit der körperlichen, geistigen und psychischen Fähigkeiten einer Person, zusammen. Im Vergleich zur Funktionsfähigkeit, welche in allen Lebensphasen durch ein unterstützendes Umfeld gefördert und gestärkt werden kann, ist die intrinsische Kapazität biologisch bedingt und im Laufe des Lebens Schwankungen ausgesetzt.

Ein weiteres zentrales Element des „Life Course Approach to Health" ist das Wohlbefinden, das sich in der Lebenszufriedenheit, den erlebten Emotionen sowie der Möglichkeit zur Selbstverwirklichung und Sinnfindung widerspiegelt. Dabei wird Wohlbefinden nicht als ein rein subjektiver Zustand beschrieben, sondern ist auch mit einer besseren Gesundheit und einer geringeren Sterblichkeit verbunden. Zum Element „Wohlbefinden" zählt auch die Verwirklichung von Rechten, welche als Voraussetzung für eine gute Gesundheit gesehen wird. Eine gute Gesundheit macht eine Verwirklichung von Rechten erst möglich (Kuruvilla et al., 2018). Hier zeigt sich die enge Verknüpfung zwischen Gesundheit und gesellschaftlicher Teilhabe, wobei auch die Chancengleichheit eine Rolle spielt, da sie das Einstehen für die Inanspruchnahme von Gesundheitsleistungen bedingt.

Der „Life Course Approach to Health" berücksichtigt laut Kuruvilla et al. (2018) zudem die unterschiedlichen Lebensphasen. Diese lassen sich nicht nur durch das chronologische Alter definieren, sondern auch durch soziale und kulturelle Normen sowie den funktionalen Status. Die Lebensabschnitte von der Geburt über die Kindheit und Jugend bis ins Erwachsenenalter und hohe Alter prägen die Gesundheitsverläufe, wobei auch die vorgeburtliche Phase eine entscheidende Rolle spielt. Dies macht sich beispielsweise im Lebensstil der Mutter während der Schwangerschaft und in der gesundheitlichen Versorgung von Neugeborenen bemerkbar.

Eine weitere Dimension ist die Resilienz, also die Widerstandskraft gegenüber Belastungen und Krankheiten. Risiken und Schutzfaktoren manifestieren sich im Verlauf des gesamten Lebens und frühe Erfahrungen oder Verhaltensweisen, beispielsweise in der Jugend, können sich auf die Gesundheit im Erwachsenenalter auswirken. Dadurch entstehen viele chronische oder psychische Erkrankungen – aus Entwicklungen, die bereits in frühen Lebensphasen beginnen.

Der Lebensverlaufsansatz betont schließlich die Bedeutung sozialer und ökologischer Determinanten von Gesundheit, was Faktoren wie Armut, Bildung, Zugang zu sauberem Wasser und sauberer Luft, sichere Lebensbedingungen oder auch eine gute Regierungsführung beinhaltet. Diese Faktoren wirken sich unmittelbar auf das individuelle und kollektive Wohlbefinden aus. Gesundheit entsteht somit nicht nur im medizinischen System, sondern ist eng mit gesellschaftlichen, wirtschaftlichen und ökologischen Bedingungen verflochten (Kuruvilla et al., 2018). Demzufolge kann Gesundheit nicht isoliert betrachtet werden, sondern muss als Ergebnis von Entwicklungen über den gesamten Lebensverlauf hinweg verstanden werden. Der „Life Course Approach to Health" zeigt den Einfluss sozialer Bedingungen und die Notwendigkeit, Schutzfaktoren früh zu stärken, um gesundheitliche Chancen gerecht zu verteilen (Clark et al., 2020). Zusammenfassend lässt sich festhalten, dass nachhaltige Verbesserungen der Gesundheit nur durch das Zusammenspiel individueller, sozialer und politischer Maßnahmen erzielt werden können.

Clark et al. (2020) haben einen Lebensverlaufsansatz in Bezug auf die Gesundheit und Entwicklung von Kindern erarbeitet, welcher sich auf den „Life Course Approach to Health" bezieht. Es werden Schutzfaktoren und Risikofaktoren definiert, die sich auf die Gesundheit des Menschen auswirken. Der Ansatz beginnt vorgeburtlich mit der Schwangerschaft und der Gesundheit der Mutter, welche Schutz- und Risikofaktoren beinhaltet. Clark et al. (2020) stellen den Lebensverlauf von der Präkonzeption über Schwangerschaft, Geburt, Neugeborenenzeit, Kindheit bis hin zur Jugend und zum Erwachsenenalter dar, wobei es eine Entwicklungsspanne zwischen Risiko- und Schutzfaktoren gibt (Clark et al., 2020).

Schutzfaktoren können eine qualifizierte Geburtsbegleitung, Impfungen, frühkindliche Förderung, ein stabiles soziales Umfeld, Bildung und schulische Erfolge, eine sichere Lernumgebung, digitale Kompetenz sowie Zugang zu sexueller und reproduktiver Gesundheit sein. Diese Schutzfaktoren tragen dazu bei, dass Kinder überleben, sich gesund entwickeln und an der Gesellschaft teilhaben können. Risikofaktoren sind beispielsweise eine Unterversorgung der Mutter, Frühgeburtlichkeit und ein niedriges Geburtsgewicht, Mangelernährung und Wachstumsstörungen, Kinderarbeit und kommerzielle Ausbeutung, frühe Heirat und Schwangerschaft in der Adoleszenz. Dazu kommt die Gefährdung durch physische, sexuelle und psychologische Gewalt über den gesamten Lebensverlauf. Die gesellschaftlichen Rahmenbedingungen prägen die gesunde Entwicklung und betreffen ebenso den gesamten Lebenslauf von der vorgeburtlichen Phase bis hin zum Erwachsenenalter und Tod (Clark et al., 2020). Die Gesundheit der Eltern hat zudem bereits vorgeburtlich Einfluss auf die Gesundheit ihrer Kinder, was sich im weiteren Lebensverlauf verfestigt. Gerade die Kindheit ist eine Zeit der Vulnerabilität, die jedoch auch Chancen bietet. Entwicklungsfördernde Maßnahmen in Schwangerschaft und Förderung in den frühen Lebensjahren wie Stillen, gute Ernährung, Fürsorge und Gesundheitsversorgung wirken sich lebenslang positiv aus (Clark et al., 2020). Neben der Kindheit stellen die Jahre der Pubertät eine kritische Übergangsphase im Leben eines Menschen dar. Es zeigt sich, dass sich verhaltensbedingte Risikofaktoren für nicht übertragbare Erkrankungen wie Rauchen, Alkoholkonsum, Bewegungsmangel und ungesunde Ernährung als Gewohnheiten etablieren und häufig bis ins Erwachsenenalter fortbestehen. Die Pubertät ist ein günstiger Zeitraum, in dem präventive und gesundheitsförderliche Strategien umgesetzt werden können, um die gesunde Entwicklung von Jugendlichen zu unterstützen und die Gesundheit im Erwachsenenalter sowie die Gesundheit der nächsten Generationen positiv zu beeinflussen (Inchley et al., 2020).

Der Life-Course-Ansatz zeigt, dass frühzeitige Maßnahmen entscheidend sind, um die Gesundheit des Einzelnen und die der Bevölkerung nachhaltig zu fördern. Kindheit und Pubertät nehmen dabei eine besonders zentrale Rolle ein, da in diesen Lebensphasen die Grundlagen für gesundheitliche Chancen und Risiken gelegt werden. Bildungseinrichtungen stellen in diesem Zusammenhang ein zentrales Setting dar, in dem Gesundheit und Bildung gleichermaßen gestärkt werden können. Dies verdeutlicht, dass Schulgesundheit beide Bereiche miteinander verbindet und sich diese auch wechselseitig positiv beeinflussen (Leitenmüller, 2017).

7.5 Setting-Ansatz in der Gesundheitsförderung

Der Setting-Ansatz, auch Lebensweltansatz, betont, dass die Gesundheit von Menschen durch die Wechselbeziehung individueller, sozialer und ökologischer Einflussfaktoren geprägt ist. Er basiert auf der Annahme, dass Menschen nicht isoliert leben, sondern stets in bestimmte Lebenswelten eingebettet sind, die ihre gesundheitlichen Chancen und Risiken maßgeblich beeinflussen. Ein Setting wird als sozialer Zusammenhang beschrieben, in dem Menschen ihren Alltag verbringen und der sich auf ihre Gesundheit auswirkt. Das kann eine formale Organisation, wie beispielsweise eine Schule oder ein Betrieb, ein regionaler Raum, wie ein Stadtteil oder ein Dorf, eine Lebenslage, wie beispielsweise die Pension, oder eine Wertegemeinschaft, wie Religion oder sexuelle Orientierung, sein. In der Regel wird der Begriff jedoch für eine Organisation oder eine Region verwendet und bezieht sich damit auf das Lebens- und Arbeitsumfeld von Menschen. Der settingbasierte Ansatz dient als zentrale Strategie der Gesundheitsförderung, da Gesundheit nicht als reine Information und Appelle an Einzelpersonen, sondern als Ergebnis des Zusammenspiels individueller, sozialer, ökologischer und ökonomischer Einflussfaktoren verstanden wird (Hartung & Rosenbrock, 2022). Die Gesundheitsförderung wird also nicht mehr als reine individuelle Verantwortung betrachtet, sondern als ein Ansatz, der die strukturellen Bedingungen der Lebenswelten in den Mittelpunkt stellt.

Hartung und Rosenbrock (2022) unterscheiden zwischen zwei Formen der Gesundheitsförderung: der Gesundheitsförderung im Setting und der gesundheitsförderlichen Settingentwicklung. Bei der Gesundheitsförderung im Setting wird der jeweilige Ort zum Ansprechen von Zielgruppen genutzt. Hier kommen vor allem verhaltensbezogene Präventionsansätze, wie Ernährungstipps an Schulen, zum Einsatz. Die Strukturen bleiben dabei unverändert. Bei der gesundheitsförderlichen Settingentwicklung kommt es durch Partizipation, beispielsweise in Form von betrieblichen Gesundheitszirkeln oder kommunalen Strategien wie der „Gesunden Gemeinde", zu einer Veränderung der Strukturen (Hartung & Rosenbrock, 2022). Für eine erfolgreiche Umsetzung der gesundheitsförderlichen Settingentwicklung sind eine hohe Partizipation der Menschen im Setting, eine kontinuierliche Koordinierung, die Entwicklung gesundheitsförderlicher Strukturen sowie Empowerment und Kompetenzstärkung der Zielgruppe erforderlich. Entscheidend ist die Kombination von verhältnis- und verhaltensorientierten Interventionen (Hartung & Rosenbrock, 2022). Nur wenn sowohl die individuellen Verhaltensweisen adressiert als auch die strukturellen Rahmenbedingungen verändert werden, können nachhaltige gesundheitliche Verbesserungen erzielt werden. Ein wesentliches Setting stellt dabei die Schule dar. Sie ist ein zentraler Lebensraum für Kinder und Jugendliche, in dem Bildung, Entwicklung und Gesundheit miteinander verknüpft sind.

Laut der WHO (WHO, 2025) ist eine gesundheitsfördernde Schule eine Schule, die ihre Fähigkeiten als gesunder Ort zum Leben, Lernen und Arbeiten kontinuierlich stärkt. Gesundheit wird durch eine Kombination aus gesundheitsförderlicher Umgebung, Bildungsmaßnahmen, Sozial- und Gesundheitsangeboten sowie der Einbindung der Gemeinschaft gefördert (WHO, 2025). Die Schule ist ein idealer Ort für die Umsetzung gesundheitsbezogener Interventionen, um die körperliche, emotionale und intellektuelle Entwicklung von jungen Menschen zu fördern. Gesundheitsförderung in der Schule kann das Wohlbefinden von Kindern und Jugendlichen sowie ihre schulischen Leistungen verbessern und somit einen positiven Kreislauf in Gang setzen (Pulimeno et al., 2020). Die School Nurse ist im Setting Schule tätig, hat den Fokus auf die Gesundheit von Kindern und Jugendlichen gerichtet und arbeitet im interdisziplinären Team. Hauptziele der School Nurse sind, Gesundheitsinformationen an Kinder und Jugendliche zu vermitteln, ihnen diese verständlich zu machen und ihre Selbstverantwortung für die eigene Gesundheit zu fördern. Sie gewährleistet eine gesunde Lernumgebung und ist erste Anlaufstelle für Kinder und Jugendliche sowie deren Familien im Gesundheitssystem (Leitenmüller, 2017). Vor dem Hintergrund der Bedeutung von Schulen als Setting für Gesundheitsförderung wird deutlich, dass spezifische Strukturen und Fachkompetenzen erforderlich sind, um Kinder und Jugendliche bestmöglich zu unterstützen. Die Schule ist für junge Menschen nicht nur ein Lern-, sondern auch ein Lebensort. Daher sind professionelle Akteur*innen notwendig, welche Gesundheit in den schulischen Alltag integrieren und vorhandene Ressourcen koordinieren. Eine zentrale Rolle nimmt dabei die Schulgesundheitspflege ein. Durch ihre Aufgaben und Funktionen trägt sie zur Förderung des Wohlbefindens, der Gesundheit und der Entwicklung von Kindern und Jugendlichen bei (Leitenmüller et al., 2020).

7.6 Schulgesundheitspflege in der gesundheitsförderlichen Settingentwicklung

Die Schulgesundheitspflege stellt eine zentrale Schnittstelle zwischen Bildungs- und Gesundheitswesen dar und trägt wesentlich zur ganzheitlichen Entwicklung von Kindern und Jugendlichen bei. Neben der allgemeinen Gesundheitsförderung umfasst sie auch die Stärkung von Selbstbestimmung und Gesundheitskompetenz (Leitenmüller et al., 2020). Kühne und Mugo (2025) zeigen in ihrem systematischen Review „Investigating Primary School Nurses' Activities That Are Effective in Health Promotion and Primary Prevention", dass die Förderung von Gesundheitskompetenz durch Gesundheitserziehung einen wesentlichen Teil der Aufgaben von Schulgesundheitspflege ausmacht. Darüber hinaus führt die Schulgesundheitspflege Screeningmaßnahmen durch und ermöglicht strukturorientierte Präventionsangebote. Die Bandbreite dieser Maßnahmen reicht von niedrigschwelligen Beratungen im schulischen Alltag bis hin zu strukturierten Programmen, die langfristig in die Schulentwicklung eingebettet werden können. Die Schwerpunkte der Gesundheitserziehung liegen insbesondere auf den Bereichen Bewegung, Ernährung, Hygiene, Impfungen, Infektionsprävention und psychische Gesundheit. Zu den behandelten

Themen zählen unter anderem Erste Hilfe, Mobbingprävention, Adipositas- und Verletzungsprävention sowie die Förderung gesunder Lebensgewohnheiten. Zudem konnte gezeigt werden, dass gesundheitsförderliches Verhalten zur Stärkung der psychischen Gesundheit beiträgt, indem es hilft, Stress vorzubeugen oder besser zu bewältigen (Kühne & Mugo, 2025).

Ein zentrales Thema in der Prävention und Bewältigung von Stress bei schulpflichtigen Kindern und Jugendlichen ist die Förderung gesunder Lebensweisen. Gerade in dieser Lebensphase können gesundheitsförderliche Routinen und Strategien langfristige Schutzfaktoren gegen Überlastung und psychische Erkrankungen bilden. Die leichte Erreichbarkeit und Sichtbarkeit von Schulgesundheitspflegenden erweisen sich hierbei als entscheidend, um Belastungen frühzeitig zu erkennen. Ebenso wichtig ist die enge Zusammenarbeit mit dem schulischen Gesundheitsteam und der Aufbau tragfähiger Beziehungen zu den Kindern und Jugendlichen. Vertrauen und Kontinuität spielen hierbei eine wesentliche Rolle, da sie die Hemmschwelle senken, gesundheitliche Probleme offen anzusprechen. Studien zeigen, dass Stress bei Jugendlichen häufig mit schulischen Anforderungen und Leistungsdruck zusammenhängt. Um dem entgegenzuwirken, ist ein kontinuierlicher Dialog mit den Lehrkräften bedeutsam. Dieser Austausch ermöglicht nicht nur eine Sensibilisierung für die psychischen Belastungen der Kinder und Jugendlichen, sondern eröffnet auch konkrete Handlungsmöglichkeiten in der Unterrichtsgestaltung. Dieser ermöglicht es, Wissen über psychische Gesundheit und Stressbewältigung zu erweitern und zugleich Einfluss auf die Gestaltung von Prüfungen und Leistungsanforderungen zu nehmen (Persson et al., 2022).

Aus dem Endbericht des Pilotprojekts „School Nurse" in Wien geht ein ähnliches Fazit hervor. Der „School Nurse" kommt eine äußerst hohe Bedeutung und großes Potenzial für die Gesundheitsförderung bei Kindern, Jugendlichen und darüber hinaus zu (Hutter & Weitensfelder, 2024). Der Endbericht macht deutlich, dass Schulgesundheitspflege nicht nur eine unterstützende Funktion einnimmt, sondern integraler Bestandteil einer gesundheitsförderlichen Schulentwicklung sein kann. Das breite Spektrum an Aufgaben- und Einsatzbereichen gepaart mit den vielfältigen Kompetenzen von Pflegefachpersonen, die individuell auf die Bedürfnisse und Rahmenbedingungen des jeweiligen Schulumfeldes eingehen können, ergeben allgemein ein in jeder Hinsicht unterstützenswertes Modell vorsorgeorientierter Betreuung (Hutter & Weitensfelder, 2024). Dies unterstreicht die Notwendigkeit, Schulgesundheitspflege strukturell zu verankern und ihre Rolle im schulischen Setting langfristig zu sichern.

Wie bereits beschrieben, nimmt die Schulgesundheitspflege eine Brückenfunktion zwischen Schule, Gesundheitssystem und Familie ein. Sie erleichtert den Zugang zu medizinischen und psychosozialen Unterstützungsangeboten und trägt dazu bei, dass gesundheitliche Anliegen von Kindern und Jugendlichen frühzeitig erkannt und weitergeleitet werden. Gleichzeitig unterstützt sie Eltern durch Beratung und Aufklärung, wodurch eine enge Zusammenarbeit zwischen schulischem Umfeld, Gesundheitsdiensten und familiären Strukturen ermöglicht wird. So entsteht ein kohärentes Unterstützungsnetzwerk, das die Gesundheitsförderung nachhaltig stärkt.

7.7 Präventionskonzepte in der Schule

Prävention zielt darauf ab, die Krankheitslast in der Bevölkerung durch gezielte Maßnahmen zu reduzieren. Sie umfasst alle Aktivitäten, die darauf abzielen, Erkrankungen zu vermeiden, zu verzögern oder deren Auftreten zu erschweren. Dabei wird zwischen Primärprävention, Sekundärprävention und Tertiärprävention unterschieden. Primärprävention setzt vor dem Beginn einer Erkrankung an und umfasst Maßnahmen, die das Entstehen von Krankheiten verhindern sollen. Ein typisches Beispiel hierfür sind Impfungen, die das Immunsystem stärken und Infektionskrankheiten vorbeugen sollen. Sekundärprävention greift im Frühstadium einer Erkrankung ein und zielt darauf ab, gesundheitliche Probleme frühzeitig zu erkennen und deren Verlauf zu verlangsamen oder zu stoppen. Hierzu zählen beispielsweise Screeningprogramme, die eine rechtzeitige Diagnose und Behandlung ermöglichen. Tertiärprävention richtet sich an Menschen, bei denen sich eine Erkrankung bereits manifestiert hat. Sie umfasst Maßnahmen wie Rehabilitation und patientenorientierte Edukation, um die Lebensqualität zu verbessern, Folgeschäden zu minimieren und die Selbstständigkeit der Betroffenen zu fördern. Präventive Strategien richten sich sowohl auf das individuelle Verhalten als auch auf gesundheitsrelevante Lebensbedingungen, wie etwa Arbeitsbedingungen, Nichtraucherschutz oder Infrastrukturmaßnahmen wie Radwege (Robert Koch-Institut, 2023). Dabei wird deutlich, dass Prävention nicht nur auf den Einzelnen abzielt, sondern auch strukturelle und gesellschaftliche Rahmenbedingungen berücksichtigt, um Gesundheit nachhaltig zu fördern. Prävention an Schulen richtet sich auf unterschiedliche Bereiche der Gesundheit von Kindern und Jugendlichen. Zu den zentralen Themen zählen unter anderem Impfprogramme zur Vorbeugung von Infektionskrankheiten, Maßnahmen zur Suchtprävention, Programme zur Gewaltprävention sowie Angebote zur Förderung der psychischen Gesundheit. Damit sollen sowohl körperliche als auch psychosoziale Risiken frühzeitig erkannt und reduziert werden, um ein gesundes Aufwachsen im schulischen Umfeld zu unterstützen (Bundesministerium für Bildung, 2025).

Damit Prävention im schulischen Kontext wirksam und nachhaltig umgesetzt werden kann, ist es erforderlich, Kinder und Jugendliche nicht nur als Empfänger*innen von gesundheitsförderlichen und präventiven Maßnahmen zu betrachten, sondern sie aktiv einzubeziehen. Partizipation ermöglicht es Kindern und Jugendlichen, ihre

Perspektiven, Erfahrungen und Bedürfnisse einzubringen, und stärkt in weiterer Folge auch ihre Selbstwirksamkeit und Eigenverantwortung.

7.8 Partizipation von Kindern und Jugendlichen

Die Beteiligung von Kindern und Jugendlichen ist einer der allgemeinen Grundsätze der UN-Kinderrechtskonvention, in der die Rechte von Kindern festgelegt sind. Sie ist in Artikel 12 „Achtung der Meinung von Kindern" festgeschrieben und spielt eine grundlegende Rolle bei der Verwirklichung aller in der Konvention festgelegten Rechte. Artikel 12 besagt, dass jedes Kind das Recht hat, seine Meinung, Gefühle und Wünsche in allen es betreffenden Angelegenheiten zu äußern, und dass diese berücksichtigt und ernst genommen werden müssen. Dieser Grundsatz erkennt Kinder und Jugendliche als Akteur*innen ihres eigenen Lebens an und gilt jederzeit während des gesamten Lebens eines Kindes. Er macht deutlich, dass die Stimme von Kindern nicht nur in außergewöhnlichen Situationen, sondern auch im Alltag von Bedeutung sein sollte. Die Teilhabe sollte relevant, fundiert, freiwillig, sicher, respektvoll und transparent erfolgen. Kinder dürfen nicht zu partizipativen Aktivitäten gedrängt werden. Gegebenenfalls sollte unabhängige Unterstützung bei der Interessenvertretung in Anspruch genommen werden. Ein Mindestalter für die Teilhabe von Kindern gibt es nicht, jedoch sollte jüngeren Kindern entsprechend ihren Fähigkeiten angemessene Unterstützung angeboten werden, damit sie eine zunehmend informierte und aktive Rolle im Schulleben spielen können. Dies soll gewährleisten, dass alle Kinder, unabhängig von Alter oder soziokulturellem Hintergrund, die Möglichkeit haben, sich einzubringen und Verantwortung für ihr eigenes Handeln zu übernehmen. Partizipation zeigt sich beispielsweise in einer offenen Gesprächskultur, in der die Meinungen der Kinder ernst genommen werden, oder in Strukturen, die aktive Mitgestaltung ermöglichen. Auf diese Weise wird die Entwicklung von Selbstbewusstsein und Verantwortungsübernahme gefördert. In Schulen, die die Rechte von Kindern achten, schaffen die Mitarbeitenden ein Umfeld, das Beteiligung und Teilnahme fördert (UNICEF UK, 2025). Eine gelingende Partizipation von Kindern und Jugendlichen ist eine wichtige Grundlage für die Gesundheitsförderung an Schulen. Wenn Schüler*innen aktiv einbezogen werden, können ihre Bedürfnisse besser berücksichtigt werden. Dadurch können gesundheitsförderliche Maßnahmen wirksamer und nachhaltiger gestaltet werden.

Die Übersichtsarbeit von Kontak et al. (2025) zum Prozess der Einbindung von Schüler*innen in die Gesundheitsförderung an Schulen zeigt, dass sich ein positiver Effekt zeigt, wenn Kinder und Jugendliche partizipieren. Auf individueller Ebene verbessern sich die Gesundheit und das Wohlbefinden, die persönliche Entwicklung und Motivation, das Gefühl der Teilhabe sowie die Wahrnehmung der Schule. Auf der interpersonalen Ebene, also der Ebene, auf der Kinder und Jugendliche dem Lehrpersonal begegnen, entstehen bessere Beziehungen zwischen Schüler*innen und Erwachsenen. Auf systemischer Ebene führen die Partizipationsprozesse zu einer gesünderen Schulumgebung, zu besseren gesundheitsbezogenen Dienstleistungen und zu einer schülerzentrierten Politikgestaltung (Kontak et al., 2025). Es gibt vielfältige Strategien, die die Partizipation von Kindern und Jugendlichen an Schulen fördern. Dazu zählen beispielsweise die gemeinsame Entwicklung von Projekten, die Möglichkeit für Kinder und Jugendliche, ihre eigenen Vorstellungen von Gesundheit zu reflektieren und zu entwickeln, die Ermittlung von Prioritäten durch eigene Recherchen und Befragungen, aktionsorientiertes Lernen sowie die Anpassung der Maßnahmen an schulische Schwerpunkte und Lehrpläne (Kontak et al., 2025).

In der Übersichtsarbeit zeigten sich fördernde und hemmende Faktoren sowohl auf individueller und interpersoneller als auch auf systemischer Ebene. Auf individueller Ebene waren die Motivation und das Engagement von Schüler*innen und Erwachsenen sowie die Anerkennung der Fähigkeiten und Entwicklungsmöglichkeiten der Kinder von Bedeutung. Vorurteile über mangelnde Kompetenzen stellten hingegen eine Barriere dar. Auf interpersonaler Ebene wirkte sich die Haltung der Erwachsenen stark aus. Eine begleitende und unterstützende Haltung war förderlich, während autoritäre oder hierarchische Vorgehensweisen die Beteiligung behinderten. Gruppendynamiken, unklare Rollenverteilungen und Machtunterschiede beeinflussten den Prozess zusätzlich. Auf systemischer Ebene spielte die Schulstruktur eine zentrale Rolle. Demokratische, reflektierende und unterstützende Umgebungen förderten die Beteiligung, während traditionelle, kontrollorientierte Strukturen sie einschränkten. Zeitmangel und die starke Ausrichtung auf Leistungsziele wurden ebenfalls als hinderlich beschrieben. Entscheidend war zudem die Unterstützung durch Schulleitungen oder externe Partner*innen (Kontak et al., 2025).

Zusammenfassend kann festgehalten werden, dass gelingende Partizipation von Kindern und Jugendlichen ein zentrales Element für erfolgreiche Gesundheitsförderung und Prävention an Schulen ist. Sie stärkt nicht nur die individuellen Entwicklungs- und Gesundheitsressourcen der Schüler*innen, sondern verbessert auch die Beziehungen zu Erwachsenen. Darüber hinaus wirkt sie sich positiv auf die Schulumgebung und auf gesundheitsbezogene Strukturen auf systemischer Ebene aus. Voraussetzungen für wirksame Partizipation sind eine förderliche Haltung der Erwachsenen, demokratische und unterstützende Schulstrukturen sowie die Anerkennung der Kompetenzen von Kindern und Jugendlichen. Nur so können Maßnahmen nachhaltig und wirksam gestaltet werden.

Laut der Metasynthese von Flodin et al. (2025) zielt die Schulgesundheitspflege darauf ab, das Empowerment und das Gefühl der Teilhabe bei Kindern und Jugendlichen zu fördern. Dadurch werden Gesundheitsmaßnahmen nicht nur umgesetzt, sondern von den Kindern und Jugendlichen auch aktiv mitgestaltet. Ein Kernziel der schulischen Gesundheitsförderung durch Schulgesundheitspflege ist die Stärkung von Empowerment, also der Selbstbestimmung und Selbstwirksamkeit, sowie von Partizipation, der aktiven Beteiligung der Kinder und Jugendlichen. Bezogen auf das Empowerment liegt der Fokus der Schulgesundheitspflege darauf, den Kindern und Jugendlichen das entsprechende Werkzeug an die Hand zu geben, damit sie ihre eigenen Lösungen entwickeln und Verantwortung für ihre Gesundheit übernehmen können. Als Maßnahme wird hier die Gesprächsführung in Form von Diskussionen oder Rollenspielen angewendet, da sie den Austausch fördert und keine bloße Belehrung darstellt. Eine weitere Möglichkeit, um die Partizipation bei der Gesundheitsförderung zu ermöglichen, ist eine Intervention im Klassenraum, da sie das Wissen über psychische Gesundheit erhöht, Einsamkeit verringert und gegenseitige Unterstützung fördert. Durch die aktive Einbindung in den Unterrichtsalltag werden gesundheitsrelevante Themen für die Kinder greifbar und unmittelbar erfahrbar, was die Wirksamkeit der Maßnahmen verstärkt. Bei der Partizipation werden Kinder und Jugendliche von der Schulgesundheitspflege aktiv in die Gestaltung von Gesundheitsförderungsmaßnahmen einbezogen. Mithilfe von Fotos, die von den Schüler*innen selbst gemacht werden, sollen sie in die Lage versetzt werden, Themen selbst zu bestimmen und die Gespräche mitzugestalten (Flodin et al., 2025). Auf diese Weise wird die Perspektive der Kinder direkt in die Planung und Umsetzung von Gesundheitsmaßnahmen integriert, wodurch die Maßnahmen an den tatsächlichen Bedürfnissen der Zielgruppe ausgerichtet werden. Die Metasynthese von Flodin et al. (2025) beschreibt im Hinblick auf die Rolle der Schulgesundheitspflege in der Partizipation und darüber hinaus das aktive Zuhören und das Geben von Zeit als Basis für die Beziehungsgestaltung. Wichtig hierbei sind auch die Anerkennung individueller Eigenschaften sowie die Förderung von Selbstwertgefühl und Optimismus.

In einer Studie aus Schweden mit dem Titel „Adjusting and doing the same: school nurses' descriptions of promoting participation in health visits with children of foreign origin" wurde der Einfluss von Schulgesundheitspflege auf die Teilnahme von Kindern mit Migrationshintergrund an Gesundenuntersuchungen erforscht (Wahlström et al., 2021). Die Studie ergab drei Herangehensweisen, um die Teilnahme zu fördern: die Anpassung an die Sprachkenntnisse sowie an den kulturellen und nationalen Hintergrund, die Anpassung an die individuellen Bedürfnisse des Kindes und die Gleichbehandlung aller Kinder, unabhängig von ihrer Herkunft. In den Interviews gaben die School Nurses an, diese Ansätze zu kombinieren, was einen Balanceakt darstelle (Wahlström et al., 2021). Umgelegt auf Partizipation in der Gesundheitsförderung und Prävention ermöglicht die Anpassung an die Sprache und Kultur das

Verstehen der Gesundheitsinformationen, senkt die Barrieren zur Teilhabe und fördert das aktive Sich-Einbringen. Der Fokus auf Sprache und Kultur kann jedoch auch das Risiko beinhalten, dass man sich lediglich auf die Herkunft und die damit einhergehenden Stereotypen bezieht und nicht mehr auf das Individuum selbst. Des Weiteren können die entsprechende sprachliche, kulturelle und organisatorische Vorbereitung, zum Beispiel durch einen Dolmetscher, die Planung von längeren Terminen oder die Bereitstellung von Informationen zum Inhalt vor dem Termin als Grundlage dafür dienen, dass sich Kinder beteiligen können. Ohne Vorbereitung auf die Gesundenuntersuchung steigt die Gefahr, dass Kinder nicht verstehen oder nicht aktiv mitwirken. Während der Untersuchung kann Partizipation durch einen aktiven Dialog, Zuhören, Nachfragen und Zusammenfassen gelebt werden. Dabei wird das Kind als handelndes Subjekt wahrgenommen. Darüber hinaus kann die Nutzung verschiedener Kommunikationsmittel während der Untersuchung wie beispielsweise Bilder, Gesten oder digitale Tools die Teilhabe auch bei sprachlichen Hürden ermöglichen. Grundsätzlich kann festgehalten werden, dass Partizipation in der Gesundheitsförderung und Prävention von Kindern und Jugendlichen mit Migrationshintergrund auch von den Rahmenbedingungen, wie dem Zugang zu Dolmetschern, den Zeitressourcen sowie der Haltung und Flexibilität der School Nurse, abhängen. Die Studie zeigt, dass Partizipation nur gelingen kann, wenn die Kinder verstanden, ihre individuellen Bedürfnisse berücksichtigt und sie aktiv in den Prozess einbezogen werden (Wahlström et al., 2021). Die wichtigste Voraussetzung für gelungene Partizipation ist, dass School Nurses für die Kinder und Jugendlichen sichtbar und einfach ansprechbar sind. Wenn Kinder und Jugendliche wissen, wer die School Nurse ist, und wenn diese regelmäßig in der Schule anwesend ist, beispielsweise in den Klassenräumen oder im Pausenbereich, dann steigt das Vertrauen der Kinder und Jugendlichen und ihre Bereitschaft, sich einzubringen (Persson et al., 2022).

Zusammenfassend zeigt sich, dass die Schulgesundheitspflege eine zentrale Rolle bei der Förderung von Partizipation und Empowerment von Kindern und Jugendlichen einnimmt. Durch gezielte, auf die individuellen Bedürfnisse sowie die sprachlichen und kulturellen Hintergründe der Schüler*innen abgestimmte gesundheitsförderliche Maßnahmen kann ihre Selbstwirksamkeit gestärkt und ihnen eine aktive Mitgestaltung ermöglicht werden. Die Einbindung der Kinder in Entscheidungsprozesse und die Schaffung einer vertrauensvollen, unterstützenden Beziehung bilden die Grundlage für eine nachhaltige Gesundheitsförderung. Die Rahmenbedingungen sind ausschlaggebend für gelebte Partizipation, wie die kontinuierliche Präsenz der School Nurses, ausreichende Zeitressourcen und eine flexible, respektvolle Haltung gegenüber den Kindern. Insgesamt zeigt sich, dass Partizipation ein pädagogisches und gesundheitsförderliches Instrument ist, das auf individueller, interpersonaler und systemischer Ebene positive Effekte zeigt.

7.9 Herausforderungen und Potenziale der Schulgesundheitspflege

Die sozioökonomischen Unterschiede haben einen entscheidenden Einfluss auf gesundheitliche Ungleichheiten im schulischen Kontext. Kinder aus Familien mit niedrigem Einkommen oder geringem Bildungsniveau sind häufiger von Risikofaktoren wie ungesunder Ernährung, Bewegungsmangel, Adipositas und eingeschränkter Gesundheitskompetenz betroffen (Kuntz et al., 2018). Diese Ungleichheiten spiegeln sich nicht nur in physischen, sondern auch in psychischen Belastungen wider, wie etwa erhöhter Stress und geringeres Selbstwertgefühl (Felder-Puig et al., 2023). Schulen, die unzureichend ausgestattet sind oder sich in sozial benachteiligten Regionen befinden, verstärken diese Unterschiede zusätzlich, da ihnen oftmals die personellen, räumlichen und finanziellen Ressourcen fehlen, um gesundheitsfördernde Maßnahmen systematisch umzusetzen (Pulimeno et al., 2020).

Damit diese Herausforderungen adressiert werden können, sind gezielte Maßnahmen erforderlich. Niedrigschwellige Angebote, die unabhängig vom sozioökonomischen Status allen Schüler*innen zugänglich sind, bilden dabei einen wesentlichen Ansatzpunkt. Dazu zählen kostenfreie Bewegungs- und Ernährungsprogramme, schulische Gesundheitsdienste sowie psychosoziale Unterstützungsangebote. Entscheidend ist zudem die Einbindung von Familien, um gesundheitsförderliches Verhalten auch im häuslichen Umfeld zu stärken (WHO & UNESCO, 2021). Strategien zur Partizipation und zum Empowerment von Kindern und Jugendlichen tragen zusätzlich dazu bei, ihre Selbstwirksamkeit zu erhöhen und langfristige Verhaltensänderungen zu unterstützen (Flodin et al., 2025). Eine langfristige Verankerung schulischer Gesundheitsförderung erfordert darüber hinaus strukturelle Veränderungen. Der Whole-School-Approach hat sich hier als besonders wirksam erwiesen, da er Gesundheitsförderung nicht als einmalige Aktivität versteht, sondern als festen Bestandteil der Schulkultur etabliert (WHO & UNESCO, 2021).

Die Schulgesundheitspflege nimmt in diesem Zusammenhang eine Schlüsselrolle ein, da sie im schulischen Setting niedrigschwellige Zugänge schafft und Gesundheitskompetenz systematisch aufbaut. Sie verbindet präventive Maßnahmen wie Impfprogramme, Screeninguntersuchungen oder Aufklärungskampagnen mit gesundheitsförderlichen Aktivitäten, die auf Bewegung, Ernährung, psychische Gesundheit und soziale Teilhabe abzielen. Studien zeigen, dass Schulgesundheitspflegende durch ihre kontinuierliche Präsenz gesundheitliche Probleme frühzeitig erkennen und präventiv gegensteuern können. Darüber hinaus leisten sie einen wichtigen Beitrag zur Reduktion gesundheitlicher Ungleichheiten, indem sie besonders gefährdete Kinder und Jugendliche gezielt unterstützen und in bestehende Versorgungsstrukturen überleiten (Kühne & Mugo, 2025). Im Sinne des Whole

School Approach tragen sie dazu bei, gesundheitsförderliche Strukturen nachhaltig im Schulalltag zu verankern, indem sie im multiprofessionellen Team mit Lehrenden, Sozialarbeiter*innen und Psycholog*innen zusammenarbeiten sowie Eltern aktiv einbeziehen (Leitenmüller, 2017).

Trotz dieser vielfältigen Chancen stehen der Schulgesundheitspflege auch strukturelle und organisatorische Hürden gegenüber. Zu den zentralen Herausforderungen zählen ein Mangel an finanziellen und personellen Ressourcen, fehlende rechtliche Verankerung sowie die teilweise unklare Abgrenzung der Rolle im multiprofessionellen Team (Hutter & Weitensfelder, 2024). Darüber hinaus können Zeitmangel, hohe Arbeitsbelastung im Schulalltag und eine unzureichende Akzeptanz durch Schulleitungen oder Lehrkräfte die Umsetzung gesundheitsfördernder Maßnahmen erschweren (Kontak et al., 2025).

Gleichzeitig bietet die Rolle der School Nurse in der Gesundheitsförderung viele Potenziale. Aufgrund ihrer kontinuierlichen Präsenz in Schulen kann sie niedrigschwellige, vertrauensvolle Beziehungen zu Kindern und Jugendlichen aufbauen (Persson et al., 2022). Sie verfügt über pflegerische Fachkompetenzen, die unter anderem die Bereiche physischer und psychischer Gesundheit adressieren, und fungiert als Bindeglied zwischen Schule, Elternhaus und Gesundheitssystem. Besonders in der Förderung von Partizipation und Empowerment junger Menschen nimmt sie eine Schlüsselrolle ein, indem sie Selbstwirksamkeit stärkt und Kinder aktiv in gesundheitsförderliche Prozesse einbezieht (Flodin et al., 2025).

7.10 Zusammenfassung

Schulen stellen zentrale Orte der Gesundheitsförderung und Prävention dar, da Kinder und Jugendliche dort einen großen Teil ihrer Lebenszeit verbringen. Daher sind Bildungseinrichtungen nicht nur Orte des Lernens, sondern auch Lebenswelten, die sowohl gesundheitliche Risiken bergen, als auch Ressourcen zur Förderung von Gesundheit bereitstellen. Die Ottawa-Charta der WHO unterstreicht, dass Gesundheitsförderung über den Gesundheitssektor hinausgeht und als gesamtgesellschaftliche Aufgabe verstanden werden muss.

Gesundheit und Bildung stehen in einem engen Wechselverhältnis, was bedeutet, dass ein hoher Bildungsgrad sich positiv auf die gesundheitlichen Chancen auswirkt, da er mit besseren Arbeitsmöglichkeiten, einem höheren Einkommen sowie einem erweiterten Handlungsspielraum für gesundheitsbezogene Entscheidungen verbunden ist. Umgekehrt kann eine eingeschränkte Gesundheitskompetenz die Bildungs- und Teilhabechancen verringern. Kinder aus sozioökonomisch benachteiligten Familien haben beispielsweise ein höheres Risiko für Übergewicht durch ungesunde Ernährung und geringere körperliche Aktivität. Diese Ungleichheiten setzen sich im Lebensverlauf fort und verstärken gesundheitliche und soziale Benachteiligungen. Das verdeutlicht auch der Life Course Approach, in dem Gesundheit als dynamischer Prozess über den gesamten Lebensverlauf hinweg verstanden wird. Gesundheit wird nicht als statischer Zustand verstanden, sondern als kontinuierlich von biologischen, psychischen, sozialen und ökologischen Faktoren beeinflusstes Geschehen. Besondere Bedeutung haben frühe Lebensphasen wie Schwangerschaft, Kindheit und Jugend, denn sie sind prägend für gesundheitliche Chancen und Risiken im Erwachsenenalter. Präventive Maßnahmen in diesen Phasen, etwa Impfungen, gesunde Ernährung, psychosoziale Unterstützung oder schulische Erfolge, wirken langfristig schützend. Der Ansatz hebt zudem die Relevanz von Resilienz, Funktionsfähigkeit und gesellschaftlicher Teilhabe hervor.

Der Setting-Ansatz ergänzt diese Perspektive, indem er Gesundheit nicht allein als individuelles Verhalten, sondern als Ergebnis von Strukturen und Lebenswelten versteht. Schulen sind als Settings besonders geeignet, da sie den Großteil der Kinder und Jugendlichen im schulpflichtigen Alter erreichen. Gesundheitsförderung kann hier sowohl verhaltens- als auch verhältnisorientiert erfolgen, beispielsweise durch Ernährungs- und Bewegungsangebote oder durch eine gesundheitsförderliche Schulumgebung. Zentral für die Umsetzung ist die aktive Partizipation der Betroffenen sowie die Integration in die Schulentwicklungsprozesse.

Die Schulgesundheitspflege nimmt in diesem Kontext eine Schlüsselrolle ein. Sie fungiert als Schnittstelle zwischen Bildungs- und Gesundheitssystem und trägt durch Beratung, Prävention und Gesundheitsbildung dazu bei, die Selbstbestimmung sowie die Gesundheitskompetenz von Kindern und Jugendlichen zu stärken. School Nurses führen neben Screenings und Beratungen auch strukturorientierte Maßnahmen durch, die auf Bewegung, Ernährung, psychische Gesundheit oder Infektionsprävention abzielen. Die Präsenz im Schulalltag schafft einen niedrigschwelligen Zugang und kann somit Kinder und Jugendliche in alltäglichen gesundheitlichen Situationen unterstützen und die Zusammenarbeit zwischen Schule, Familie und Gesundheitssystem erleichtern. Präventionskonzepte in Schulen umfassen Maßnahmen auf den Ebenen der Primär-, Sekundär- und Tertiärprävention. Dabei ist es wesentlich, Kinder und Jugendliche nicht nur als Empfänger, sondern als aktive Gestalter einzubeziehen. Partizipation, wie sie in der UN-Kinderrechtskonvention verankert ist, stärkt Selbstwirksamkeit, Motivation und Verantwortungsübernahme. Eine gelingende Beteiligung von Kindern und Jugendlichen hat positive Effekte auf das individuelle Wohlbefinden, die Beziehung zu Erwachsenen und die gesamte Schulumgebung. Entscheidend dafür sind demokratische Strukturen, unterstützende Haltungen und ausreichende Ressourcen.

Programme wie die WHO-Initiative „Health Promoting Schools" oder nationale Projekte zeigen, wie sich Schulen zu gesundheitsfördernden Institutionen entwickeln können. Kennzeichnend sind eine gesundheitsorientierte Schulpolitik, eine bewegungs- und lernförderliche Umgebung, die Einbindung von Familien sowie der Zugang zu schulischen Gesundheitsdiensten. Diese Ansätze können sowohl die schulischen Leistungen als auch das Wohlbefinden von Kindern und Jugendlichen verbessern.

Zusammenfassend kann festgehalten werden, dass Schulen eine zentrale Rolle in der Gesundheitsförderung und Prävention einnehmen. Bildung und Gesundheit sind miteinander verknüpft und prägen den gesamten Lebensverlauf, wobei frühe Interventionen in die Gesundheit wegweisend für das spätere Leben sind. Die Schulgesundheitspflege trägt wesentlich dazu bei, gesundheitsförderliche Prozesse in den schulischen Alltag zu implementieren. Entscheidend für die Wirksamkeit sind die Partizipation von Kindern und Jugendlichen, die interdisziplinäre Zusammenarbeit sowie eine langfristige strukturelle Verankerung in den Schulsystemen.

7.11 Literaturverzeichnis

BMBWF & FGÖ. (2019). *Schule als gesundheitsfördernder und gewaltfreier Lebensraum: Charta.* BMBWF. https://wohlfuehlzone-schule.at/charta_schule

Bundesministerium für Bildung. (2025). *Schwerpunkte.* Bundesministerium für Bildung. https://www.bmb.gv.at/Themen/schule/schulpraxis/schwerpunkte.html

Bundesministerium für Bildung, Wissenschaft und Forschung. (2024). *Nationaler Bildungsbericht Österreich 2024.* Bundesministerium für Bildung, Wissenschaft und Forschung (BMBWF). https://doi.org/10.17888/nbb2024.2

Bundesministerium für Soziales, Gesundheit, Pflege und Konsumentenschutz. (2021). *Childhood Obesity Surveillance Initiative (COSI).*

Campoamor-Olegario, L., Camitan, D. S. & Guinto, M. L. M. (2025). Beyond the pandemic: physical activity and health behaviors as predictors of well-being among Filipino tertiary students. *Frontiers in psychology, 16,* 1490437. https://doi.org/10.3389/fpsyg.2025.1490437

Chen, J., Wei, L. & Manzoor, F. (2024). Bridging the gap: how education transforms health outcomes and influences health inequality in rural China. *Frontiers in public health, 12,* 1437630. https://doi.org/10.3389/fpubh.2024.1437630

Clark, H., Coll-Seck, A. M., Banerjee, A., Peterson, S., Dalglish, S. L., Ameratunga, S., Balabanova, D., Bhan, M. K., Bhutta, Z. A., Borrazzo, J., Claeson, M., Doherty, T., El-Jardali, F., George, A. S., Gichaga, A., Gram, L., Hipgrave, D. B., Kwamie, A., Meng, Q., ... Costello, A. (2020). A future for the world's children? A WHO-UNICEF-Lancet Commission. *Lancet (London, England), 395*(10224), 605–658. https://doi.org/10.1016/S0140-6736(19)32540-1

Elder, G. H. (1998). The Life Course as Developmental Theory. *Child Development, 69*(1), 1–12. https://doi.org/10.1111/j.1467-8624.1998.tb06128.x

Felder-Puig, R., Teutsch, F. & Winkler, R. (2023). *Gesundheit und Gesundheitsverhalten von österreichischen Schülerinnen und Schülern: Ergebnisse des WHO-HBSC-Survey 2021/22.*

Flodin, N., Lejtzen, S. & Gunnarsdóttir, H. (2025). The Perceived Power and Powerlessness in School Health Nurses' Mental Health Promotion Practices: A Synthesis of Qualitative Studies. *The Journal of school nursing : the official publication of the National Association of School Nurses, 41*(1), 75–90. https://doi.org/10.1177/10598405241241212

Gesundheit Österreich GmbH (Hrsg.). (2024). *Rahmenarbeitsprogramm 2024–2028.*

Griebler, R., Schütze, D., Link, T. & Schindler, K. (2023). *Ernährungskompetenz in Österreich: Ergebnisbericht.*

Hartung, S. & Rosenbrock, R. (2022). *Settingansatz–Lebensweltansatz.* Vorab-Onlinepublikation. https://doi.org/10.17623/BZGA:Q4-i106-2.0

Hutter, H.-P. & Weitensfelder, L. (2024). *Pilotprojekt „School Nurses" in Wien: Endbericht.*

Inchley, J. C., Stevens, G. W. J. M., Samdal, O. & Currie, D. B. (2020). Enhancing Understanding of Adolescent Health and Well-Being: The Health Behaviour in School-aged Children Study. *The Journal of adolescent health: official publication of the Society for Adolescent Medicine, 66*(6S), S3–S5. https://doi.org/10.1016/j.jadohealth.2020.03.014

Klimont, J. & Prammer-Waldhör, M. (2020). *Soziodemographische und sozioökonomische Determinanten von Gesundheit.*

Kontak, J. C., Macrae, C., Caldwell, H. A. T., Feicht, B., Heath, S., Hancock Friesen, C. L. & Kirk, S. F. L. (2025). The process of student engagement in school health promotion: a scoping review. *BMC public health, 25*(1), 1063. https://doi.org/10.1186/s12889-025-22121-8

Kopp, J. & Steinbach, A. (Hrsg.). (2018). *Grundbegriffe der Soziologie: Schicht, soziale* (12. Auflage). Springer Nature Link.

Kühne, L. & Mugo, F. (2025). Investigating Primary School Nurses' Activities That Are Effective in Health Promotion and Primary Prevention: A Systematic Review. *The Journal of school health, 95*(8), 649–667. https://doi.org/10.1111/josh.70027

Kuntz, B., Waldhauer, J., Zeiher, J., Finger, J. D. & Lampert, T. (2018). Soziale Unterschiede im Gesundheitsverhalten von Kindern und Jugendlichen in Deutschland – Querschnittergebnisse aus KiGGS Welle 2. *Journal of Health Monitoring*(3 (2), 45–63. https://doi.org/10.17886/RKI-GBE-2018-067

Kuruvilla, S., Sadana, R., Montesinos, E. V., Beard, J., Vasdeki, J. F., Araujo de Carvalho, I., Thomas, R. B., Drisse, M.-N. B., Daelmans, B., Goodman, T., Koller, T., Officer, A., Vogel, J., Valentine, N., Wootton, E., Banerjee, A., Magar, V., Neira, M., Bele, J. M. O., ... Bustreo, F. (2018). A life-course approach to health: synergy with sustainable development goals. *Bulletin of the World Health Organization, 96*(1), 42–50. https://doi.org/10.2471/BLT.17.198358

Leitenmüller, A. (2017). Fokus auf die Gesundheit der Schüler. *ProCare, 22*(6–7), 44–48. https://doi.org/10.1007/s00735-017-0802-4

Leitenmüller, A., Amon, T. & Dürr, W. (2020). *Etablierungsprozess der Schulgesundheitspflege.*

Newman, D. B., Gordon, A. M. & Mendes, W. B. (2025). Income and education show distinct links to health and happiness in daily life. *Nature human behaviour.* Vorab-Onlinepublikation. https://doi.org/10.1038/s41562-025-02264-9

OECD. (2019). *PISA 2018 Results (Volume III): What School Life Means for Students' Lives: Volume II.* OECD Publishing.

OECD. (2025). *Programme for International Student Assessment (PISA): About PISA.* https://www.oecd.org/en/about/programmes/pisa.html

Paudel, P., Yen, P. T., Kovai, V., Naduvilath, T., Ho, S. M., Giap, N. V. & Holden, B. A. (2019). Effect of school eye health promotion on children's eye health literacy in Vietnam. *Health promotion international, 34*(1), 113–122. https://doi.org/10.1093/heapro/dax065

Persson, L., Rahr, C., Garmy, P. & Einberg, E.-L. (2022). School nurses' experiences of health-promoting work to prevent stress in Swedish adolescents. *Frontiers in psychology*, *13*, 933879. https://doi.org/10.3389/fpsyg.2022.933879

Pulimeno, M., Piscitelli, P., Colazzo, S., Colao, A. & Miani, A. (2020). School as ideal setting to promote health and wellbeing among young people. *Health promotion perspectives*, *10*(4), 316–324. https://doi.org/10.34172/hpp.2020.50

Redaktion Gesundheitsportal. (2021). *Bullying (Mobbing) & Gewalt in der Schule*. https://www.gesundheit.gv.at/leben/lebenswelt/schule/schulpsychologie/gewalt-mobbing-vorbeugen.html

Robert Koch-Institut. (2023). *Prävention*. https://www.rki.de/DE/Themen/Gesundheit-und-Gesellschaft/Praevention/praevention-node.html

Tippelt, R. & Schmidt-Hertha, B. (Hrsg.). (2018). *Springer Reference Sozialwissenschaften. Handbuch Bildungsforschung: Gesundheit und Bildung* (4., überarbeitete und aktualisierte Auflage). Springer VS.

UNICEF UK. (2025). *The Right to Participation*. UK Committee for UNICEF. https://www.unicef.org.uk/rights-respecting-schools/the-right-to-participation/

Wahlström, E., Golsäter, M., Granlund, M., Holmström, I. K., Larm, P. & Harder, M. (2021). Adjusting and doing the same: school nurses' descriptions of promoting participation in health visits with children of foreign origin. *BMC public health*, *21*(1), 111. https://doi.org/10.1186/s12889-020-10144-2

WHO. (1986). *Ottawa-Charta zur Gesundheitsförderung*. https://iris.who.int/bitstream/handle/10665/349654/WHO-EURO-1986-4044-43803-61669-ger.pdf?sequence=1&isAllowed=y

WHO. (2024a). *Health literacy*. https://www.who.int/news-room/fact-sheets/detail/health-literacy

WHO. (2024b). *Noncommunicable diseases*. https://www.who.int/news-room/fact-sheets/detail/noncommunicable-diseases

WHO. (2025). *Health promoting schools: Backround*. https://www.who.int/health-topics/health-promoting-schools#tab=tab_3

WHO & UNESCO. (2018). *Global Standards for Health Promoting Schools*. https://www.who.int/docs/default-source/health-promoting-schools/global-standards-for-health-promoting-schools-who-unesco.pdf

WHO & UNESCO. (2021). *Making Every School a Health-Promoting School: Implementation Guidance*. World Health Organization.

WHO Regional Office for Europe. (2025). *Whole-of-school approach to the promotion of physical activity: using research, policy and practice to understand system's needs and structures*.

8 Schulgesundheitspflege bei vulnerablen Zielgruppen

Dieses Kapitel befasst sich mit der Schulgesundheitspflege bei vulnerablen Zielgruppen und gliedert sich in mehrere thematische Schwerpunkte. Zunächst wird auf Gewalt, Prävention und Kindeswohlgefährdung eingegangen. Dabei stehen die verschiedenen Formen von Gewalt, ihre möglichen Anzeichen sowie die Folgen für betroffene Kinder und Jugendliche im Vordergrund. Ein eigener Abschnitt widmet sich der sexuellen Gewalt, ihren Auswirkungen und den besonderen Herausforderungen im schulischen Setting. Ergänzend werden die langfristigen Folgen von Missbrauchserfahrungen sowie die zentrale Rolle der School Nurse bei Prävention, Erkennung und Intervention beleuchtet.

Anschließend wird die Situation von Kindern und Jugendlichen mit chronischen Erkrankungen dargestellt. Neben den Herausforderungen für die betroffenen Schüler*innen und deren Familien wird die Rolle der School Nurse hervorgehoben. Zudem wird die Thematik in die Theorie des systemischen Gleichgewichts eingebettet.

Abschließend rückt das Kapitel *Kinder und Jugendliche mit psychischen Erkrankungen* in den Fokus. Hierbei geht es um die Förderung der psychischen Gesundheit, die Bedeutung von Suchtprävention sowie den Umgang mit selbstverletzendem Verhalten und Suizidalität.

Lernergebnisse nach Durcharbeiten dieses Kapitels:

- Die Leser*innen sind in der Lage, unterschiedliche Formen von Gewalt an Kindern und Jugendlichen zu benennen, deren Anzeichen zu erkennen und mögliche Folgen zu erläutern.
- Die Leser*innen können die Rolle der School Nurse bei der Prävention, Früherkennung und Intervention im Kontext von Gewalt, Missbrauch und Vernachlässigung beschreiben.
- Die Leser*innen sind in der Lage, die besonderen Herausforderungen von Kindern und Jugendlichen mit chronischen Erkrankungen zu analysieren und deren Einbettung in die Theorie des systemischen Gleichgewichts nach Friedemann zu reflektieren.
- Die Leser*innen können die Bedeutung der School Nurse bei der Förderung psychischer Gesundheit, der Suchtprävention sowie im Umgang mit selbstverletzendem Verhalten und Suizidalität erklären.

8.1 Gewalt, Prävention und Kindeswohlgefährdung

Der Begriff Gewalt ist ein im Alltag meist unpräzise formulierter Begriff. Je nach gesellschaftlicher Auslegung werden körperliche oder sexuelle Gewalt, seelische Gewalt, Beschimpfungen, Mobbing, Diskriminierung und auch Vandalismus als Gewalt klassifiziert. Bis in das letzte Jahrhundert hinein war Gewalt in Familien ein probates Mittel zur Disziplinierung von Kindern. Der Schutz von Kindern bildet eines der zentralen Kinderrechte ab, dennoch kommen Übergriffe an Kindern immer noch in allen Kulturen und Ethnien, Klassen sowie Bildungs- und Einkommensschichten vor. Kinder und Jugendliche werden, unter anderem durch die Medien und Social Media, täglich mit dem Thema Gewalt und Aggression konfrontiert. Dabei stehen neben körperlicher Gewalt wie physischen Verletzungen oder sexuellen Übergriffen auch psychische und verbale Gewalt im Mittelpunkt. Gewalt tritt meist dann auf, wenn Menschen keine oder nur unzureichende Konfliktlösungsstrategien zur Verfügung haben. Gewalterfahrungen oder Vernachlässigungen wirken fast immer nachhaltig auf die betroffenen Kinder und Jugendlichen und führen zu einer Reihe an körperlichen und psychischen Komplikationen (Mikosz, 2016).

Die folgenden Unterkapitel widmen sich den Formen von Gewalt und deren Anwendung an Kindern und Jugendlichen, dabei wird im Speziellen auch auf die sexuelle Gewalt und deren Folgen eingegangen. Außerdem wird die bedeutende Rolle der School Nurse im Zusammenhang mit Gewalt und Missbrauch an Kindern und Jugendlichen beleuchtet.

8.1.1 Gewaltanwendung an Kindern und Jugendlichen

Die Misshandlung eines Kindes ist eine bewusste oder unbewusste gewaltsame körperliche und/oder psychische Schädigung oder Vernachlässigung durch Eltern, Erziehungsberechtigte oder andere Personen, die das Kind schädigt, verletzt und seine Entwicklung verzögert. Die Gewaltanwendung findet häufig verdeckt statt, da die Kinder und Jugendlichen zu den Täter*innen oft ein Naheverhältnis haben. Bei der Ausübung von Gewalt durch Familienmitglieder, Trainer*innen, Lehrer*innen oder Geistliche sehen betroffene Kinder und Jugendliche in vielen Fällen keinen sicheren und vertrauenswürdigen Weg, um über den Missbrauch zu berichten.

Spricht man von Gewalt, so werden dabei unterschiedliche Formen unterschieden:

- **Körperliche Misshandlung:** Darunter werden alle Formen der direkten Gewalteinwirkung verstanden, egal ob im Affekt oder als bewusst geplante Maßnahme. Handlungen wie Prügeln, Treten, Schlagen, Verbrennen/Verbrühen, Einsperren oder andere physische Schädigungen fallen unter den Bereich der körperlichen Misshandlung.
- **Miterleben von Gewalt:** Kinder erleben oft, wie Familienangehörige misshandelt werden, und sind damit mit betroffen. Durch die erlebte Angst und das Gefühl,

im Stich gelassen zu werden, werden die betroffenen Kinder und Jugendlichen in ihrem Entwicklungsprozess beeinträchtigt und lernen, dass Konflikte oft nur mit Gewalt gelöst werden können.

- **Körperliche Vernachlässigung:** Darunter wird eine unzureichende Versorgung oder Fürsorge verstanden. Folgen können dabei schwerwiegende körperliche und psychosoziale Entwicklungsstörungen sein.
- **Psychische Gewalt:** Dazu zählen die Missachtung aller elementaren psychischen Bedürfnisse eines Kindes, emotionale Vernachlässigung, unzureichende Aufsicht, Drohungen und das Ignorieren des Kindes. Die psychische Gewalt umfasst auch alle Maßnahmen, durch die Kinder und Jugendliche Ablehnung, Demütigung oder das Gefühl von Wertlosigkeit erfahren.
- Auf den Begriff der **sexuellen Gewalt** wird im folgenden Unterkapitel genauer eingegangen.

Eine Sonderform der Misshandlung ist das Münchhausen-by-proxy-Syndrom, zu Deutsch das Münchhausen-Stellvertreter-Syndrom. Dabei kommt es durch die Bezugsperson des Kindes, in den meisten Fällen die Mutter, zu gesundheitsschädlichen Handlungen oder erfundenen Beschwerden, mit dem Ziel, eine ärztliche Behandlung für das Kind zu erhalten. Die Bezugsperson strebt damit Aufmerksamkeit für die eigene Person auf Kosten der Gesundheit des Kindes an (Hoehl & Kullick, 2019; Köchl & Völkl-Kernstock, 2016).

Die Faktoren, wieso es zur Ausübung von Gewalt an Kindern und Jugendlichen kommt, sind vielfältig. Kinder mit niedrigem Geburtsgewicht, Fehlbildungen, Entwicklungsstörungen oder psychiatrischen Erkrankungen haben ebenso ein erhöhtes Risiko, Opfer von gewaltsamen Handlungen zu werden, wie unerwünschte Kinder oder jene, die ein normabweichendes oder unerwartetes Verhalten zeigen. Aufseiten der Eltern kommt es beim Auftreten folgender Faktoren zu einem erhöhten Risiko für das Zustandekommen einer Kindesmisshandlung: psychiatrische Erkrankungen wie Alkoholismus oder Persönlichkeitsstörungen, mangelnde Impulssteuerung, eine defizitäre erzieherische Kompetenz und ein niedrigerer Ausbildungsstand. Gibt es bei den Eltern selbst Misshandlungen in der Vorgeschichte, wird das Ausüben körperlicher Gewalt eher als Erziehungsmaßnahme angesehen und als normal empfunden. Als weitere Risikofaktoren gelten Arbeitslosigkeit, Kinderreichtum, Isolation von der Gesellschaft sowie Streit und Auseinandersetzungen in der Familie (von Gontard & Theisen, 2024).

Essenziell im Umgang mit Kindern und Jugendlichen, die Gewalt erfahren haben, ist das **Erkennen der Anzeichen für eine Misshandlung**. Generell kann das klinische Bild des Kindes körperliche Schäden, Wachstumsstörungen, intellektuelle Beeinträchtigungen, emotionale Störungen oder Verhaltensauffälligkeiten zeigen. Nicht erklärbare körperliche Befunde, Hinweise auf frühere Verletzungen oder Zeichen für physische oder psychische Vernachlässigung, für die sich keine adäquate Erklärung findet, können auf eine Kindesmisshandlung hindeuten. Bei jüngeren Kindern sind oft das Fehlen des Schutzsuchens bei den Eltern und das Zugehen auf andere Erwachsene in angstbehafteten Situationen ein Alarmsignal. Ältere Kinder hingegen reagieren oft mit Abwehr auf Konfliktsignale und zeigen gleichzeitig Tendenzen zu überangepasstem Verhalten. Eine besonders ausgeprägte Ängstlichkeit kann ebenso auf eine Misshandlung hindeuten. Auch bei den Eltern können bestimmte Verhaltensweisen oder Auffälligkeiten Hinweise auf eine mögliche Kindesmisshandlung oder Vernachlässigung geben. Verdächtig sind unter anderem eine Diskrepanz zwischen einem ärztlichen Befund und den Schilderungen der Eltern, widersprüchliche Angaben oder ein nicht kooperatives bis feindseliges Verhalten. Ebenso können die Verweigerung oder Verzögerung einer ärztlichen Untersuchung sowie inadäquate Reaktionen auf die Verletzung des Kindes ein Alarmsignal sein. Hinweise auf Kontrollverlust oder eine eigene Vorgeschichte mit Misshandlung und Vernachlässigung können den Verdacht zusätzlich verstärken. Auch soziale Isolation, unrealistische Erwartungen an das Kind, häufiger Ärzt*innen- oder Krankenhauswechsel sowie Alkohol- oder Drogenmissbrauch aufseiten der Eltern können Indizien für eine Gefährdung darstellen (von Gontard & Theisen, 2024).

8.1.2 Sexuelle Gewalt

Als sexueller Missbrauch an Kindern und Jugendlichen wird jede versuchte oder vollendete sexuelle Handlung am Kind bezeichnet, aber auch sexuelle Handlungen, die ohne direkten Körperkontakt stattfinden. Häufig geht die sexuelle Gewalt nicht von fremden Personen, sondern von Personen des nahen Umfelds der Kinder und Jugendlichen aus. Meistens handelt es sich bei den Täter*innen um Eltern, Verwandte oder Bezugspersonen in stationären Einrichtungen oder Vereinen. Somit sind es jene Menschen, die eigentlich für das Wohlergehen und den Schutz des Kindes verantwortlich wären, die den sexuellen Übergriff ausüben. Betroffene Kinder und Jugendliche sind dadurch nicht nur mit dem sexuellen Missbrauch und seinen Folgen per se konfrontiert, sondern auch mit dem Bruch des Vertrauensverhältnisses zu der Bezugsperson. In der Definition wird grundsätzlich zwischen sexuellen Übergriffen mit und ohne direkten Körperkontakt unterschieden.

Sexuelle Übergriffe mit direktem Körperkontakt („hands-on") umfassen:

- Penetrative Handlungen: versuchte oder vollendete vaginale oder anale Penetration mit dem Penis, den Fingern oder Gegenständen, ebenso jeder Kontakt zwischen Mund und Genitalien oder Anus
- Handlungen mit sexuellem Kontakt: sämtliche absichtliche Berührungen, auch über der Kleidung, durch die Täter*innen

Unter sexuellem Missbrauch ohne direkten Körperkontakt („hands-off") versteht man:

- Das Kind sexuellen Aktivitäten wie Pornografie oder Exhibitionismus aussetzen
- Film- oder Fotoaufnahmen, die das Kind auf eine sexualisierte Art darstellen
- Verbale sexuelle Belästigung
- Alle Handlungen, die Kinderprostitution ermöglichen

Sexuelle Übergriffe treten meist nicht isoliert, sondern im Kontext von emotionaler und körperlicher Misshandlung auf. Kinder und Jugendliche, die bereits eine andere Art von Gewalt erfahren haben, sind bei einem sexuellen Missbrauch besonders gefährdet, an schwerwiegenden negativen Folgen zu leiden. Vor allem trifft das auf Kinder und Jugendliche zu, die bereits früh innerhalb ihrer Familie Misshandlung oder Missbrauch erfahren haben. Eine solch frühe Erfahrung erhöht die Wahrscheinlichkeit für Defizite in der Sozialkompetenz oder eine ausgeprägte emotionale Bedürftigkeit, was wiederum das Risiko steigert, von Gleichaltrigen oder in anderen außerfamiliären Kontexten Gewalt oder Ausgrenzung zu erleben. Auch Kinder und Jugendliche aus stark belasteten Familien, die durch Chaos, Probleme und häufige Wohnortwechsel geprägt sind, sind besonders gefährdet, da ihre Entwicklung und ihre Sozialisation oft nur unzureichend begleitet werden und sie mit zahlreichen potenziellen Gewaltkontexten konfrontiert sind. Mehrfache Gewalterfahrungen finden sich zudem gehäuft bei Kindern und Jugendlichen mit körperlichen oder geistigen Behinderungen sowie bei jenen mit anhaltenden Auffälligkeiten im Verhalten oder im emotionalen Bereich, etwa bei sehr ängstlichen Kindern. Eine weitere Risikogruppe für Mehrfachbelastungen stellen schließlich Kinder und Jugendliche dar, die in sozialen Brennpunkten mit hoher Kriminalität aufwachsen, wo es häufig an stabilen sozialen Bindungen und ausreichender Unterstützung fehlt. Die Konsequenz daraus ist, dass oft gerade Kinder von sexuellem Missbrauch betroffen sind, die bereits mit verschiedenen Problemen und Risiken belastet sind und wenig Ressourcen aufweisen, den Folgen der traumatischen Erfahrung entgegenzuwirken (Jud, 2015).

Täter*innen haben meist Angst vor Aufdeckung und Bestrafung. Sie achten darauf, dass bei den Übergriffen keine Zeugen anwesend sind, und setzen die missbrauchten Kinder und Jugendlichen unter Druck, damit sie nichts von dem Geschehenen erzählen. Dabei werden Kinder häufig mit der Drohung eingeschüchtert, in ein Heim zu kommen, wenn sie über den Missbrauch sprechen. Die betroffenen Kinder und Jugendlichen können die Übergriffe oft schlecht als Unrecht einordnen. Hinzu kommt, dass je nach Entwicklungsalter und Stand der sexuellen Aufklärung den Kindern oft die Worte fehlen, um das Ereignis zu beschreiben. Dadurch vertrauen sich nur wenige Kinder spontan und unmittelbar nach dem Missbrauch einer außenstehenden Person an. Sie fürchten, dass die von den Täter*innen angedrohten Folgen eintreten könnten, oder befürchten, dass ihnen nicht geglaubt wird.

Sexueller Missbrauch geht mit einer Reihe an schwerwiegenden Folgen einher, auf die im Folgenden genauer eingegangen wird. Zu den **kurzfristigen körperlichen Folgen** zählen Verletzungen und Erkrankungen, die unmittelbar durch den sexuellen Übergriff mit Körperkontakt auftreten. Dazu zählen insbesondere Verletzungen im Genital- und Analbereich sowie an den Innenseiten der Oberschenkel, sexuell übertragbare Krankheiten und bei geschlechtsreifen Mädchen eine Schwangerschaft. Dabei gilt es neben den psychosozialen Komplikationen auch körperliche Risiken für Mutter und Kind zu berücksichtigen. Unbehandelte körperliche Folgen eines sexuellen Übergriffs können außerdem zu chronischen Gesundheitsproblemen führen. Sexueller Missbrauch ist auch mit einem erhöhten Risiko für **langfristige körperliche Folgen** und Korrelationen verbunden. Dazu gehören ein reduzierter genereller Gesundheitszustand, gastrointestinale Erkrankungen, gynäkologische Erkrankungen, Schmerzerkrankungen, kardiopulmonale Symptome und Adipositas. Ebenso kommt es langfristig häufiger zu psychogenen Anfällen und Problemen mit dem Bewegungsapparat. Sexuelle Übergriffe werden nach den Kriterien akuter und posttraumatischer Belastungsstörung eingeordnet und zeigen innerhalb von wenigen Tagen oder Wochen **kurzfristige psychische Folgen**. Es können sich dabei eine Reihe von akuten Symptomen entwickeln, die als akute Belastungsstörung oder akute Belastungsreaktion bezeichnet werden. Die Symptome reichen dabei von initialer Desorientierung, dem Gefühl von Betäubung, Reizbarkeit und Stimmungsschwankungen bis hin zu internalisierenden Symptomen wie Ängsten oder externalisierenden Symptomen wie aggressivem Verhalten. Bestehen Belastungssymptome nach einem sexuellen Missbrauch länger als vier Wochen und treten dabei Anzeichen wie Wiedererleben, Vermeidung, traumabezogene Gedanken, Veränderungen der Affektlage oder eine gesteigerte Reaktivität auf, ist das Vorliegen einer posttraumatischen Belastungsstörung (PTBS) in Erwägung zu ziehen. **Mittel- und langfristig** können zahlreiche weitere psychische Störungen auftreten. Dazu zählen Angststörungen, Depressionen, Essstörungen, posttraumatische Belastungsstörungen, Schlafstörungen, Suizidversuche oder Drogen- und Alkoholkonsum. Neben sexuellen Schwierigkeiten ist auch die Gefahr erhöht, selbst einen sexuellen Übergriff zu begehen (Goldbeck, 2015).

Die Vermutung eines sexuellen Missbrauchs entsteht häufig aufgrund des Verhaltens eines Kindes oder Jugendlichen. Es gibt jedoch keine spezifische Verhaltensauffälligkeit, die zweifelsfrei einen Rückschluss auf einen sexuellen Übergriff zulässt. Nicht immer verhalten sich Betroffene gerade im Setting Schule und Unterricht auffällig, oft wirken die Kinder unbelastet und entwickeln ein Folgeverhalten, das von der Umwelt als positiv bewertet wird, zum Beispiel in Form einer ausgeprägten Leistungsorientierung. Verhaltensauffälligkeiten entwickeln sich häufig erst Wochen oder Monate nach dem Missbrauch, außerdem können Zeiten mit und ohne Verhaltensauffälligkeiten wechseln. Entsteht der Verdacht eines sexuellen Übergriffs, so gilt es, sich als vertrauenswürdig zu erweisen. Betroffene Kinder und Jugendliche „testen", bevor sie einen sexuellen Missbrauch offenlegen, oft sehr genau, wem sie vertrauen können und wem nicht. Häufig geben sie zunächst offene oder verdeckte Hinweise auf die erlebte Gewalt und prüfen die Reaktionen der potenziellen Vertrauensperson. Reagiert diese besonnen und verständnisvoll, steigt die Wahrscheinlichkeit, dass sich die Betroffenen mit ihren belastenden Erfahrungen tatsächlich anvertrauen. Für die Bezugspersonen können diese „Tests" jedoch eine Herausforderung darstellen, da sie nicht selten Geduld und Ausdauer erfordern – insbesondere dann, wenn das Bedürfnis besteht, eine Missbrauchsvermutung möglichst rasch abzuklären. Als vertrauenswürdig erleben betroffene Kinder und Jugendliche insbesondere Erwachsene, die offen über sexuellen Missbrauch sprechen können, über Täter*innenstrategien informiert sind, sachlich und besonnen reagieren und ihr Misstrauen respektieren. Wichtig ist, Kinder und Jugendliche ernst zu nehmen, ihnen nicht vorschnell Lösungen aufzudrängen und sie in ihrem Bestreben zu unterstützen, Kontrolle über ihr Leben zurückzugewinnen. Fachlich kompetente Bezugspersonen überlegen gemeinsam mit den Betroffenen, wie sie sich selbst oder andere schützen können, und scheuen sich nicht davor, Fehler einzugestehen. Sie setzen klare Grenzen, wissen um bestehende Unterstützungsangebote, geben keine leeren Versprechen und bringen vor allem Zeit und Geduld mit (Enders, 2015).

8.1.3 Folgen von Missbrauchserfahrungen

Die Folgen von Gewaltanwendung an Kindern und Jugendlichen sind vielfältig. Traumafolgestörungen sind im Sinne einer Reaktion auf außergewöhnliche Belastungssituationen keine Seltenheit. Symptome wie Albträume, Ein- und Durchschlafstörungen, Flashbacks, Belastungen durch bestimmte Auslöser wie Jahrestage, physiologische Reaktionen bei Erinnerung an das traumatische Ereignis oder ein herabgesetztes Selbstwertgefühl sind Anzeichen einer Traumafolgestörung. Grundsätzlich wird dabei zwischen einer akuten Belastungsreaktion, der posttraumatischen Belastungsstörung und der Anpassungsstörung unterschieden. Betroffene Kinder und Jugendliche schwanken dabei meist zwischen dem Bedürfnis, sich mit dem Trauma auseinanderzusetzen, und dem, es zu verleugnen. Vor allem nach dem Erleben sexuellen Missbrauchs findet sich häufig ein Symptomkomplex aus reduziertem Gefühlserleben, selbstschädigendem Verhalten, somatischen Beschwerden und sozialem Rückzug.

Traumata können in zwei Typen eingeteilt werden. Bei einem Typ-1-Trauma handelt es sich um einmalige und plötzlich auftretende Ereignisse, während es bei einem Typ-2-Trauma zu wiederholten Ereignissen traumatischer Natur kommt. Bei einem Trauma vom Typ 1 haben die betroffenen Kinder und Jugendlichen sehr detailreiche

Erinnerungen an das traumatische Ereignis, die auch nach Jahren noch bestehen können. Beim Typ-2-Trauma wird die Erinnerung eher als lückenhaft und mit wechselnden Inhalten beschrieben. Die Betroffenen befinden sich in einem Zustand der ständigen Erwartungs- und Anspannungshaltung, was psychische Abwehrmechanismen wie Verleugnung, Abgestumpftheit und starke Wutausbrüche gegen sich oder andere hervorrufen kann. Ruft ein einzelnes traumatisches Ereignis im Leben eines Kindes eine permanente Änderung hervor, mit der es wiederholt konfrontiert wird, etwa bei bleibenden körperlichen Schäden, so kann es auch zu einer Überschneidung zwischen beiden Trauma-Typen kommen.

Besonders bei sexuellem Missbrauch kommt es zu einem Gefühl des Verrats. Es wird die Erfahrung durchlebt, dass die Person, von der das Kind emotional abhängig ist, ihm etwas Unrechtes antut und Schaden zufügt. Die Folge der Verletzung der körperlichen Integrität sind Gefühle wie Ohnmacht und Hilflosigkeit. Es kommt zu einer traumatischen Sexualisierung, sexuelle Empfindungen und Einstellungen des Kindes werden durch den Missbrauch in einer Weise geprägt, die zwischenmenschlich dysfunktional ist und nicht dem Entwicklungsstand des Kindes entspricht. Die durchlebten negativen Erfahrungen beeinträchtigen die Entwicklung des eigenen Beziehungsverhaltens massiv, ein vertrauensvoller Beziehungsaufbau ist oftmals nur schwer möglich. Von grundlegender Bedeutung für eine Stabilisierung der betroffenen Kinder und Jugendlichen ist eine vertrauensvolle Atmosphäre, in der Sorgen und Ängste mitgeteilt werden können. Um das gewährleisten zu können, ist es notwendig, auch die eigene Haltung im Kontakt mit den belasteten Kindern und Jugendlichen zu reflektieren. Es gilt dabei anzuerkennen, dass die individuellen Verhaltensweisen der Missbrauchsopfer normale Reaktionen auf extreme Stressbelastungen sind (Fegert & Plener, 2016; Köchl & Völkl-Kernstock, 2016; Stermoljan & Fegert, 2015).

8.1.4 Die Rolle der School Nurse

School Nurses sind in der Lage, durch ihre beständige Erreichbarkeit und den engen Kontakt zu den Schüler*innen eine vertrauensvolle Beziehung aufzubauen. Die interdisziplinäre Zusammenarbeit, gerade mit dem Lehrpersonal, bringt sie in eine ideale Position, um Anzeichen von Gewalt oder sexuellen Übergriffen zu erkennen und präventiv dagegen vorzugehen. Warnsignale wie ungepflegt wirkende Kinder und Jugendliche, unerklärliche Verletzungen oder mehrere Verletzungen in unterschiedlichen Stadien der Heilung sowie plötzliche Veränderungen im Verhalten oder in den schulischen Leistungen sind als Warnsignale für potenziellen Missbrauch wahrzunehmen. Ebenso können die School Nurses mit den Schüler*innen über die Bedeutung von gesunden Beziehungen sprechen, ihnen die Begriffe Gewalt und Missbrauch altersgerecht näherbringen, gezielte Assessments durchführen und im Falle eines potenziellen oder bestätigten Gewalt- oder Missbrauchsfalls schüler*innenzentriert intervenieren und an die richtigen Stellen weiterleiten. School Nurses können sich so für die Sicherheit der Kinder und Jugendlichen einsetzen und einen wesentlichen Beitrag dazu leisten, Schutzmaßnahmen einzuleiten und präventiv vorzugehen. Ein Beispiel zur Aufklärung der Schüler*innen wäre eine Informationsbroschüre über gesunde und ungesunde Beziehungen. In einer Studie von Raible et al. (2017) gaben 84 % der befragten Schulkinder an, dass eine derartige Informationsbroschüre ihr Wissen über Gewalt und Beziehungen sowie darüber, wie sie sich selbst oder einer anderen betroffenen Person helfen könnten, erweitert hat. 84 % der Schüler*innen gaben an, dass sie es als hilfreich empfinden, wenn sie mit der School Nurse über gesunde und ungesunde Beziehungen sprechen können, und für 83 % der befragten Kinder war der Raum der School Nurse ein Ort der Sicherheit. Im Zuge weiterer Interventionen könnten, je nach Alter der Kinder und Jugendlichen, Workshops, Bilderbücher, Rollenspiele und rechtliche Informationen angeboten werden. Ihre Expertise ermöglicht es den School Nurses auch, Kolleg*innen aus dem Lehrpersonal oder anderen Betreuungspersonen wichtige Informationen zur Erkennung von Gewalt und Missbrauch an Kindern und Jugendlichen weiterzugeben. Dies kann beispielsweise in Form von internen Fortbildungen und Schulungen oder in Form von Infokampagnen geschehen. Auch die Unterstützung und Aufklärung der Eltern ist ein wesentlicher Punkt der Gewaltprävention. Das Erkennen von Stress und Überforderung spielt dabei ebenso eine signifikante Rolle wie die Aufklärung der Eltern über Stressmanagement, Selbstfürsorge und nicht zuletzt Hilfsangebote, die in Anspruch genommen werden können (Haas, 2021; Raible et al., 2017).

Im Folgenden wird auf zwei Fallbeispiele und mögliche Lösungsoptionen eingegangen.

Fall 1: Anthony

Anthony ist ein sechsjähriger Junge mit einer diagnostizierten Autismus-Spektrum-Störung. Er spricht kaum und zeigt immer wieder Anzeichen von selbstverletzendem Verhalten. Die Lehrperson von Anthony hat ein Hämatom an seiner rechten Wange entdeckt und bringt ihn deshalb zur Begutachtung zur School Nurse. Das Hämatom wird als paralleler, linearer, fächerförmiger Bluterguss mit vereinzelten Petechien beschrieben. Bei näherer Untersuchung von Anthony entdeckt die School Nurse ein weiteres Hämatom am Oberteil des rechten Ohres sowie eine Y-förmige Verfärbung mit gezacktem Muster am linken Oberarm.

Hintergrund: Ursachen für Hämatome bei Kindern

Hämatome bei Kindern und Jugendlichen können einerseits harmlose Zeichen eines Unfalls, aber andererseits auch ein frühes und erkennbares Zeichen von Gewalt und Missbrauch sein. Die Position und die Form des Hämatoms können den Verdacht in diesem Fall erhärten. Daher ist es unerlässlich, dass jedes Hämatom im Kontext mit der medizinischen und sozialen Vorgeschichte, dem Entwicklungsstadium, der Erklärung für die Verletzung und in einer vollständigen klinischen Untersuchung betrachtet wird.

Die folgende Grafik gibt einen Überblick über Warnsignale bei Hämatomen an Kindern und Jugendlichen:

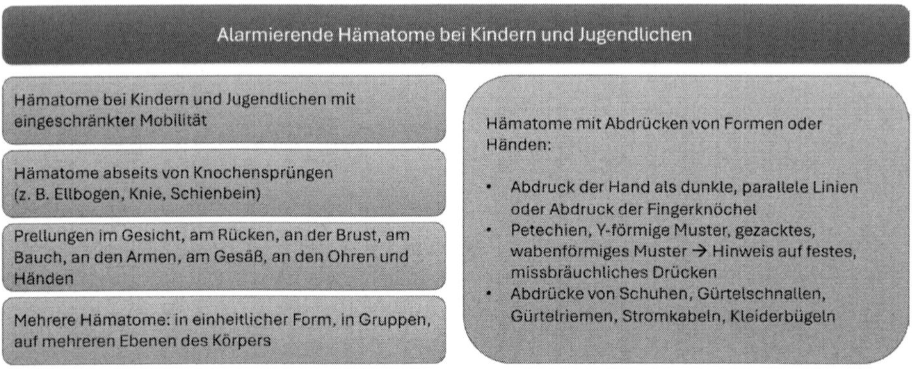

Abbildung 14: Alarmierende Hämatome bei Kindern und Jugendlichen in Anlehnung an Lucas et al. (2021)

Fall 1: Auflösung

Für die School Nurse sind die Hämatome von Anthony alarmierend. Kinder mit einer Autismus-Spektrum-Störung weisen zwar generell häufiger Hämatome auf, beispielsweise aufgrund einer verminderten Schmerzempfindlichkeit, Anthonys Hämatome zeigen jedoch ungewöhnliche Merkmale. Die Wangenprellung deutet auf eine Ohrfeige hin und auch die Ohrprellung erweckt den Verdacht auf eine körperliche Misshandlung. Die Y-förmige, gezackte Verfärbung am Arm deutet auf eine Quetschstelle hin. Durch die Krafteinwirkung der Hand werden die Kapillaren im komprimierten Gewebe verletzt und es bildet sich ein Hämatom mit Y-förmigen oder gezacktem Wabenmuster, das den Gelenkbeugen der Finger entspricht (Lucas et al., 2021).

Fall 2: Kylie

Kylie ist ein achtjähriges Mädchen, das am ersten Tag nach den Ferien wieder zur Schule kommt. Sie hat einen Verband an der Hand und besucht deshalb die School Nurse. Ihre rechte Hand ist mit einer Mullbinde verbunden. Kylie erzählt der School Nurse, dass sie vor etwa einer Woche zu Hause auf dem Laufband gespielt hat, dabei hingefallen ist und sich die Hand aufgeschürft hat. Beim Entfernen des Verbandes sieht die School Nurse eine Degloving-Verletzung. Die Haut wurde durch das Laufband vom Körper abgezogen, wodurch sie sich vom darunterliegenden Gewebe ablöste, die Blutzufuhr unterbrochen und die Nervenversorgung zerstört wurde. Mehrere Sehnen sind sichtbar. Kylie erzählt, dass die „Verbrennung", wie sie ihre Verletzung bezeichnet, größer geworden ist, aber da sie keine Schmerzen hatte, wurde die Verletzung von Kylies Mutter mit einem lokalen Antibiotikum und einem Gazeverband behandelt.

Hintergrund: Ursachen für Verbrennungen bei Kindern und Jugendlichen

Die Muster von thermischen Verletzungen können dabei helfen, zwischen versehentlichen und nicht versehentlichen Verletzungen zu unterscheiden. Weisen Verbrennungsmuster eine gleichmäßige Tiefe, eine lineare Abgrenzung zwischen verbrannten und nicht verbrannten Bereichen und eine Verbrennungssymmetrie auf, dann liegt der Verdacht auf ein Eintauchen in heißes Wasser nahe. Das Fehlen von Spritz-Mahlen, die durch eine versehentliche Verletzung entstehen würden, kann ein Anzeichen für eine Misshandlung sein. Handelt es sich beispielsweise um eine Verbrennung durch Eintauchen in heißes Wasser, kann beobachtet werden, dass Oberschenkel und Bauch oft keine Verbrennungen aufweisen, da das Kind beim Eintauchen in das Wasser die Beine anzieht. Bei Kontaktverbrennungen kommt es nach längerem Kontakt mit einem heißen Feststoff oder einer schwelenden Quelle zu einer thermischen Verletzung.

Folgende Warnsignale können außerdem auf eine körperliche Misshandlung hinweisen:

- Eine große Verbrennungsfläche
- Ein gleichmäßiger Verbrennungsgrad
- Die Verbrennung der gesamten Hautschicht
- Ein scharf abgegrenzter Brandrand
- Symmetrische Verbrennungen oder Verbrennungen durch Zigaretten
- Verbrennungen an Händen, Füßen, im Genitalbereich oder am Gesäß
- Deutliche, eingravierte Muster und Brandverletzungen an Körperstellen, die normalerweise durch Kleidung bedeckt sind ▸ häufige Quellen sind Lockenstab, Dampfbügeleisen, Glätteisen, Heizkörper, Grillrost, Feuerzeug und Zigaretten

Fall 2: Auflösung

Nach einem Gespräch mit Kylie geht die School Nurse nicht von einer absichtlich zugefügten Verletzung aus. Jedoch hat die Mutter verabsäumt, sich rechtzeitig und angemessen um die schwere Verletzung zu kümmern. Das Kind muss mit Folgen wie Nervenschäden und Funktionsstörungen rechnen, somit liegt für die School Nurse der Verdacht einer Vernachlässigung nahe (Lucas et al., 2021).

8.2 Kinder und Jugendliche mit chronischen Erkrankungen

Die Betreuung von Kindern und Jugendlichen mit chronischen Erkrankungen stellt nicht nur eine große Herausforderung in der ambulanten und stationären Versorgung dar, sondert stellt auch einen anspruchsvollen Tätigkeitsbereich für Betreuungspersonen im schulischen Setting dar. Per Definition wird eine Krankheit als chronisch bezeichnet, wenn sie länger als sechs Monate andauert. Bei Kindern und Jugendlichen sind die Krankheitsbilder, im Vergleich zu Erwachsenen, ausgesprochen inhomogen. Durch den medizinischen Fortschritt überleben auch zunehmend mehr Kinder mit sehr komplexen und seltenen Erkrankungen. Folgende Abbildung veranschaulicht die unterschiedlichen Verlaufstypen von chronischen Erkrankungen:

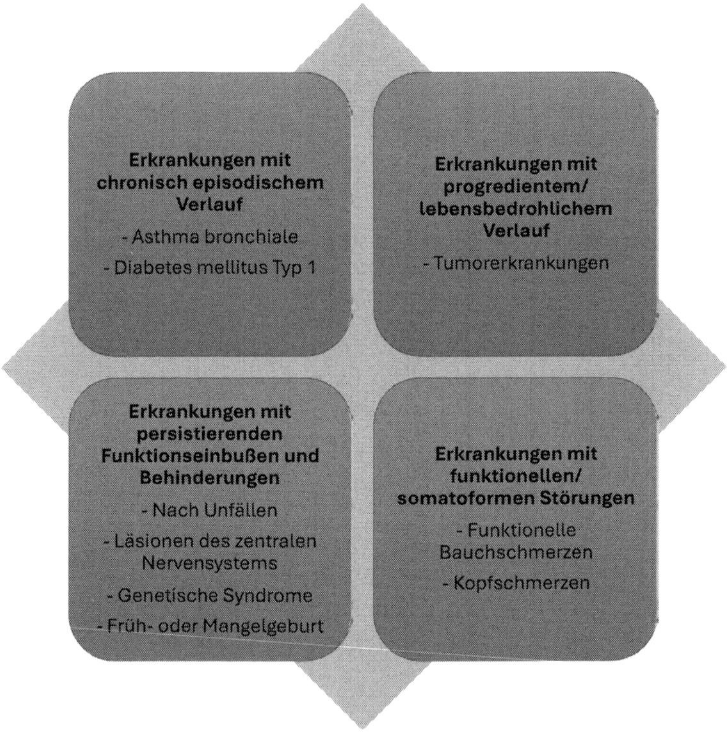
Erkrankungen mit chronisch episodischem Verlauf
- Asthma bronchiale
- Diabetes mellitus Typ 1
Erkrankungen mit progredientem/ lebensbedrohlichem Verlauf
- Tumorerkrankungen
Erkrankungen mit persistierenden Funktionseinbußen und Behinderungen
- Nach Unfällen
- Läsionen des zentralen Nervensystems
- Genetische Syndrome
- Früh- oder Mangelgeburt
Erkrankungen mit funktionellen/ somatoformen Störungen
- Funktionelle Bauchschmerzen
- Kopfschmerzen

Abbildung 15: Verlaufstypen von chronischen Erkrankungen nach Fricke (2020)

Zu den häufigsten chronischen Erkrankungen, von denen Kinder und Jugendliche betroffen sind, zählen obstruktive Bronchitis, Neurodermitis, Allergien wie Heuschnupfen, Asthma bronchiale, Diabetes mellitus, Mukoviszidose sowie Krampfanfälle und epileptische Anfälle. Die Erkrankungen korrelieren in weiterer Folge mit unterschiedlichen Aufgabengebieten, darunter mit der Einnahme verschreibungspflichtiger Medikamente, der Notwendigkeit psychosozialer und pädagogischer Unterstützung, der Unterstützung bei funktionellen Einschränkungen und emotionalen Entwicklungs- oder Verhaltensproblemen sowie einem speziellen Therapiebedarf (Fricke, 2020). Dieses Unterkapitel geht auf die Rolle der School Nurse in Bezug auf die Behandlung chronisch kranker Kinder und Jugendlicher ein. Im Anschluss erfolgt eine Einbettung des Themas in die Theorie des systemischen Gleichgewichts.

8.2.1 Die Rolle der School Nurse

School Nurses spielen eine zentrale Rolle, wenn es um die Betreuung von Kindern und Jugendlichen mit chronischen Erkrankungen geht. Sie unterstützen nicht nur eine altersgerechte Entwicklung und fördern die Gesundheit, sondern greifen auch bei Gesundheitsproblemen ein und fördern die Fähigkeiten der Schüler*innen in Bezug auf Selbstmanagement und Anpassung. Chronische Krankheiten können sich nicht nur negativ auf die schulischen Leistungen auswirken, sondern auch die zwischenmenschlichen Beziehungen zu Mitschüler*innen und Lehrer*innen negativ beeinflussen. Durch Beratung und Informationsvermittlung, beispielsweise über die Wichtigkeit, Medikamente regelmäßig einzunehmen, und die Aufklärung darüber, wie die Medikamente wirken, können School Nurses eine Schlüsselrolle bei der Versorgung von Kindern und Jugendlichen mit chronischen Erkrankungen einnehmen. Das verbesserte Selbstmanagement der betroffenen Schüler*innen kann in weiterer Folge zu einer Optimierung des Gesundheitszustandes führen. Dafür ist es jedoch notwendig, dass School Nurses über ein umfangreiches Fachwissen über die jeweiligen Krankheitsbilder und deren pflegerische Versorgung verfügen (Uhm et al., 2020).

Da chronische Erkrankungen häufig einen phasenhaften Verlauf mit besseren und schlechteren Zeiten sowie krisenhaften Zuspitzungen aufweisen, stellen sie einen hohen Risikofaktor für die Entwicklung von psychischen Erkrankungen und eine verminderte Lebensqualität dar. Die chronische Krankheit mit ihren Symptomen und (möglichen) Folgen betrifft dabei nicht nur das Kind, sondern auch das gesamte Familiensystem. Die psychosoziale Gesamtsituation der Familie ist facettenreich und abhängig von unterschiedlichen Faktoren. Dazu zählen unter anderem die Art der chronischen Erkrankung, die Familienstruktur, die Verfügbarkeit eines sozialen Netzwerkes, die finanziellen Ressourcen, die Art und Dauer der Pflege- und Betreuungsleistung und die Möglichkeit der Unterstützung durch externe Betreuungs- und Beratungssysteme. Die Diagnosestellung wird von den betroffenen Eltern oft als Schock beschrieben. Lebensplanung und gewohnte tägliche Abläufe verändern sich, die körperliche und psychische Belastung der betroffenen Familien steigt. Häufige Krankenhausaufenthalte, Therapieprogramme über einen längeren Zeitraum und der erhöhte Pflege- und Zeitaufwand, zum Beispiel durch das Einüben von alltäglichen Tätigkeiten, erschweren das Familienleben ebenso wie ökonomische Einschränkungen und finanzielle Probleme durch die Anschaffung notwendiger Heilbehelfe. Weitere Herausforderungen sind die oft mangelhafte Information über die chronische Erkrankung und fehlende Angebote an psychologischer Unterstützung und Hilfe. Auch die betroffenen Kinder und Jugendlichen selbst sind häufig nur unzureichend über ihr Krankheitsbild aufgeklärt. Hier kommt der School Nurse wiederum eine bedeutende Rolle zu. Durch den intensiven Kontakt, sowohl mit den Schüler*innen als auch mit den Eltern, kann die School Nurse durch Information, Beratung, Aufklärung, Förderung des familiären Zusammenhalts und emotionale Begleitung einen wesentlichen Beitrag leisten. Ebenso können Kontakte zu Selbsthilfegruppen oder Beratungsstellen hergestellt werden. Gemeinsam mit dem betroffenen Kind und der Familie sollen Lösungen erarbeitet werden, die einen selbstständigen und selbstbestimmten Umgang mit der Situation ermöglichen und auf die individuellen Bedürfnisse der Familie zugeschnitten sind. Eine wertschätzende Begleitung und Beratung sowohl in gesundheitlichen als auch in sozialpsychologischen Fragen ist essenziell (Hoehl & Kullick, 2019).

8.2.2 Einbettung in die Theorie des systemischen Gleichgewichts

Eine Krankheit betrifft nicht nur die betroffene Person allein, sondern auch das familiäre Bezugssystem. Dieses ist im Rahmen der familienzentrierten Pflege in alle pflegerischen Überlegungen und Handlungen miteinzubeziehen. Marie-Luise Friedemann gibt mit ihrer Theorie des systemischen Gleichgewichts dem theoriebasierten Pflegehandeln einen konzeptuellen Rahmen. Ansätze aus der Familientheorie werden mit pflegewissenschaftlichem Denken verbunden. Durch den systemischen Ansatz der Theorie werden, je nach Perspektive, das Individuum, die Familie und die Umwelt als miteinander verknüpft und als Teil der anderen betrachtet. Friedemann orientiert sich in ihrer Theorie an den Metaparadigmen Umwelt, Mensch, Gesundheit und Pflege, fügt aber noch die Paradigmen Familie und Familiengesundheit hinzu (Friedemann & Köhlen, 2018). Im Folgenden wird genauer auf die einzelnen Paradigmen eingegangen.

Konzept Umwelt

Die Umwelt umfasst nach der Theorie des systemischen Gleichgewichts alle Systeme, die sich außerhalb des Systems des Menschen oder der Familie befinden. Dazu gehören Gegenstände, Gebäude, Städte, politische und soziale Systeme, Biosysteme und Ökonomien und das Universum. Innerhalb des Universums befinden sich alle Systeme in einem Zustand der beständigen Veränderung, das Individuum selbst entscheidet, wer oder was zum System oder zur Umwelt gehört. Sind alle Systeme aufeinander abgestimmt und befinden sich im Gleichgewicht, spricht man von Kongruenz.

Konzept Mensch

Der Mensch strebt nach einem angstfreien und sinnvollen Leben. Sinnvoll bedeutet, dass das Leben auf klar definierten Werten beruht, die in die Tat umgesetzt werden können. Nur durch das Erreichen eines angstfreien Zustandes kann Gesundheit erlangt werden. Das menschliche Verhalten ist darauf ausgerichtet, vier Ziele zu erreichen: Stabilität, Wachstum, Regulation/Kontrolle und Spiritualität. Sind diese Ziele erreicht, stellt sich ein systemisches Gleichgewicht ein.

Konzept Gesundheit

Gesundheit wird in der Theorie des systemischen Gleichgewichts als Ausdruck der Kongruenz des menschlichen Systems bezeichnet. Sie motiviert zum Denken und Handeln und kann so den täglichen Störungen erfolgreich entgegenwirken. Krankheit wird als eine Störung dieses Systems angesehen. Da es immer wieder zu solchen Störungen des Systems kommt, ist ein perfekter Zustand auf Dauer nicht möglich. Friedemann betrachtet die Konzepte von Gesundheit und Krankheit getrennt voneinander. Die medizinische Behandlung und die Pflege sind auf die Krankheit ausgerichtet, was beim Erleben von starker Angst aber nicht genügt.

Konzept Pflege

Friedemann beschreibt Pflege als systemische Einheit, an der sowohl Pflegende als auch Patient*innensysteme aktiv beteiligt sind. Die Pflege eines Individuums soll dabei immer die Familie und die Vernetzungen in der Umwelt miteinbeziehen. Genauso schließt aber auch die Pflege von Familien und Gemeinden die Individuen mit ein. Die individuelle Pflege und die Pflege der Familie sind somit kaum zu unterscheiden. Die Pflege soll jenen Prozess, der das Streben nach Kongruenz ermöglicht, unterstützen.

Konzept Familie

Die Familie ist eine Einheit, die Struktur und Organisation besitzt und in einer Wechselbeziehung zur Umwelt steht. Sie ist ein System mit Subsystemen. Ein Beispiel hierfür ist das Elternsystem, das die Kindererziehung zum Ziel hat. Damit die Familie als System wirken kann, benötigt es Zusammengehörigkeit und menschlichen Kontakt. Eine Familie besteht somit aus jenen Personen, die ein Individuum als seine Familie betrachtet, und ist nach Friedemann nicht an direkte Verwandtschaftsverhältnisse gebunden.

Konzept Familiengesundheit

Die Familiengesundheit ist nach der Theorie des systemischen Gleichgewichts ein dynamischer Prozess, der immer wieder auf eine neue Art Kongruenz herstellt. Eine Familie gilt dann als gesund, wenn sie in allen vier Prozessdimensionen handelt, sowohl innerhalb der Familie als auch zwischen der Familie und der Umwelt Kongruenz besteht und die Familienmitglieder wenig Angst empfinden (Friedemann & Köhlen, 2018; Sobczak & Radinger, 2022).

Friedemann beschreibt die Konfrontation mit der Erkrankung eines Kindes als Herausforderung für die Familie, bei der Stabilität und Kongruenz erschüttert werden. Die Kohärenz und Systemerhaltung sind besonders berührt und die damit verbundenen Familienaufgaben sind eine beachtliche Anforderung. Das Kind wird nach der Theorie des systemischen Gleichgewichts im Familienkontext gesehen. So muss die Pflegeperson die familialen Beziehungen berücksichtigen und Familienprozesse fördern. Die Veränderungen im Familiensystem gehen mit Wechselwirkungen bei der sozialen Interaktion mit der Umwelt einher. Sind Freunde und Verwandte anfangs noch hilfsbereit, können sie sich aus Angst und Unsicherheit mit der Zeit zurückziehen. Die Familie selbst reagiert auf diesen Rückzug mit demselben Verhalten. Die Pflege von Familien mit Kindern muss entwicklungsorientiert und der jeweiligen Situation angepasst erfolgen. Die kindliche Entwicklung ist von kontinuierlichen Anpassungsleistungen geprägt, eine chronische Krankheit kann darauf einen beträchtlichen Einfluss haben. Geht es um die Betreuung einer Familie mit einem kranken Kind, werden hohe Ansprüche an die Pflege gestellt. Nicht nur fachliche Expertise, auch Einfühlungsvermögen und ein gelungener Beziehungsaufbau sind wesentlich. Die Diagnose einer chronischen Erkrankung löst bei vielen Familien das Gefühl aus, aus der Normalität und dem Alltag gerissen zu werden. Eine Wiederherstellung dieser Normalität bedeutet hier die Wiederherstellung des Gleichgewichts beziehungsweise die Systemerhaltung (Friedemann & Köhlen, 2018).

8.3 Kinder und Jugendliche mit psychischen Erkrankungen

Psychische Erkrankungen sind in den ersten zwanzig Lebensjahren eines Menschen für einen Großteil der gesamten Krankheitslast verantwortlich. In der Altersgruppe der drei- bis siebzehnjährigen Kinder und Jugendlichen sind insbesondere Angststörungen sowie dissoziale, depressive und hyperkinetische Störungen verbreitet. Die Schule ist der einzige Bereich der sozialen Umwelt, der mit nahezu allen wichtigen Entwicklungsaufgaben von Kindheit und Jugend in Verbindung steht. Das Erlangen emotionaler Unabhängigkeit von den Eltern, die Vorbereitung auf einen Beruf und das Finden und Einnehmen von Geschlechterrollen nehmen dabei ebenso eine zentrale Rolle ein wie die Bewältigung der schulischen Leistungsanforderungen. Die Schule ist auch ein zentraler Ort für die psychische Entwicklung und die psychische Gesundheit von Kindern und Jugendlichen. School Nurses spielen durch ihre Fachkompetenz eine wesentliche Rolle bei der Früherkennung von psychischen Problemen. Sie verbringen viel Zeit mit den Schüler*innen und sind demnach in der Lage, ihr Verhalten einzuschätzen und den oft ersten Impuls für eine gezielte Diagnostik zu geben.

Dieses Unterkapitel widmet sich Kindern und Jugendlichen mit psychiatrischen Erkrankungen. Dabei wird insbesondere auf die Förderung der psychischen Gesundheit durch das Berufsbild der School Nurse eingegangen. Ebenso werden die Themenbereiche Sucht und Suchtprävention sowie selbstverletzendes Verhalten und Suizidalität erörtert.

8.3.1 Förderung der psychischen Gesundheit durch die School Nurse

Die psychische Gesundheit von Kindern und Jugendlichen ist für das Setting Schule zu einem relevanten Themenbereich geworden. Bedenkt man, dass etwa 75 % der psychischen Störungen das erste Mal vor Einsetzen des 25. Lebensjahres manifest werden und knapp jedes vierte Schulkind unter einer psychischen Störung leidet, so zeigt sich deutlich die Signifikanz dieser Problematik. Während Entwicklungsbeeinträchtigungen wie Sprach- oder Sprechstörungen mit knapp 16 % häufiger diagnostiziert werden, gibt es für Kinder und Jugendliche, die beispielsweise unter Angst- und Zwangsstörungen oder affektiven Störungen wie Depressionen leiden, mit 6 % vergleichsweise weniger gestellte Diagnosen. Insbesondere Aufmerksamkeitsdefizitstörungen, Autismus-Spektrum-Störungen oder depressive Störungen treten häufig erstmals im Schulalter auf. Besonders gefährdet sind dabei Kinder und Jugendliche mit einem psychisch erkrankten Elternteil. Sie bilden, im Vergleich zu nicht betroffenen Kindern und Jugendlichen, eine Hochrisikogruppe, im späteren Erwachsenenleben selbst eine psychische Erkrankung zu erwerben. In Zahlen ausgedrückt, leben weltweit 15–23 % aller Kinder mit einem psychisch erkrankten Elternteil zusammen, dabei haben betroffene Kinder eine bis zu 50%ige Wahrscheinlichkeit, selbst an einer psychischen Störung zu erkranken. Folgen wie mangelndes Sicherheitsgefühl, Stigmatisierungserfahrungen und familiäre Kommunikationsbarrieren können sich dabei negativ auf die Entwicklung der Kinder und Jugendlichen auswirken. Besonders herausfordernd kann sich die Gesamtsituation gestalten, wenn die Kinder allein mit einem psychisch erkrankten Elternteil zusammenleben und somit kein psychisch gesunder Erwachsener zur Verfügung steht. Der erkrankte Elternteil trägt hierbei eine Doppelbelastung: die eigene Erkrankung und die alleinige elterliche Verantwortung. Dies kann nicht nur zu einer hohen Beanspruchung des Elternteils führen, sondern sich auch als Risikofaktor auf das Kind auswirken. Betroffene Kinder und Jugendliche benötigen in so einem Fall besondere Präventionsmaßnahmen. Versuchen psychisch erkrankte Eltern ihre Erkrankung vor dem Kind geheim zu halten, kann dies zu einem verminderten Integrationsgefühl in der Schule führen. Das Kind könnte aufgrund des für das Kind nicht erklärbaren Verhaltens des Elternteils die eigene Familie als so konträr zu denen anderer Kinder wahrnehmen, dass es sich nicht zugehörig fühlt. Unberechenbares und inkonsistentes Verhalten eines Elternteils kann sich negativ auf die Selbstwertschätzung und die

Selbstwirksamkeit eines Kindes auswirken. Kinder neigen dazu, elterliche Erkrankungen zu tabuisieren, um die eigene Familie nach außen hin als möglichst normal darzustellen und zu schützen. Als präventive Maßnahme für Kinder psychisch kranker Eltern wäre die Psychoedukation und dabei speziell die Aufklärung über die Erkrankung des Familienmitglieds ein wichtiger Schritt, der durch das Berufsbild der School Nurse gut umsetzbar ist. Inhalte eines präventiven Programms können beispielsweise die Vermittlung psychoedukativen Wissens, das Anbieten emotionaler Unterstützung und die Vermittlung und Kontaktherstellung zu weiterführenden Hilfsangeboten sein. Zu bedenken ist dabei stets die Erhebung des individuellen Unterstützungsbedarfs des Kindes (Hoehl & Kullick, 2019; Pfeifer, 2021).

Eine psychische Erkrankung im Kindes- und Jugendlichenalter erhöht das Risiko einer späteren erneuten Manifestation. Psychische Erkrankungen in der Adoleszenz korrelieren oft mit einer schlechteren Gesamtgesundheit und einem niedrigeren Bildungsabschluss. Die Schule kann für die psychische Gesundheit von Kindern und Jugendlichen sowohl Resilienz- als auch Risikofaktor sein. Um ihren inklusiven Bildungsauftrag zu erfüllen, hat die Schule somit die Aufgabe, das psychisch gesunde Aufwachsen der Schüler*innen zu unterstützen und ihre Rolle als bedeutsames Handlungsfeld ernst zu nehmen (Greiner & Kracke, 2023).

Psychische Erkrankungen bestehen oftmals bereits eine gewisse Zeit, bevor sie von der Familie oder von außenstehenden Personen bemerkt werden. Gründe dafür sind einerseits die geringere Aufmerksamkeit im Vergleich zu körperlichen Beschwerden, andererseits aber auch Vorurteile und negative Zuschreibungen gegenüber psychischen Problemen. Besonders bei Jugendlichen kann das Erkennen durch etwaige Verhaltensänderungen, die auf die Entwicklungsphase der Adoleszenz zurückzuführen sind, erschwert sein. Voraussetzung dafür, eventuelle psychische Auffälligkeiten erkennen zu können, ist unter anderem die Beobachtung des Sozialverhaltens. Hierbei gilt es einzuschätzen, wie sich das Kind anderen Schüler*innen, den Lehrer*innen und Betreuungspersonen gegenüber verhält. Außerdem soll das Sozialverhalten in speziellen Situationen beurteilt werden, beispielsweise wie sich das Kind bei Gruppenaktivitäten, in Konfliktsituationen oder unter Leistungsdruck verhält (Hoehl & Kullick, 2019).

School Nurses tragen als Mitglieder eines interdisziplinären Schulteams wesentlich zur Unterstützung der psychischen Gesundheit der Kinder und Jugendlichen bei. Schüler*innen mit psychischen Problemen sind häufiger von Gewalt betroffen, zeigen riskantes Verhalten und haben oftmals Probleme im Schulalltag. Dies macht es umso wichtiger, dass Schulen ein sicheres Umfeld für betroffene Kinder und Jugendliche bieten. Um ein solches Umfeld bieten zu können, hat sich im internationalen Setting die Einführung von Programmen zur psychischen Gesundheit der

Kinder an den Schulen bewährt. Studien haben gezeigt, dass die Etablierung dieser Programme zu einer Verbesserung der Leistungen, der sozialen Kompetenzen und des Selbstbewusstseins geführt hat. Um das zu erreichen, wurde der Fokus auf die Erhöhung der Kapazitäten für bedarfsgerechte Angebote und die Entwicklung eines Ansatzes für die psychische Gesundheit der Schüler*innen gelegt. School Nurses können im Rahmen solcher Programme bedürfnisorientiert auf die Kinder eingehen und potenzielle psychische Probleme identifizieren. So kann beispielsweise bei einem Kind, das im Rahmen der Schulgesundheitspflege öfters wegen Magenschmerzen behandelt wird, durch die School Nurse erkannt werden, dass den Schmerzen eventuell ein psychisches Problem zugrunde liegt. Dieser enge Kontakt, der durch den Einsatz von School Nurses mit den Kindern entsteht, kann dazu beitragen, dass potenzielle Probleme schneller erkannt werden und in weiterer Folge eine Behandlung schneller eingeleitet wird. Screening-Instrumente können dabei helfen, den Bedarf der Schüler*innen zu ermitteln. In akuten Notfällen und Krisen sind School Nurses befähigt, Kontakte zu entsprechenden Stellen aufzubauen. Coaching, Beratung und Unterstützung im Medikamentenmanagement runden das multifaktorielle Aufgabengebiet in der Unterstützung von Kindern und Jugendlichen mit psychischen Problemen ab (National Association of School Nurses, 2024).

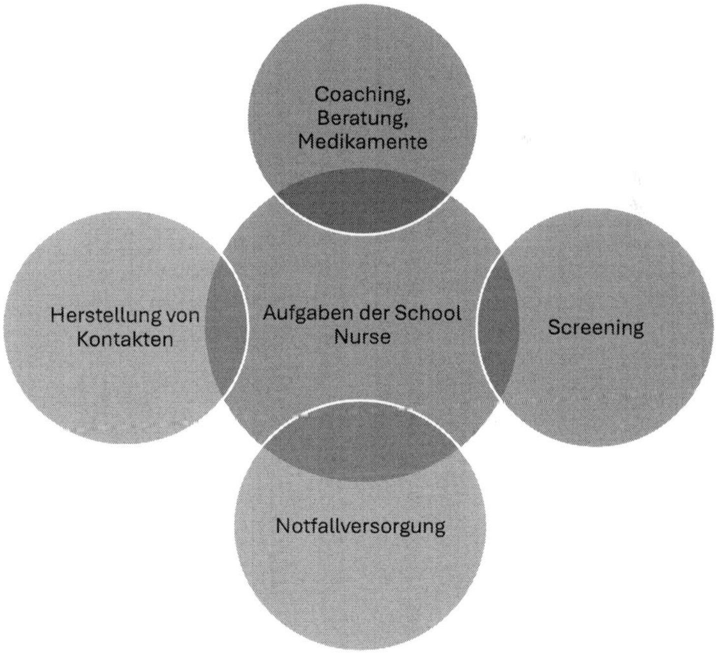

Abbildung 16: Aufgaben der School Nurse in Anlehnung an die NASN (2024)

Den Schulen wird bei der Verbesserung der psychischen Gesundheitsversorgung von Kindern und Jugendlichen eine Schlüsselrolle zugeschrieben. Bildung und Gesundheit sind untrennbar miteinander verbunden. Kinder mit psychischen Problemen haben ein höheres Risiko für Lernschwierigkeiten und schlechtere schulische Leistungen, woraus sich eine wechselseitige Beziehung zwischen den schulischen Leistungen und psychischen Gesundheitsstörungen ergibt. Schätzungen zufolge verbringen School Nurses gut ein Viertel ihrer Arbeitszeit mit der Behandlung psychischer Probleme von Schüler*innen. Sie verfügen dabei nicht nur über das nötige Fachwissen, sondern auch über ausgeprägte Fähigkeiten, körperliche und psychische Gesundheitsprobleme zu erkennen und entsprechende Maßnahmen zu setzen.

Der Pflegeprozess bietet School Nurses einen idealen Rahmen zur Förderung der psychischen Gesundheit der Schüler*innen. Er umfasst die Entwicklung eines individuellen Gesundheitsplans, die laufende Beurteilung, die Umsetzung spezifischer Interventionen und die Bewertung der gesundheitlichen Ergebnisse der Schüler*innen. Den ersten Schritt bilden dabei im Rahmen des Assessments die Beurteilung und das Screening. Mögliche Anzeichen und Symptome einer psychischen Erkrankung werden gemeinsam mit den familiären, sozialen, kulturellen, schulischen, körperlichen und emotionalen Faktoren der Schüler*innen bestimmt. School Nurses können evidente Beurteilungs- und Screening-Fähigkeiten vorweisen, was es ihnen ermöglicht, gefährdete Schüler*innen zu identifizieren und entsprechende Maßnahmen beschleunigt einzuleiten. Durch den intensiven Kontakt mit den Schüler*innen und den Familien entsteht ein vertrauensvoller Beziehungsaufbau, der es den Kindern und Jugendlichen ermöglicht, ihre Bedarfe sorgenfrei zu artikulieren. Die fortlaufende Beziehung zwischen der School Nurse und den Schüler*innen trägt dazu bei, dass die School Nurse als sicheres, nicht bedrohliches Umfeld angesehen wird. Im Rahmen des Screenings können beispielsweise vorhandene Risikofaktoren, wie auffallend hohe Fehlzeiten, identifiziert werden. Den nächsten Schritt bildet die Planung von geeigneten Interventionen. Diese können sich entweder an einzelne Schüler*innen oder an die gesamte Schule richten. Entsprechende Maßnahmen können im Sinne einer Primärprävention, etwa durch Aufklärung über psychische Gesundheit, einer Sekundärprävention, etwa durch Screening-Programme, oder einer Tertiärprävention, zum Beispiel im Rahmen des Befolgens eines Behandlungsplans für ein bekanntes psychisches Problem, umgesetzt werden. Aktives Zuhören, Kompetenzaufbau im Konflikt- und Wutmanagement, wirksame Problemlösungsstrategien, das Training sozialer Kompetenzen und die Vermittlung von Entspannungstechniken können ebenso als wirksame Interventionen fungieren. School Nurses sind auch Expert*innen im Thema Krise und Trauer und können eingreifen, wenn Schüler*innen eine Form des Verlustes erlitten haben. Im Zuge der Evaluation werden laufend die Fortschritte in Richtung der identifizierten Gesundheitsergebnisse beurteilt und bei Bedarf Anpassungen der Interventionen vorgenommen. Damit können School Nurses einen wesentlichen Beitrag zur Förderung der psychischen Gesundheit von Kindern und Jugendlichen leisten (Bohnenkamp et al., 2015).

8.3.2 Sucht und Suchtprävention

Suchterkrankungen zählen zu den häufigsten psychischen Erkrankungen im Jugendalter und erhöhen das Risiko für die Entwicklung weiterer psychischer Störungen. Nach Schätzungen der Weltgesundheitsorganisation stehen fast 10 % der durch psychische und neurologische Erkrankungen verlorenen Lebensjahre bei jungen Menschen unter 24 Jahren im direkten Kontext des Konsums psychoaktiver Substanzen. Bei der Sucht als primäre, chronische und neurobiologische Erkrankung werden zwei Formen differenziert: die stoffungebundene Sucht und die stoffgebundene Sucht. Zu Ersterer zählen beispielsweise die Spielsucht, Arbeitssucht, Sportsucht, Mediensucht, Kaufsucht und Sexsucht. Zur stoffgebundenen Sucht zählen die Alkoholabhängigkeit, Nikotinabhängigkeit, Medikamentenabhängigkeit und Opioidabhängigkeit.

Bei der Entstehung einer Suchterkrankung spielen multifaktorielle Einflüsse eine Rolle, dazu zählen das Suchtpotenzial, die Verfügbarkeit der Droge, biologische Faktoren und das soziale Umfeld. Es existiert keine spezifische Suchtpersönlichkeit, vielmehr spielen gerade in der Entwicklungsphase der Adoleszenz Motive wie Geltungsbedürfnis, Zwang zur Konformität und die Imitation des Erwachsenenverhaltens eine bedeutende Rolle. Die Werbung, schulische Misserfolge und familiäre Probleme können ebenso zur Entstehung einer Suchterkrankung bei Jugendlichen beitragen wie Einflussfaktoren aus dem Elternhaus, beispielsweise in Form der Übernahme eines elterlichen Suchtverhaltens. Aufgrund neurobiologischer Veränderungen während der Pubertät sind gerade Jugendliche besonders anfällig für die Wirkung gängiger Suchtstoffe wie Nikotin, Alkohol oder Cannabis. Leicht verfügbare Substanzen bergen dabei ein besonders hohes Risiko. Bei einem Großteil der Jugendlichen stellt sich ein verantwortungsbewusster Konsum ein, während es bei einem Teil zur Entwicklung eines schädlichen Konsummusters oder einer manifesten Abhängigkeit kommt. Neben den substanzgebundenen Suchterkrankungen spielen zunehmend auch der pathologische Gebrauch von Internet und Social Media eine wesentliche Rolle. Er weist eine hohe Komorbidität mit affektiven Störungen und ADHS auf. Bis zu einem Viertel der Jugendlichen zwischen zehn und siebzehn Jahren entwickeln ein riskantes Nutzungsverhalten, welches mit signifikanten Einschränkungen einhergeht und ohne Behandlung häufig chronisch verläuft. Erste Hinweise auf eine sich entwickelnde Suchtproblematik können schulischer Leistungsknick, wiederholtes Fernbleiben vom Unterricht, sozialer Rückzug, Störungen des Sozialverhaltens und der Kontakt zu anderen Jugendlichen mit Drogenkonsum sein. Ein besonders hohes Risiko für eine Suchterkrankung weisen Jugendliche mit eingeschränkten kognitiven Fähigkeiten auf, die unter sozioökonomischen und familiären Belastungen aufwachsen, sowie von früher Traumatisierung Betroffene (Höwler, 2016; Stegemann & Stellermann-Strehlow, 2018; Thomasius, 2025).

In Bezug auf die Suchtprävention wird der School Nurse eine besondere Rolle zugeschrieben. School Nurses können evidenzbasierte Information zur Suchtprävention zur Verfügung stellen und diese entweder gezielt an einzelne gefährdete Schüler*innen übermitteln oder sich kollektiv an größere Gruppen wenden. Strategien und Programme können erstellt und flächendeckend eingesetzt werden. Dabei gilt es, neben den Risiko- auch die Schutzfaktoren zu berücksichtigen. Durch den regelmäßigen Einsatz von Screenings, Interaktionen mit den Eltern und dem interdisziplinären Schulteam sowie der individuellen Risikoeinschätzung kann der Entwicklung einer Suchtproblematik gezielt entgegengesteuert werden. Neben der Aufklärung zur Suchtprävention kann die School Nurse durch Maßnahmen wie die Motivation zur Teilnahme an Schulaktivitäten und familiäre Unterstützung die Schutzfaktoren der Schüler*innen stärken. Dieser mehrschichtige Ansatz macht die School Nurse zu einem wichtigen Bindeglied zwischen den Kindern und Jugendlichen, der Familie und der Institution Schule (Patestos et al., 2014).

8.3.3 Selbstverletzendes Verhalten und Suizidalität

Jugendliche sind eine besonders vulnerable Gruppe, wenn es um die Themen selbstverletzendes Verhalten und Suizidalität geht. Nicht nur birgt das Alter selbst ein erhöhtes Risiko für Suizidgedanken, auch die Prävalenzraten für selbstverletzendes Verhalten sind im Jugendalter am höchsten. Das Vorliegen einer psychischen Erkrankung, Mobbing, Suizide im nahen Umfeld, ungünstige Berichterstattungen über Suizide, chronische Krankheiten und schwierige Familienverhältnisse bilden die Hauptrisikofaktoren für Suizidgedanken und -versuche (In-Albon et al., 2025). Scheinbar nicht zu bewältigende Lebenskrisen oder ein traumatisches Ereignis wie der Verlust von Bezugspersonen durch Tod, Liebeskummer, sexuelle Missbrauchserfahrungen oder die Scheidung der Eltern können zu mangelnder emotionaler Regulationsfähigkeit und in weiterer Folge zu Suizidgedanken führen. Ein möglicher Auslöser für einen Suizidversuch kann auch eine zugrunde liegende Depression sein.

Begrifflich versteht man unter einem Suizid alle Aktivitäten, die zur Selbsttötung führen. Die häufigsten Arten der Ausführung sind dabei Tablettenvergiftung, Pulsaderschnitte, Strangulation und der Sprung in die Tiefe. Nach einem ersten, nicht vollendeten Suizidversuch liegt die Gefahr eines neuerlichen Versuches bei 20–50 %.

Der Suizid ist dabei nicht die Krankheit selbst, sondern ein Symptom eines zugrunde liegenden Problems, einer akuten Krise oder einer psychischen Erkrankung. Im Tod wird eine Erleichterung und Entlastung gesehen, ein Suizidversuch ist ein Hilferuf an das soziale Umfeld (Hoehl & Kullick, 2019; Höwler, 2016).

Eine Suizidgefährdung ist oft nicht auf den ersten Blick erkennbar, dennoch gehen einem Suizid oder Suizidversuch charakteristische Signale voraus, die es auch im Rahmen der Schulgesundheitspflege zu erkennen gilt. Drei Merkmale sind dabei zentral: Von einer **suizidalen Einengung** spricht man, wenn Betroffene ihre Lebenswelt als bedrückend und schmerzend empfinden. Alle Handlungsoptionen werden als nutzlos angesehen, es kommt zu einer zunehmenden Isolation und Vereinsamung. Die suizidale Einengung lässt sich bei über 90 % aller suizidalen Jugendlichen beobachten. Ein weiteres Anzeichen ist die **gehemmte und gegen die Person gerichtete Aggression**. Die betroffenen Jugendlichen leiden unter unbewussten Aggressionen und können diese aus diversen Gründen nicht ausleben oder besprechen, wodurch es als Folge dazu kommt, dass sie diese Aggressionen gegen sich selbst richten. Das dritte Merkmal sind **Suizidfantasien**. Dabei sprechen die Jugendlichen über ihre Absichten oder senden bestimmte Signale aus, die von Familienmitgliedern, Freund*innen oder schulischen Betreuungspersonen beobachtet werden können. Die Suizidabsichten können in unterschiedlichen Formen zum Ausdruck gebracht werden, beispielsweise durch Fantasievorstellungen, in Gedichten oder Bildern, in sozialen Netzwerken oder auch durch das Verschenken von liebgewonnenen Gegenständen. Plötzliche Veränderungen in sozialen Beziehungen (Freundschaftsabbruch, Isolation), Leistungsabfall oder Schulabbruch, starke Stimmungsschwankungen, Substanzmittelabhängigkeit, Vernachlässigung der Körperhygiene oder Veränderungen im Essverhalten können ebenso mögliche Signale sein. Die Suizidfantasien werden oft bis ins kleinste Detail konkretisiert. Besonderes Augenmerk ist gefordert, wenn die betroffene Person plötzlich aufhört, über das Vorhaben zu sprechen, sich plötzlich zurückzieht oder keine Nachrichten mehr beantwortet. Dann ist oft die endgültige Entscheidung zum Suizid getroffen (Höwler, 2016).

Folgende Grafik soll die präsuizidalen Merkmale noch einmal verdeutlichen.

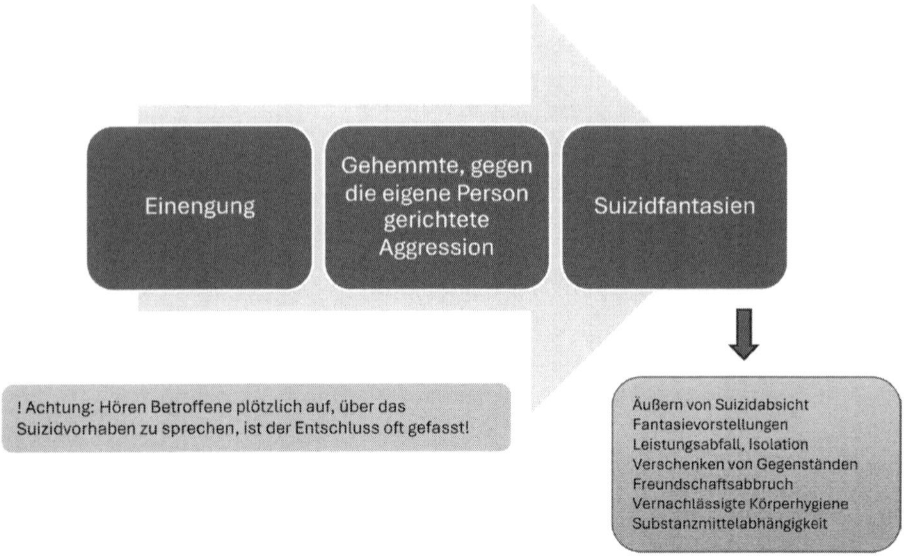

Abbildung 17: Präsuizidale Merkmale in eigener Darstellung nach Höwler (2016)

Die Schule kann einen wesentlichen Beitrag zur Suizidprävention leisten. Essenziell ist dabei, den schulischen Risikofaktoren wie einer negativen Schüler*innen-Lehrer*innen-Beziehung, großen Lerngruppen, Leistungsdruck, fehlendem Gemeinschaftsgefühl in der Klasse sowie Mobbing und sozialem Ausschluss entsprechende Schutzfaktoren gegenüberzustellen. Dazu gehören Fort- und Weiterbildungen für Lehrpersonen, die Förderung der sozialen Eingebundenheit und eine gelungene Elternarbeit. Als besonders zentraler Schutzfaktor gelten die Prävention von und Intervention bei Mobbing. Das Wissen um die Risikofaktoren in Kombination mit einer vertrauensvollen Beziehung können es der School Nurse ermöglichen, im Kontext der Schule gesundheitsfördernd zu handeln. Weiterbildungsmaßnahmen, die multiprofessionelle Zusammenarbeit, Empathie und der professionelle Umgang mit Konflikten können der Entwicklung von suizidalem Verhalten entgegenwirken. Dass die Kinder und Jugendlichen einen Großteil ihrer Zeit in der Schule verbringen, hebt die Signifikanz der Gesundheitsförderung und Suizidprävention an diesem Ort besonders hervor (Kiekhöfer, 2021).

Abzugrenzen vom Suizid ist das selbstverletzende Verhalten bei Kindern und Jugendlichen. Unter selbstverletzendem Verhalten versteht man Verhalten, das absichtlich zu Verletzungen oder zur Möglichkeit einer Selbstverletzung führt. Dazu gehören unter anderem nicht suizidales selbstverletzendes Verhalten oder Gewalt, Selbstverstümmelung, Schneiden, Kratzen, Verbrennen, Selbstschlagen oder absichtliche Störungen der Wundheilung. Bei selbstverletzendem Verhalten gibt es jedoch keinen impliziten oder expliziten Hinweis auf einen Suizidversuch. Selbstverletzendes Verhalten beginnt typischerweise im Alter zwischen zwölf und fünfzehn Jahren. Es ist oft repetitiv und kann daher bis ins Erwachsenenalter andauern. Das selbstverletzende Verhalten dient den Kindern und Jugendlichen als Strategie, mit Stressfaktoren in ihrem Leben umzugehen, und ermöglicht in der Situation eine sofortige Linderung des emotionalen Stresses. Wut gegen sich selbst kann dabei ebenso ausgedrückt werden wie die Nichtbewältigung der eigenen Gefühle. Zu bedenken ist dabei auch die soziale Ansteckung. Diese passiert dann, wenn Schüler*innen ihr selbstverletzendes Verhalten voreinander zeigen oder darüber sprechen. Der School Nurse kommt im Zusammenhang mit selbstverletzendem Verhalten eine besonders wichtige Rolle zu: Anzeichen von Selbstverletzung zu erkennen, ist ein entscheidender Schritt, um in angemessener Weise reagieren und wirksame Unterstützung leisten zu können. Kinder und Jugendliche verbergen ihre Verletzungen oft sehr geschickt, was das Erkennen schwierig machen kann. Bevorzugte Körperstellen, die verletzt werden, sind in der Regel jene, die sich gut verbergen lassen. Diese Stellen befinden sich vorwiegend an der Vorderseite des Körpers an Armen, Beinen und der Brust. Das Tragen von langärmeliger Kleidung und langen Hosen auch bei großer Hitze oder von dicken Armbändern zur Verbergung der Narben kann School Nurses einen Hinweis auf selbstverletzendes Verhalten geben. Ein weiteres Warnsignal ist das Vorlegen eines ärztlichen Attestes zur Befreiung vom Turnunterricht, um sich vor den Mitschüler*innen nicht umziehen zu müssen. Auch die Erwähnung von Selbstverletzung in schriftlichen Aufgaben oder künstlerischen Arbeiten sollte alarmierend wirken. Blutflecken auf der Kleidung, unerklärliche Verletzungen, häufige Berichte über Unfälle oder Ungeschicklichkeiten gelten ebenso als Warnsignal wie Isolation, Reizbarkeit oder Persönlichkeitsveränderungen. Identifiziert werden Schüler*innen mit selbstverletzendem Verhalten häufig durch das „Peer-Flagging". Dieses liegt vor, wenn eine Person einer anderen Person in der Schule über das eigene selbstverletzende Verhalten erzählt und diese Person wiederum einer erwachsenen Person in der Schule, beispielsweise der School Nurse, davon erzählt. Es wird empfohlen, einen Ablaufplan für eine solche Situation zu erstellen, der befolgt werden muss, sobald selbstverletzendes Verhalten festgestellt oder beobachtet wird. School Nurses gelten als die Verantwortlichen für die Gesundheitsfürsorge der Schüler*innen und sind oft die ersten Personen, die selbstverletzendes Verhalten bei den Kindern und Jugendlichen bemerken. Der Fokus liegt dabei einerseits auf der Erstversorgung der Wundsituation, aber andererseits auch auf einer sofortigen Weiterüberweisung an eine psychiatrische Versorgung. Sollten Wunden aufgrund komplizierender Faktoren wie Tiefe oder Infektion eine Untersuchung erfordern, muss eine genauere medizinische Untersuchung vereinbart werden. In enger Zusammenarbeit mit Psycholog*innen, Sozialarbeiter*innen und Therapeut*innen kann die School Nurse geeignete Bewältigungsstrategien mit den Schüler*innen besprechen. Dazu gehören beispielsweise körperliche Aktivitäten wie Sport, Spazierengehen oder Tanzen, das Drücken eines Stressballes, Gespräche mit vertrauenswürdigen Erwachsenen, Zeichnen, Tagebuchschreiben oder Musikhören (Russell & Hartung, 2016).

8.4 Zusammenfassung

Dieses Kapitel befasst sich mit vulnerablen Zielgruppen der Schulgesundheitspflege und verdeutlicht, dass Kinder und Jugendliche in besonderem Maße durch Gewalt, chronische Erkrankungen und psychische Belastungen gefährdet sind. Gewalt wird dabei in ihren vielfältigen Erscheinungsformen dargestellt – von körperlicher und psychischer Misshandlung über Vernachlässigung bis hin zu sexuellen Übergriffen. Besonders schwerwiegend sind Misshandlungen durch Personen aus dem unmittelbaren Umfeld, da sie nicht nur körperliche und seelische Schäden verursachen, sondern auch einen fundamentalen Vertrauensbruch nach sich ziehen. Hinweise auf Gewalt zeigen sich oft subtil, sowohl im Verhalten der Kinder als auch in dem der Eltern, was eine sensible Beobachtung und professionelle Einschätzung erforderlich macht. Die Folgen reichen von akuten Verletzungen über psychosomatische Beschwerden bis hin zu langfristigen psychischen Erkrankungen wie Depressionen, Angststörungen oder posttraumatischen Belastungsstörungen. Anhand von Fallbeispielen wird deutlich, welche zentrale Rolle die School Nurse bei der frühzeitigen Erkennung und Intervention im schulischen Alltag einnimmt.

Ein weiterer Schwerpunkt des Kapitels liegt auf Kindern und Jugendlichen mit chronischen Erkrankungen. Diese beeinflussen nicht nur Gesundheit und schulische Leistungsfähigkeit, sondern belasten stets auch das gesamte Familiensystem. Die School Nurse unterstützt hier durch Beratung, Aufklärung und Förderung des Selbstmanagements, trägt zur Stabilisierung der Familie bei und wirkt als Bindeglied zwischen Kind, Elternhaus und Schule. Mit Bezug auf Friedemanns Theorie des systemischen Gleichgewichts wird deutlich, dass Pflege in diesem Kontext entwicklungs- und familienorientiert erfolgen muss.

Psychische Erkrankungen zählen zu den häufigsten Belastungen im Kindes- und Jugendalter und wirken sich erheblich auf Lernprozesse, soziale Integration und die weitere Entwicklung aus. Besonders Kinder psychisch erkrankter Eltern stellen eine Hochrisikogruppe dar. School Nurses haben in diesem Bereich eine Schlüsselrolle inne: Sie erkennen psychische Auffälligkeiten frühzeitig, leisten Präventionsarbeit und begleiten Kinder und Jugendliche in belastenden Situationen. Schwerpunkte sind dabei Sucht und Suchtprävention sowie der professionelle Umgang mit selbstverletzendem Verhalten und Suizidalität.

Insgesamt zeigt das Kapitel, dass die Schulgesundheitspflege vulnerable Zielgruppen in besonderer Weise in den Fokus nehmen muss. School Nurses sind dabei nicht nur fachlich kompetente Ansprechpersonen, sondern auch vertrauensvolle Begleiter*innen, die durch ihre Nähe zu den Schüler*innen wesentlich zum Schutz, zur Gesundheitsförderung und zur Prävention beitragen.

8.5 Literaturverzeichnis

Bilz, L. (2023). Psychische Gesundheit in der Schule. *Pädiatrie & Pädologie, 58*(S1), 8–12. https://doi.org/10.1007/s00608-022-01031-7

Bohnenkamp, J. H., Stephan, S. H., & Bobo, N. (2015). Supporting student mental health: The role of the school nurse in coordinated school mental health care. *Psychology in the Schools, 52*(7), 714–727. https://doi.org/10.1002/pits.21851

Enders, U. (2016). Umgang mit Vermutung und Verdacht bei sexuellem Kindesmissbrauch. In: S., Völkl-Kernstock & C., Kienbacher (Hrsg.), *Forensische Arbeit mit Kindern und Jugendlichen: Praxishandbuch Für Die Interdisziplinäre Zusammenarbeit: Psychologie-Medizin-Recht-Sozialarbeit*. Springer.

Fegert, J. M., & Plener, P. L. (2016). Auswirkungen von Gewalterfahrungen auf die Wahrnehmung und das Handeln betroffener Kinder. In: S., Völkl-Kernstock & C., Kienbacher (Hrsg.), *Forensische Arbeit mit Kindern und Jugendlichen: Praxishandbuch Für Die Interdisziplinäre Zusammenarbeit: Psychologie-Medizin-Recht-Sozialarbeit*. Springer.

Fricke, C. (2020). Lebensbewältigung für Kinder mit chronischer Krankheit: Notwendige Angebote im Gesundheitssystem. *Bundesgesundheitsblatt – Gesundheitsforschung – Gesundheitsschutz, 63*(7), 799–805. https://doi.org/10.1007/s00103-020-03161-4

Friedemann, M.-L., & Köhlen, C. (2018). *Familien- und umweltbezogene Pflege: Die Theorie des systemischen Gleichgewichts und ihre Umsetzung* (4., überarbeitete und ergänzte Auflage). Hogrefe. https://doi.org/10.1024/85848000

Goldbeck. (2015). Auffälligkeiten und Hinweiszeichen bei sexuellem Kindesmissbrauch. In: J. M., Fegert, U., Hoffmann, E., König, J., Niehues, & H., Liebhardt (Hrsg.), *Sexueller Missbrauch von Kindern und Jugendlichen: Ein Handbuch zur Prävention und Intervention für Fachkräfte im medizinischen, psychotherapeutischen und pädagogischen Bereich*. Springer. https://doi.org/10.1007/978-3-662-44244-9

Greiner, F., & Kracke, B. (2023). Gesundheitskompetenz, psychische Gesundheit und schulische Inklusion. In: K., Rathmann, K., Dadaczynski, O., Okan, & M., Messer (Hrsg.), *Gesundheitskompetenz*. Springer.

Haas, J. J. (2021). The Role of the School Nurse in Detecting and Preventing Child Abuse During This Age of Online Education. *NASN School Nurse, 36*(1), 16–19. https://doi.org/10.1177/1942602X20958064

Hoehl, M., & Kullick, P. (Hrsg.). (2019). *Gesundheits- und Kinderkrankenpflege* (5. Aufl.). Thieme. https://doi.org/10.1055/b-006-163248

Höwler, E. (2016). *Kinder- und Jugendpsychiatrie für Gesundheitsberufe, Erzieher und Pädagogen*. Springer.

In-Albon, T., Schlau, S., & Friedrich, S. (2025). Kinder und Jugendliche mit suizidalem Erleben und Verhalten: Welche psychotherapeutischen Interventionen und diagnostischen Instrumente werden eingesetzt? *Die Psychotherapie, 70*(4), 231–238. https://doi.org/10.1007/s00278-025-00771-8

Jud, A. (2015). Sexueller Kindesmissbrauch – Begriffe, Definitionen und Häufigkeiten. In: J. M., Fegert, U., Hoffmann, E., König, J., Niehues, & H., Liebhardt (Hrsg.), *Sexueller Missbrauch von Kindern und Jugendlichen: Ein Handbuch zur Prävention und Intervention für Fachkräfte im medizinischen, psychotherapeutischen und pädagogischen Bereich*. Springer. https://doi.org/10.1007/978-3-662-44244-9

Kiekhöfer, A.-L. (2021). Suizidales Verhalten bei Kindern und Jugendlichen: Lehrpersonen schätzen Mobbing als Risikofaktor ein. *Pädagogik, 2*, 31–34. https://doi.org/10.3262/PAED2102031

Köchl, B., & Völkl-Kernstock, S. (2016). Kinder und Jugendliche als Opfer von Gewalt. In: S., Völkl-Kernstock & C., Kienbacher (Hrsg.), *Forensische Arbeit mit Kindern und Jugendlichen: Praxishandbuch Für Die Interdisziplinäre Zusammenarbeit: Psychologie-Medizin-Recht-Sozialarbeit*. Springer.

Lucas, C., Crowell, K. R., & Olympia, R. P. (2021). School Nurses on the Front Lines of Healthcare: Red Flags and Red Herrings: Improving the Recognition of Bruises and Burns Associated With Physical Abuse in School-Age Children. *NASN School Nurse, 36*(1), 32–38. https://doi.org/10.1177/1942602X20942922

Mikosz, B. (2016). Psychologische Tätigkeit im Rahmen der Jugendhilfe bei Gewalt an und von Kindern und Jugendlichen. In: S., Völkl-Kernstock & C., Kienbacher (Hrsg.), *Forensische Arbeit mit Kindern und Jugendlichen: Praxishandbuch Für Die Interdisziplinäre Zusammenarbeit: Psychologie-Medizin-Recht-Sozialarbeit*. Springer.

National Association of School Nurses. (2024). Elevating the Role of School Nurses in School-Based Mental and Behavioral Health: A Consensus Document. *NASN School Nurse, 39*(6), 301–304. https://doi.org/10.1177/1942602X241295803

Patestos, C., Patterson, K., & Fitzsimons, V. (2014). Substance Abuse Prevention: The Role of the School Nurse Across the Continuum of Care. *NASN School Nurse, 29*(6), 310–314. https://doi.org/10.1177/1942602X14542655

Pfeifer, L. (2021). Kinder psychisch erkrankter Eltern als heterogene Zielgruppe. *Prävention und Gesundheitsförderung, 16*(4), 361–367. https://doi.org/10.1007/s11553-020-00818-5

Raible, C. A., Dick, R., Gilkerson, F., Mattern, C. S., James, L., & Miller, E. (2017). School Nurse-Delivered Adolescent Relationship Abuse Prevention. *Journal of School Health, 87*(7), 524–530. https://doi.org/10.1111/josh.12520

Russell, K. R., & Hartung, S. Q. (2016). Identifying the Signs of Self-Harm in Students. *NASN School Nurse, 31*(2), 121–124. https://doi.org/10.1177/1942602X15574776

Sobczak, A., & Radinger, O. (2022). *Leben mit chronischer Krankheit: Ein Lehrbuch für Gesundheitsberufe* (2. Auflage). facultas.

Stegemann, T., & Stellermann-Strehlow, K. (2018). Suchtstörungen (F1). In: S., Leucht & H., Förstl (Hrsg.), *Kurzlehrbuch Psychiatrie und Psychotherapie* (2. Auflage). Thieme. https://doi.org/10.1055/b-006-160281

Stermoljan, C., & Fegert, J. M. (2015). Unterstützung für von sexuellem Missbrauch betroffene Kinder. In: J. M., Fegert, U., Hoffmann, E., König, J., Niehues, & H., Liebhardt (Hrsg.), *Sexueller Missbrauch von Kindern und Jugendlichen: Ein Handbuch zur Prävention und Intervention für Fachkräfte im medizinischen, psychotherapeutischen und pädagogischen Bereich*. Springer. https://doi.org/10.1007/978-3-662-44244-9

Thomasius, R. (2025). Suchtgefährdete Kinder und Jugendliche: Konsummuster, Risikogruppen, Interventionen. *Monatsschrift Kinderheilkunde, 173*(1), 16–17. https://doi.org/10.1007/s00112-024-02109-1

Uhm, J., Choi, M., & Lee, H. (2020). School nurses' perceptions regarding barriers and facilitators in caring for children with chronic diseases in school settings: A mixed studies review. *Nursing & Health Sciences, 22*(4), 868–880. https://doi.org/10.1111/nhs.12786

von Gontard, A., & Theisen, F. (2024). Körperliche Misshandlung und Vernachlässigung. In: S., Meyer (Hrsg.), *Duale Reihe Pädiatrie* (6., vollständig überarbeitete und erweiterte Auflage). Thieme. https://doi.org/10.1055/b000000645

9 Abbildungsverzeichnis

Abbildung 1: School Nursing Practice Framework™ der National Association of School Nurses (2022), adaptierte Darstellung (2025) ... 25
Abbildung 2: Professionsmerkmale von Schulgesundheitspflegepersonen ... 31
Abbildung 3: Geschichtliche Entwicklung von US-amerikanischen School Nurses ... 35
Abbildung 4: Psychosoziale Entwicklung nach Erikson (1973), eigene Darstellung ... 49
Abbildung 5: Kognitive Entwicklung nach Piaget in Anlehnung an Beilin (1992), eigene Darstellung ... 54
Abbildung 6: Zone der nächsten Entwicklung, Darstellung in Anlehnung an Wygotski (1964) ... 60
Abbildung 7: Bronfenbrenners (1992) ökologisches Systemmodell ... 68
Abbildung 8: 3 Phasen des 15-Mintuten-Familiengesprächs in Anlehnung an Horak & Haubitzer (2021) ... 74
Abbildung 9: Gesundheitsdeterminanten nach Dahlgren & Whitehead (1991) ... 84
Abbildung 10: Die Brückenfunktion der Schulgesundheitspflege (eigene Darstellung, 2025) ... 97
Abbildung 11: Ablauf einer Anleitung nach Schütz (2019) ... 108
Abbildung 12: Grundprinzipien der lösungsorientierten Beratung nach Hacker et al. (2021) ... 113
Abbildung 13: Motivational Interviewing nach Küstner (2017) ... 116
Abbildung 14: Alarmierende Hämatome bei Kindern und Jugendlichen in Anlehnung an Lucas et al. (2021) ... 166
Abbildung 15: Verlaufstypen von chronischen Erkrankungen nach Fricke (2020) ... 168
Abbildung 16: Aufgaben der School Nurse in Anlehnung an die NASN (2024) ... 175
Abbildung 17: Präsuizidale Merkmale in eigener Darstellung nach Höwler (2016) ... 180

10 Tabellenverzeichnis

Tabelle 1: Funktionales und dysfunktionales Verhalten in Entwicklungsstufen 51
Tabelle 2: Verhaltensbeobachtungen und mögliche Verhaltensreaktionen durch die Schulgesundheitspflege in einzelnen Entwicklungsphasen 56
Tabelle 3: Verhaltensbeobachtungen und mögliche Verhaltensreaktionen durch die Schulgesundheitspflege in einzelnen Entwicklungsphasen 64

WERNER KROEBER RIEL

Die betriebliche Wertschöpfung

Vertriebswirtschaftliche Abhandlungen

des Instituts für industrielle Verbrauchsforschung und Vertriebsmethoden an der Technischen Universität Berlin

Herausgegeben von
Professor Dr. Otto R. Schnutenhaus

Heft 6